全国卫生职业教育护理及相关专业"十二五"规划教材

中 医 护 理

主　编　董惠娟　翟笑枫　金燕梅　马　方

副主编　陈慧娟　贾　丽　刘　君

编　者　（按姓氏音序排列）

陈慧娟　陈丽华　董惠娟　顾承群

花海兵　黄　枫　贾　丽　金燕梅

刘　君　刘益群　马　方　孙徐妹

王春灵　姚　真　翟东霞　翟笑枫

张丹英　张　瑜

第二军医大学出版社

Second Military Medical University Press

内 容 提 要

《中医护理》是卫生职业教育体系中护理专业学生必修的一门课程,是护理学的重要组成部分,以中医理论为指导的护理实践过程,以祖国医学的整体观念为原则,以辨证施护为特点,运用具有独特的、行之有效的、易为患者接受的护理方法及操作技术,来诊断、处理人类健康问题的一门学科。全书包括中医护理基础和中医护理技能两大部分。

本书适合卫生职业教育护理及相关专业三、五年制的学生选用,也供临床护士参加护士执业考试及临床工作时参考。

图书在版编目(CIP)数据

中医护理/董惠娟,翟笑枫,金燕梅等主编.—上海:
第二军医大学出版社,2013.9
全国卫生职业教育护理及相关专业"十二五"规划
教材
ISBN 978 - 7 - 5481 - 0671 - 5

Ⅰ. ①中…　Ⅱ. ①董… ②翟… ③金…　Ⅲ. ①中医
学—护理学—中等专业学校—教材　Ⅳ. ①R248

中国版本图书馆 CIP 数据核字(2013)第 175801 号

出 版 人　陆小新
责任编辑　许　悦

中 医 护 理

主编　董惠娟　翟笑枫　金燕梅　马　方
第二军医大学出版社出版发行
上海市翔殷路 800 号　邮政编码:200433
电话/传真:021 - 65493093
http://www.smmup.cn
全国各地新华书店经销
江苏天源印刷厂印刷
开本:787×1092　1/16　印张:12.75　字数:340 千字
2013 年 9 月第 1 版　2013 年 9 月第 1 次印刷
ISBN 978 - 7 - 5481 - 0671 - 5/R · 1445
定价:29.00 元

丛书编委会

目　录

上篇　中医护理的基础知识

下篇　中医护理的技能方法

上　篇

中医护理的基础知识

上篇

第一章　绪　论

1）**了解**　中医护理学的含义；中医护理学的形成与发展简史。
2）**掌握**　中医护理学的基本特点。

中医学是中华民族的文化瑰宝，有着数千年悠久的历史，它不仅有丰富的临床经验，而且有一套完整的理论体系。中医护理学是在中医学的形成、发展中逐渐发展起来的，是中医学的一个重要组成部分。传统中医医护不分家，因此中医护理知识多融汇于中医的预防、保健、养生、康复及治疗中，而内容多散见在历代医学著作中。随着中医药事业和护理学的飞速发展，中医护理理论与技术逐步系统化、具体化，内容更加丰富，理论更加完善，逐渐成为一门独立的学科。

第一节　中医护理发展简史

中医学有着十分丰富的内容和经验，在临床实践中积累了丰富的养护知识。医疗与护理在同一理论指导下相辅相成、互相促进、密切结合，为我国人民的保健事业做出了巨大贡献。

一、古代中医护理学

（一）萌芽时期

人类为了生活和生存，在与大自然的斗争中逐步积累了不少护理知识。如氏族公社后随着部落时常发生战斗，人们发现受伤后采用泥土、树叶、草茎等涂抹伤口可以促进伤口愈合，形成了外用护理法的雏形。定居下来后，古人通过对动、植物的长期观察和尝试，认识了更多的动、植物的药用价值，《史记》中就记载有神农氏尝百草的例证。河南安阳殷王墓中发掘出来的甲骨文中记载有"沐"字，很像人在盆中用水洗澡，说明当时人们已有定期沐浴的卫生习惯。周代人们已懂得凿井和饮食护理。在《左传》中记载有："土厚水深，居之不疾"和"土薄水浅……其恶易觏"的论述，说明当时已知水土等居住条件与健康的关系。

（二）理论体系形成时期

战国时期七国争雄，新兴封建制度建立，思想文化领域中出现了"百家争鸣"的局面。《黄帝内经》是我国现存最早的医学专著，包括《素问》和《灵枢》两部分，系统总结了古代医学成就和护理经验，提出了"寒者热之"、"热者寒之"、"虚则补之"、"实则泻之"的正护原则，和"热因热用"、"寒因寒用"、"通因通用"和"塞因塞用"的反护原则，而且还提出了观察患者的方法和生活起居、饮食、情志、服药等一般中医护理。如对健康人护理以明确的预防为主的观点，提出"不治已病治未病，不治已乱治未乱"的观点。在生活起居方面，提出"夫四时阴阳万物之根本也，所以圣人春夏养阳，秋冬养阴，以从其根，时序运行，阴阳变化，天地合气，生育万物，故万物之根悉归于此"。这说明四时气候的阴阳变化对人体会产生影响，提示人们顺应四时气候，做好生活起居的护理，

3

以避免疾病的发生。在饮食方面，《内经》认为饮食必须多样化，提出了"毒药攻邪，五谷为养，五果为助，五畜为益，五菜为充，气味合而服之，以补益精气"的主副食品结构。此外，还强调情志护理的重要性，提出"怒则气上，喜则气缓，悲则气消，恐则气下，惊则气乱，思则气结"，说明不良的情志刺激或情志过度可导致人体气血失调，脏腑功能紊乱，诱发或加重疾病。故要求医护人员在与患者交流时要注意方式方法，"告之以其败，语之以其善，导之以其便，开之以其苦"。若护理人员忽视情志调护，态度生冷，语言生硬，则可使患者"精神不进，志意不治，致病不可愈"。这些道理内涵深刻，直到现在也是临床实践中所必须遵循的原则。

张仲景所著《伤寒杂病论》是我国最有影响的一部临床医学巨著，创立了六经辨证，奠定了中医辨证论治的理论体系，也开创了中医辨证施护的先河，提出了理、法、方药、护一体的辨证施护原则，为后世中医护理学的发展奠定了基础。其在服药护理上则有相当精辟的认识，提出"……右五味(指桂枝汤)，以水七升，微火煮取三升，去滓，适寒温，服一升。服已须臾，啜热稀粥一升余，以助药力，温覆令一时许，遍身漐漐，微似有汗者益佳，不可令如水流漓，病必不除；若一服汗出病瘥，……禁生冷、黏滑、肉面、五辛、酒酪及臭恶药"。就是说，服桂枝汤后应喝热稀粥，以助汗出，但不宜出汗过多，且需禁忌生冷、肉面等食物。他还详细论述了熏洗法、烟熏法、坐浴法等护理措施，首创了药物灌肠法，如用"蜜煎导方"及猪胆汁灌肠法，充分反映了东汉时期的护理发展水平。

名医华佗对护理理论体系的确立也有很大贡献。他不仅使用麻沸散进行手术麻醉，为外科学的发展做出了贡献，还在手术前、手术中和手术后指导其弟子或家属做了大量护理工作，这就是我国最早的外科护理。他还模仿虎、鹿、熊、猿、鸟5种动物的动作姿态，创造了"五禽戏"，将体育与卫生保健相结合，为医疗护理增添了新的内容，至今仍广泛应用于护理实践中。

（三）纵深发展时期

从晋到五代，随着社会经济的繁荣，中医护理学也向纵深发展。晋代王叔和所著《脉经》一书，深入阐述了脉理，将脉、证、护相结合，把脉象归纳为28种，为中医护理观察病情提供了可靠依据。隋代巢元方所著《诸病源候论》一书，对各种病证从病因、病理到治疗护理等内容描述得有相当的深度。唐·孙思邈所著的《千金方》中，蕴含了丰富而精湛的护理内容。其首创了葱管导尿术，书中说"凡尿在胞中，为胞屈僻津液不通，以葱叶尖头纳入阴茎孔中深三寸，微用口吹之，胞胀，津液大通便愈"。这是世界医学史上最早记载的导尿术。书中对消毒技术、疮疡切开引流术和换药术等护理操作也有很详细的记载。同时，在小儿护理方面指出"小儿初生……不可令衣过厚……宜时见风日……凡天和暖无风之时，令母将儿于日中嬉戏。见风日，则血凝气刚，肌肉牢密，堪耐风寒，不致疾病"。

（四）大发展时期

宋元时期，随着印刷术的发明和造纸业的兴起，给中医学的传播和发展提供了有利条件。由于金、元时期战争频发，疾病流行，客观促进了各医家学术研究的大力发展，涌现出金元四大医家。随着医学的分科，护理学也由纵深向高潮发展，主要体现在分科护理方面。内科辨证施护在宋元两代发展尤为突出，如《圣济总录》的"诸风"专著中，对卒中的急救、开关、预防已有详细记载。宋·张锐《鸡峰普济方》中，根据水肿起始部位的特征，把水肿分为多种类型，根据不同类型分别给予相应的施护。李迅的《集验背疽方》、危亦林的《世医得效方》等著作，则对外科疾病的辨证、护理、用药等作了系统的论述。杨子建的《十产论》详细记载了横产、碍产、倒产等各种难产及助产法；陈自明的《妇人大全良方》一书，对妇科常见病及孕期、分娩及产后护理都作了详细论述。钱乙在《小儿药证直诀》一书中，对小儿的生理、病理特点和常见病的辨证施护都有独特的创见；刘昉的《幼幼新书》对小儿消化系统疾病的重视和护理，对小儿脐风以烧灼脐带预防之法为世界首创。

（五）新发展时期

明清时期的中医护理则出现了新发展趋势。明代张景岳在所著的《景岳全书》中设立了"十问篇"，对全面详细了解病情以及治疗护理的效果起到了重要的作用。在"妇人规"中，对女性的生活调护论述颇多，"妊娠胎气伤动者，凡跌扑、怒气、虚弱、劳倦、药食、误犯、房事不慎，皆能致之。"而且，对孕妇的生活起居指出"过于安逸者，每多气血壅滞，常致胎气不能转动"。提出孕妇应作适当活动，以利气血流通，促进胎儿发育。李时珍的《本草纲目》中，详细记载了 16 世纪前的护理经验，为后世研究饮食、服药等护理提供了重要理论依据。温病学家叶天士提出了卫、气、营、血 4 个外感热病发展阶段，其作为辨证施护的纲领也是明清护理发展史上一大成就。叶氏对老年病强调"颐养功夫，寒暄保暖，摄生尤当加意于药饵之先"和饮食应"薄味"，力戒"酒肉厚味"等的防护知识。在护理技术方面，胡正心提出"凡患瘟疫之家，将初患者之衣于甑上蒸过，则一家不染"的蒸气消毒法。清·钱襄的《待疾要语》是我国最早一本养生专著，记载了饮食护理、生活起居护理和老年患者护理，其中广为流传的"十叟长寿歌"表述了 10 位百岁老人延年益寿、防病防老的经验，是一本具有中国特色的保健常识专著。

二、现代中医护理学

新中国成立后，通过继承中医传统方法，又结合先进的诊疗设备和现代医学理念，中医药学已逐步走向科学化、现代化。中医护理工作也日益为人们所重视，它作为护理学的重要组成部分，丰富和发展了现代护理学的理论与实践。

（一）中医护理成为一门独立学科

随着各种中医医疗、研究机构及中医院校相继成立，建立了中医护理专业队伍，中医护理从中医医治中分化出来，形成一门独立的学科。中医护理在临床实践中，以中医理论为指导，结合现代整体护理理论和措施，不断整理和总结出具有中医特色的辨证施护方法和操作技术。根据2003 年年底出版的《全国中医药统计摘编》，截止到 2002 年，我国共有 3 801 家中医医疗机构，其中有 6 万多名护士以上技术职务人员从事中医护理工作，成为发展中医事业的一支必不可少的专业队伍。其中，还涌现出一批既有丰富临床经验，又有一定科研能力和管理水平的中医护理技术骨干。通过不断地深入探讨中医护理学的理论，开展中医护理科研，使中医护理学更加系统完善，逐步成为一个独立、完整、系统的科学理论体系。

（二）中医护理教育发展已初具规模

中医护理的专业教育与在职教育从 20 世纪 60 年代初开始，随着江苏南京第一期中医护理培训班的开展，逐步发展出研究生、本科、高职、中专、函授、短期培训等各类中医特色的护理教育。发展至今，现全国已有 23 所中医药大学或学院开设了中医护理本科教育，部分学校还开设了中医护理硕士教育，形成了多层次、多渠道和多形式的中医特色教育体系。

（三）中医护理科研与学术活动蓬勃开展

随着中医护理学科的发展，护理科研工作亦已生机勃勃。中医护理工作者们从不同角度，对中医护理内涵、概念和模式等进行有益的探讨、深入研究，并取得了可喜的成果。相继发表了相关中医护理的论文及专著，也有获得省级科技成果奖。中医护理学术活动也十分活跃，随着中华护理学会中医、中西医结合护理学术委员会的成立，各类国内外的学术交流活动日益增多。来自欧、美、亚、澳等国外护理代表团也经常来我国参观考察中医护理工作，增进了国际学术交流，开阔了视野，也提高了中医护理的国际影响。

5

第二节　中医护理的基本特点

一、整体观念

（一）人是有机的整体

中医学把人体看成是一个以脏腑经络为内在联系的有机整体，各器官和组织都有着不同的功能。如心有主血脉、主藏神的功能；肺有主气司呼吸，主宣发和肃降、主通调水道的功能等。但五脏各自的功能又都属于整体活动中的组成部分，从而决定了人体各脏腑组织器官在生理上是互相协调，以维持正常生理活动，在病理上相互影响的，导致病情的演变。如心与肾，心在五行属火，位居于上属阳。肾在五行属水，位居于下属阴。根据阴阳升降理论，位于下者以上升为顺，位于上者以下降为和，所以心火必须下降于肾，而肾水必须上济于心，这样心与肾之间的生理功能才能协调，称之为"心肾相交"或"水火相济"。反之，若心火不能下降于肾，而心火独亢，肾水不能上济于心，而肾水凝聚，则会出现以失眠为主症的心悸、怔忡、心烦、腰膝酸软等"心肾不交"或"水火失济"的病理表现。这说明五脏一体观反映人体内部器官相互关联而不是孤立的。

人体局部和整体也是辩证的统一，某一局部的病理变化，往往能反映全身脏腑气血、阴阳的盛衰。如临床上见到口舌糜烂的局部病变，实质是心火亢盛的表现，又心与小肠相表里，患者除口舌糜烂外，还可有心胸烦热、小便短赤等证候表现。因此，在护理上除局部给药外，还须嘱患者保持情志舒畅，不食油腻煎炸辛辣等助热生湿之品，应以清淡泻火之物为宜，如绿豆汤、苦瓜等，以通过泻小肠之火而清心火，使口舌糜烂痊愈。所以我们在护理过程中，必须从整体出发，通过观察患者的外在变化，了解机体内脏病变，从整体角度提出护理建议和采取护理措施，使疾病早愈。

（二）人和自然相统一

自然界是人体赖以生存的必要条件，同时，自然界的运动变化又常直接或间接地影响着人体，进而相应地反映于生理或病理方面的变化。如在一年的四季气候变化中，有春温、夏热、秋凉、冬寒的气候变化规律。万物在这种气候变化的影响下就会有春生、夏长、秋收和冬藏等相应的变化，人体也不例外。在气候的影响下，人体随之做相应的调整。如《灵枢·五癃津液别》中记载："天暑、衣厚则腠理开，故汗出……天寒则腠理闭，气湿不行，水下留于膀胱，则为溺与气。"这说明春夏阳气发泄，气血易趋于体表，皮肤松弛，故疏泄多汗；而秋冬阳气收敛，气血易趋于里，表现为皮肤致密，少汗多尿等。人类适应环境变化是有限度的，当气候变化超过了人体适应能力的极限，或由于人体的调节功能失常，不能适应自然界的气候变化，就会发生疾病。因此，中医学提出人应当在春夏养护阳气，秋冬养护阴气，以符合阴阳自身所故有的运动变化规律，才能防止六淫之邪的侵袭，确保疾病早日康复，预防病证的发生。

在昼夜晨昏的阴阳变化过程中，人体也相应地发生变化。如人体卫气，日行于阳经，夜行于阴经。昼夜晨昏的变化，同时也影响着疾病。《灵枢·顺气一日分为四时》中记载："夫百病者，多以旦慧昼安，夕加夜甚"。这是因为早、中、晚、夜时人体的阳气有消长变化的规律，因而与之对应病情便有了慧、安、夜、甚的变化。护理人员在了解了这个规律后，也就更加理解了夜间巡视病房的重要性。

二、辨证施护

辨证施护就是按中医基本理论，将四诊（望、闻、问、切）所收集的资料（症状、体征）进行分析综合,通过辨证弄清疾病的原因、部位、性质,进而采取相应的护理措施。辨证是决定护理的前提和依据,施护是护理疾病的手段和方法,通过施护的效果又可以检验辨证的正确与否,两者有着密切联系。

在辨证施护过程中首先分清"症"和"证"的不同概念。症即症状,如头痛、咳嗽、呕吐等。证是证候,它是机体在疾病发展过程中的某一阶段病理的概括,如外感风寒证包括畏寒、发热、头痛、鼻塞等多个症状。证候包括了病变的部位、原因、性质及邪正关系,因而"证"比"症"更全面、更深刻,更正确地揭示了疾病的本质。此外,中医对"证"与"病"的概念也不同,如清代医家徐灵胎说:"证之总者为之病,而一病总有数证。"就是说病可以概括证,如《伤寒论》对伤寒病以六经分证,分为太阳病证、阳明病证、少阳病证、太阴病证、少阴病证和厥阴病证。中医在认识和护理患者时需要既辨病又辨证。辨病在于明确诊断,抓住疾病的主要矛盾,属共性。辨证在于明确当前阶段的病理概况,属个性。如同为感冒,由于致病因素和机体反应性不同,又常表现有风寒感冒和风热感冒不同的证,只有先辨清感冒所表现的"证"是风寒证还是风热证,才能确定施护的方法。若属风寒感冒,根据"寒者热之"的护理原则,可予生姜红糖水等辛温解表之护法;若属风热感冒,根据"热者寒之"的护则,给予桑叶、菊花、薄荷等辛凉解表之护法。

因此,要做好辨证施护工作前提是必须掌握辨证要领和治疗原则,这就要求护理人员学习各种辨证方法,如八纲辨证、脏腑辨证、气血辨证等。如测体温:一要看是否发热,二要辨发热是外感发热,还是内伤发热;测脉搏除了要了解它的频率与节律,还要通过脉象的浮、沉、数、滑等变化,来确定疾病的表里、寒热、虚实,以知病之深浅,明病之趋向,从而采取正确的护理措施,更好地做好护理工作。

本章小结

中医护理学是在中医学的形成、发展中逐渐发展起来的,是中医学重要的组成部分,融汇于中医的预防、保健、养生、康复及治疗中,而内容多散见在历代医学著作中。随着中医药事业和护理学的飞速发展,中医护理理论与技术逐步系统化、具体化,内容更加丰富,理论更加完善,逐渐成为一门独立的学科。

中医护理学是以中医理论为指导的护理实践过程,以整体观念为原则,以辨证施护为特点,其内容包括精神、饮食、生活起居、针灸、推拿、服药等多方面,以及内、外、妇、儿等临床各科常见病证的辨证护理。此外,还包括中医护理查房、中医整体化护理等内容,在临床护理实践中占有极其重要的地位。

思考题

1. 简述中医护理学发展简史。
2. 中医护理学的基本特点有哪些?

第二军医大学出版社

第二章　阴阳学说

阴阳学说，是研究阴阳的内涵及其运动变化规律，并用以阐释宇宙间万事万物发生、发展和变化的一种古代哲学理论。阴阳学说认为，自然界中相互关联的事物或现象中存在着属性相对立的两个方面，其相互作用促成了事物的发生并推动着事物的发展和变化。

第一节　阴阳的概念

一、阴阳的基本概念

阴阳，是中国古代哲学的一对范畴，是对自然界相互关联的某些事物或现象对立双方属性的概括。阴阳最初的涵义是非常朴素的，仅指日光的向背，朝向日光则为阳，背向日光则为阴，后来阴阳的涵义逐渐被引申。凡是温暖、明亮、高处的，均属阳；凡是寒冷、黑暗、低处的，均属阴。如此不断的引申，阴阳演变为一个概括自然界具有对立属性的事物和现象双方的抽象概念。

二、事物的阴阳属性

阴阳，既可以标示相互对立的事物或现象，又可以标示同一事物或现象内部相对立的两个方面。一般来说，凡是运动的、外向的、上升的、温热的、无形的、明亮的、兴奋的都属于阳；相对静止的、内守的、下降的、寒冷的、有形的、晦暗的、抑制的都属于阴。如以天地而言，天气清轻向上故属阳，地气重浊凝滞故属阴。以水火而言，水性寒而润下故属阴，火性热而炎上故属阳。以物质的运动变化而言，"阳化气，阴成形"，物质从有形化为无形的过程属于阳，由无形凝聚成有形的过程属于阴。阴和阳的相对属性引入医学领域，将人体中具有中空、外向、弥散、推动、温煦、兴奋、升举等特性的事物及现象归属于阳，而将具有实体、内守、凝聚、宁静、凉润、抑制、沉降等特性的事物和现象归属于阴。如脏为阴而腑为阳，精为阴而气为阳等（表 2-1）。

表 2-1　事物的阴阳属性

属性	空间（方位）					时间	季节	温度	湿度	重量	性状	亮度	事物运动状态				
阳	上	外	左	南	天	昼	春夏	温热	干燥	轻	清	明亮	化气	上升	动	兴奋	亢进
阴	下	内	右	北	地	夜	秋冬	寒凉	湿润	重	浊	晦暗	成形	下降	静	抑制	衰退

第二节　阴阳学说的基本内容

一、阴阳对立制约

阴阳对立制约，是指在一个统一体中属性相反的阴阳双方的相互斗争、相互制约和相互排斥。阴与阳之间的这种相互对立制约维持了阴阳之间的动态平衡，促进了事物的发生、发展和变化。如一年中春、夏、秋、冬四季往复，就是阴气与阳气对立制约而达到协调平衡的结果。

二、阴阳互根互用

阴阳互根，是指一切事物或现象中相互对立的阴阳两个方面，具有相互依存，互为根本的关系。即阴和阳两方都以相对的另一方的存在作为自己存在的前提和条件。如热为阳，寒为阴，没有热也就无所谓寒，没有寒也就无所谓热等。因此说阳依存于阴，阴依存于阳。中医学把阴阳的这种相互依存关系，称之为"互根"。

阴阳互用，是指阴阳双方具有相互滋生、促进和助长的关系。如《素问·生气通天论》说"阴者，藏精而起亟也；阳者，卫外而为固也。"意思是说藏于体内的阴精，不断地化生为阳气，保卫于体表的阳气，使阴精得以固守于内。

可见，阳依赖于阴而存在，阴也依赖于阳而存在。如果人体阴阳之间的互滋互用关系失常，就会出现"阳损及阴"或"阴损及阳"的病理变化。

三、阴阳消长平衡

阴阳消长，是指对立互根的阴阳双方处于不断增长和消减的变化之中。阴阳双方在彼此消长运动过程中保持着动态的平衡。

1. 阴阳互为消长　阴阳双方对立制约的过程中，可出现某一方增长而另一方消减或某一方消减而另一方增长的互为消长的变化。前者称为阳长阴消或阴长阳消，后者称为阳消阴长或阴消阳长。如以昼夜节律变化而言，从夜晚到白天，气候从寒冷逐渐转暖变热，这是"阴消阳长"的过程；由白天到夜晚，气候由热逐渐转凉变寒，这是"阳消阴长"的过程。

2. 阴阳皆消皆长　阴阳双方互根互用的过程中，又会出现某一方增长而另一方亦增长，或某一方消减而另一方亦消减的皆长、皆消的变化。前者称为阴随阳长或阳随阴长，后者称为阴随阳消或阳随阴消。如上述的四季气候变化中，随着春夏气温的逐渐升高而降雨量逐渐增多，随着秋冬气候的转凉而降雨量逐渐减少，即是阴阳皆长与皆消的消长变化。

四、阴阳相互转化

阴阳转化，指事物的总体属性在一定条件下可以向其相反的方向转化，即属阳的事物可以转化为属阴的事物，属阴的事物也可以转化为属阳的事物。例如，冷热水的相互转化，冷水可以转化为热水，属阴转化为阳；热水又可以转化为冷水，属阳转化为阴。

第三节　阴阳学说在护理中的应用

一、说明人体的组织结构

人体是一个有机整体，组成人体的所有脏腑经络形体组织，既是有机联系的，又可以根据其

9

所在部位、功能特点划分为相互对立的阴阳两部分。

脏腑形体分阴阳：以部位分，上部为阳，下部为阴；体表属阳，体内属阴。以腹、背、四肢内外侧分，背为阳，腹为阴；四肢外侧为阳，四肢内侧为阴。以脏腑分，五脏属里，藏精气而不泻，故为阴；六腑属表，传化物而不藏，故为阳。由于阴阳之中复有阴阳，所以分属于阴阳的脏腑形体组织还可以再分阴阳。如五脏分阴阳，心肺居于上属阳，而心属火，主温通，为阳中之阳；肺属金，主肃降，为阳中之阴。肝、脾、肾居下属阴，而肝属木，主升发，为阴中之阳；肾属水，主闭藏，为阴中之阴；脾属土，居中焦，为阴中之至阴。

二、说明人体的生理功能

对于人体的生理活动，无论是生命活动的整体还是局部，都是阴阳两个方面保持对立统一协调关系的结果。例如：人体之气，因功能不同而分为阴气与阳气。阴气主凉润、宁静、抑制、沉降；阳气主温煦、推动、兴奋、升发。阴阳二气在人体内的交感相错、相互作用，推动和调控着人体的生命进程。

三、说明人体的病理变化

人体的正常生命活动，是阴阳两方面对立统一的协调关系处于动态平衡的结果。如果这种协调平衡被破坏，疾病就会发生，故阴阳失调是疾病产生的基本病机之一。阴阳学说用来阐释人体的病理变化，主要表现在以下两个方面。

（一）分析病因的阴阳属性

疾病是由于病邪侵袭人体，引起邪正相争，导致机体阴阳失调、脏腑组织损伤和生理功能失常的结果。而病邪又可分为阴、阳两大类，一般而言，六淫属阳邪；饮食居处、情志失调等属阴邪。阴阳之中复有阴阳，如六淫之中，风邪、暑邪、火（热）邪为阳，寒邪、湿邪为阴。

（二）分析病理变化的基本规律

疾病的发生、发展过程就是邪正斗争的过程。邪正相搏，导致了阴阳失调而发生疾病。

1. 阴阳偏盛　分为阴偏盛、阳偏盛，是属于阴或阳任何一方高于正常水平的病理状态。

（1）阳胜则热　指阳邪侵犯人体，使机体阳气亢盛所致的一类病证。由于阳气的特性为热，故感受温热之邪，可出现高热、烦躁、面赤、脉数等"阳胜则热"的热证。

（2）阴胜则寒　指阴邪侵犯人体，使机体阴气亢盛所致的一类病证。由于阴气的特性是寒，故感受寒邪，可出现面白形寒，脘腹冷痛，泻下清稀，舌质淡苔白，脉沉迟或沉紧等"阴胜则寒"的寒证。

2. 阴阳偏衰　指属阴或阳任何一方低于正常水平的病理状态，有阴虚、阳虚之分。

（1）阳虚则寒　人体阳气虚衰不能制阴，则阴气相对偏盛而出现寒象。如机体阳气虚弱，可出现面色苍白、畏寒肢冷、神疲倦卧、自汗、脉微等"阳虚则寒"的虚寒证。

（2）阴虚则热　人体之阴气虚衰，不能制阳，则阳气相对偏亢而出现热象。如久病耗伤阴液或素体阴虚，可出现潮热、盗汗、五心烦热、口干舌燥、脉细数等"阴虚则热"的虚热证。

3. 阴阳互损　由于阴阳之间互根互用，所以在阴阳偏衰到一定程度时，就会出现阴阳互损的情况。阳虚不能生阴，出现阴虚的现象，称为"阳损及阴"；阴虚不能生阳，出现阳虚的现象，称为"阴损及阳"。

（三）用于疾病的诊断

阴阳学说用于疾病的诊断，主要包括分析四诊所收集的资料和概括各种证候的阴阳属性两个方面。

1. 分析四诊资料　将四诊(望、闻、问、切)所收集的包括症状和体征在内的各种资料,以阴阳理论来辨析其阴阳属性(表 2-2)。

表 2-2　症状和体征的阴阳分属

四诊	证候类别	阳	阴
望诊	色泽	色泽鲜明	色泽晦暗
闻诊	语声	高亢洪亮、多言而躁动	语声低微无力、少言而沉静
	呼吸	有力、声高、气粗	微弱
问诊	寒热	身热、怕热喜冷	身寒、怕冷喜热
切诊	部位	寸部	尺部
	动态	至者	去者
	至数	数者	迟者
	形状	浮大洪滑	沉涩细小

2. 概括疾病证候　阴阳是八纲辨证的总纲,八纲辨证中,表证、热证、实证属阳;里证、寒证、虚证属阴。在脏腑辨证中,脏腑、精气、阴阳失调表现出的证候,也无外乎阴阳两大类。

(四)用于疾病的防治

调整阴阳,使之保持或恢复相对平衡,达到阴平阳秘,是防治疾病的基本原则,也是阴阳学说用于疾病防治的主要内容。

1. 指导养生　养生最根本的原则就是人体中的阴阳变化应当与自然界四时阴阳变化相协调统一,方可达到预防疾病和延年益寿的目的。

2. 确定治疗原则　在把握阴阳失调状况的基础上,通过损其偏胜、补其偏衰的治疗原则来恢复阴阳的协调平衡。阴阳偏盛的治疗原则:阴阳偏盛形成的是实证,采用是"实则泻之"的治疗原则,即损其有余。阴阳偏衰的治疗原则:阴阳偏衰出现的是虚证,采用"虚则补之"的治疗原则,即补其不足。阴阳互损的治疗原则:阴阳互损导致阴阳两虚,采用阴阳双补的治疗原则。以阳虚为主的阴阳两虚证,补阳为主,兼以补阴;以阴虚为主的阴阳两虚证,补阴为主,兼以补阳。

3. 分析和归纳药物的性能　药性,指寒、热、温、凉 4 种药性,其中寒凉属阴,温热属阳。五味,即酸、苦、甘、辛、咸 5 种味道。辛、甘(淡)属阳,酸、苦、咸属阴。升降浮沉,指药物在体内发挥作用的趋向。升浮之药,其性多具有上升、发散的特点,故属阳。沉降之药,其性多具有收涩、泻下、重镇的特点,故属阴(表 2-3)。

表 2-3　药物阴阳属性

药物性能	阴	阳
药性	寒、凉	热、温
五味	酸、苦、咸	辛、甘(淡)
升降浮沉	沉、降	升、浮

本章小结

阴和阳是事物的相对属性,是对立制约、互根互用、消长平衡和相互转化关系。阴阳对立制约是阴阳最普遍的规律,阴阳对立制约和阴阳互根互用是阴阳学说最根本的原理,阴阳消长和阴阳转化是阴阳运动的形式,其中阴阳相互转化是阴阳消长的结果,阴阳的运动是永恒的,而平衡则是相对的。在中医学中阴阳学说用来说明人体的组织结构,生理、病理变化及疾病的诊断。在疾病的防治中阴阳学说来指导养生、确定治疗原则和归纳药物性能。

思考题

1. 阴阳的概念是什么?
2. 阴阳学说的基本内容有哪些?

第三章 五 行 学 说

教学目标

1) **掌握** 五行的基本概念和五行学说的主要内容。
2) **了解** 五行学说在中医护理学中的应用。

教学内容

五行学说,是研究木、火、土、金、水五行的概念、特性,以及生克、制化、乘侮的规律,并用以阐释宇宙万物的发生、发展、变化及相互关系的一种古代哲学思想。

第一节 五行的概念

一、基本概念

五行,即木、火、土、金、水5种物质及其运动变化。五行中的"五",指木、火、土、金、水5种基本物质;"行",指这5种物质的运动变化。"五行"一词,最早见于《尚书》。书中对五行的特性从哲学高度作了抽象概括,指出:"五行,一曰水,二曰火,三曰木,四曰金,五曰土。水曰润下,火曰炎上,木曰曲直,金曰从革,土爰稼穑。"古人运用抽象出来的五行特性,采用取象比类和推演络绎的方法,将自然界中的各种事物和现象分归为五类,并以五行"相生"、"相克"的关系来解释各种事物和现象发生、发展、变化的规律。

中医学把五行学说应用于医学领域,以五行学说来阐释人体局部与局部、局部与整体、体表与内脏的有机联系及人体与外在环境的统一。

二、特性

"木曰曲直":指树木的枝条具有生长、柔和,能屈又能伸的特性,引申为凡具有生长、升发、条达、舒畅等性质或作用的事物和现象,归属于木。

"火曰炎上":指火具有炎热、上升、光明的特性。引申为凡具有温热、上升、光明等性质或作用的事物和现象,归属于火。

"土爰稼穑":稼穑,泛指人类种植和收获谷物的农事活动。引申为凡具有生化、承载、受纳性质或作用的事物和现象,归属于土。

"金曰从革":指金有刚柔相济之性,金之质地虽刚硬,可作兵器以杀戮,但又有随人意而更改的柔和之性。引申为凡具有沉降、肃杀、收敛等性质或作用的事物和现象,归属于金。

"水曰润下":指水具有滋润、下行的特性。引申为凡具有滋润、下行、寒凉、闭藏等性质或作用的事物和现象,归属于水。

三、事物的五行归类

五行学说以五行特性为依据,运用取象比类和推演络绎的方法,将自然界的各种事物和现象

13

以及人体的生理病理现象,分别归属于木、火、土、金、水五大类,用以说明人体以及人与自然环境相统一(表3-1)。

表3-1　事物属性的五行归类

自然界							五行	人体						
五音	五味	五色	五化	五气	五方	五季		五脏	五腑	五官	形体	情志	五声	变动
角	酸	青	生	风	东	春	木	肝	胆	目	筋	怒	呼	握
徵	苦	赤	长	暑	南	夏	火	心	小肠	舌	脉	喜	笑	忧
宫	甘	黄	化	湿	中	长夏	土	脾	胃	口	肉	思	歌	哕
商	辛	白	收	燥	西	秋	金	肺	大肠	鼻	皮	悲	哭	咳
羽	咸	黑	藏	寒	北	冬	水	肾	膀胱	耳	骨	恐	呻	栗

第二节　五行学说的基本内容

一、五行的生克关系

(一)五行相生

五行相生,指木、火、土、金、水之间存在某一行对另一行的资生、促进和助长的关系。五行相生次序:木生火,火生土,土生金,金生水,水生木。在五行相生关系中,任何一行都具有"生我"者为母和"我生"者为子两方面的关系。如以火为例,由于木生火,故"生我"者为木,木为火之"母";由于火生土,故"我生"者为土,土为火之"子"。木与火是母子关系,火与土也是母子关系。

(二)五行相克

五行相克,指木、火、土、金、水之间存在某一行对另一行有序的克制、制约的关系。

五行相克次序:木克土、土克水、水克火、火克金、金克木。在五行相克关系中,任何一行都具有"克我(所不胜)"和"我克(所胜)"两方面的关系。如以木为例,由于木克土,故"我克"者为土,土为木之"所胜";由于金克木,故"克我"者为金,金为木之"所不胜"。

(三)五行制化

五行制化,指五行之间既相互滋生,又相互制约,维持平衡协调,推动事物间稳定有序的变化与发展。

五行制化的规律:由于五行中,每一行都有"生我"、"我生"、"克我"、"我克"4个方面,每一行都与其他四行存在着相生或相克的关系。所以,五行是一个相互作用、相互影响的运动整体,而这一整体在相生、相克作用下,处于相对平衡状态,从而决定事物正常发生、发展、变化,即"生克制化"。如金过亢,则生水多,水多生木旺,木旺则火旺,而火又克金,金即恢复正常。如此循环,保证了五行整体的平衡。

(四)五行相乘

五行相乘,指五行中一行对其所胜的过度制约或克制。虽然五行相克与相乘的次序相同,但相克为生理现象,相乘为病理现象。导致五行相乘的原因有"太过"和"不及"两种情况。太过导致的相乘,指五行中的某一行过于亢盛,对其所胜行进行超过正常限度的克制,如"木旺乘土"。不及所致的相乘,指五行中某一行过于虚弱,难以抵御其所不胜一行正常限度的克制,如"土虚木乘"。

（五）五行相侮

五行相侮,指五行中一行对其所不胜的反向制约和克制,又称"反克"。导致五行相侮的原因也有"太过"和"不及"两种情况。太过导致的相侮,指五行中的某一行过于亢盛,对其所不胜行进行反克,如"火盛侮水"。不及所致的相侮,指五行中某一行过于虚弱,难以抵御其所胜的反克制,如"水虚火侮"。

相乘是按五行的相克次序发生过度的克制,相侮是与五行相克次序发生相反方向的克制。发生相乘时,也可同时发生相侮;发生相侮时,也可同时发生相乘。

（六）五行的母子相及

五行的母子相及包括母病及子和子病及母两种情况,皆属于五行之间相生关系异常的变化（表3-2）。

表3-2　五行的母子相及

	含义	规律	
母病及子	五行中的某一行异常,累及其子行,导致母子两行皆异常	母行虚弱,引起子行亦不足,终致母子两行皆不足	
子病犯母	五行中的某一行异常,累及其母行,导致母子两行皆异常	子病犯母	子盗母气
		子行亢盛,引起母行亦亢盛,结果是子母两行皆亢盛	子行虚弱,上累母行,引起母行亦不足,终致子母俱不足

第三节　五行学说在护理学中的应用

一、说明人体五脏的生理功能

（一）说明五脏的生理特点

按五行属性,肝属木,心属火,脾属土,肺属金,肾属水。木曰曲直,有生长升发、舒畅条达之性,故肝有喜条达而恶抑郁的特点,有疏通气血之功。火曰炎上,有温热之性,故心主血脉以维持体温恒定。土性敦厚,生化万物,故脾居中焦,有受纳、运化水谷,化生气血的作用。金性清肃,收敛肃杀,故肺性清肃,以降为顺。水性滋润,下行闭藏,故肾有藏精、主水之功。

（二）构建天人一体的五脏系统

五行学说不仅以五行特性类比五脏的生理特点,确定五脏的五行属性,而且还以五脏为中心,推演络绎整个人体的各种组织结构与功能,将人体的形体、官窍、精神、情志等分归于五脏,构建以五脏为中心的生理病理系统。同时又将自然界的五方、五气、五色、五味等与人体的五脏联系起来,建立了以五脏为中心的天人一体的五脏系统,使人体内外环境联结成一个密切联系的整体（表3-3）。

15

表 3-3　五行与自然人体关系

自然界					五行	人体					
五味	五色	五气	五季	五方		五脏	五腑	五官	五体	五液	五声
酸	青	风	春	东	木	肝	胆	目	筋	泪	呼
苦	赤	暑	夏	南	火	心	小肠	舌	脉	汗	笑
甘	黄	湿	长夏	中	土	脾	胃	口	肉	涎	歌
辛	白	燥	秋	西	金	肺	大肠	鼻	皮毛	涕	哭
咸	黑	寒	冬	北	水	肾	膀胱	耳	骨	唾	呻

（三）说明五脏之间的生理联系

（1）以五行相生关系说明五脏之间的资生关系　五脏的资生关系见图 3-1。

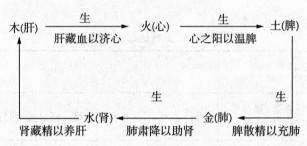

图 3-1　五脏的资生关系

（2）以五行相克关系说明五脏之间的制约关系　五脏的制约关系见图 3-2。

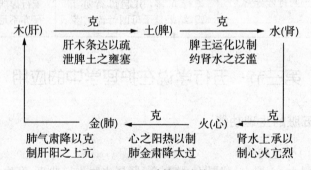

图 3-2　五脏的制约关系

二、说明人体五脏病理变化及相互影响

五行学说，不仅可用以说明生理情况下脏腑间的相互联系，而且可以说明病理情况下脏腑间的相互影响。脏腑间病理上的相互影响称之为传变。按五行学说相互传变有一定的规律，可分为相生关系的传变和相克关系的传变。

（一）相生关系的传变

相生关系的传变包括"母病及子"和"子病及母"两个方面。母病及子，指母脏之病传及子脏，如肝病及心。子病及母，指疾病从子脏传及母脏，如心病及肝。

（二）相克关系的传变

相克关系的传变包括"相乘传变"和"相侮传变"两个方面。相乘，指相克太过为病。如肝旺，则去乘土。相侮，指反向克制致病。如肝旺，则去侮肺。

三、用于疾病的诊断

五行学说从五脏所主之色、味、脉来诊断本脏之病和以他脏所主之色、味、脉来确定五脏相兼病变。例如，面见青色，喜食酸味，为肝病；面见赤色，口味苦，脉洪，为心病。脾虚患者面见青色，是肝病犯脾；心脏病患者面见黑色，是肾水凌心。

四、指导疾病的治疗

用五行相生关系确定治疗原则，主要指母子补泻法，即"虚则补其母，实则泻其子"的原则。"虚则补其母"，指补本脏之母，用于本脏的虚证。常用治法有滋水涵木法，即滋养肾水，以养肝母的治法，用于肾阴亏虚而肝阴不足，或肝阳偏亢之证。培土生金法，即补脾气以益肺气，即补脾益肺的治法，用于脾虚肺虚之证。金水相生法，即补肺滋肾的治法，用于肺肾阴虚之证。

用五行相克关系确定的治疗原则，主要是指抑强和扶弱两方面。常用的治法有抑木扶土法，即梳理肝木，补益脾土，即调理肝脾，用于木盛土虚，木郁土壅之证。培土治水法，即温补脾土，以制肾水，用于脾肾阳虚，不能化气行水之证。佐金平木法，即清肃肺金以平抑肝木，用于肝火亢盛，肺失清肃之证。泻南补北法，即泻南方火，补北方水，即泻心火补肾水，用于肾水不足，心火亢盛之证。

五行学说除上述应用外，还用于指导针灸取穴，根据不同的病情以五行的生克规律进行选穴治疗。此外，还有根据情志的五行属性及相克关系，以治疗情志疾病。

本章小结

中医学把五行学说应用于医学领域，以五行学说来阐释人体局部与局部、局部与整体、体表与内脏的有机联系及人体与外在环境的统一。五行即木、火、土、金、水5种物质及其运动变化。水曰润下，火曰炎上，木曰曲直，金曰从革，土爱稼穑。古人运用抽象出来的五行特性，采用取象比类和推演络绎的方法，将自然界中的各种事物和现象分归为五类，并以五行相生、相克的关系来解释各种事物和现象发生、发展、变化的规律。

五行的生克关系：①五行相生：木生火，火生土，土生金，金生水，水生木；②五行相克：木克土，土克水，水克火，火克金，金克木；③五行制化：每一行都有"生我"、"我生"、"克我"、"我克"4个方面，每一行都与其他四行存在着相生或相克的关系；④五行相乘，指五行中一行对其所胜的过度制约或克制；⑤五行相侮，指五行中一行对其所不胜的反向制约和克制，又称"反克"；⑥五行的母子相及包括母病及子和子病及母两种情况。

护理学中五行学说用于：①说明人体五脏的生理，构建天人一体的五脏系统和五脏之间相生、相克的制约关系；②说明人体五脏病理变化及相互影响，相生、相克关系的传变；③用于疾病的诊断；④指导疾病的治疗。

思考题

1. 五行的概念是什么？
2. 五行的特性是什么？
3. 五行学说的基本内容有哪些？

17

第四章 藏象学说

1) **掌握** 脏、腑、奇恒之腑的含义及区别;心、肝、脾、肺、肾的生理功能。
2) **了解** 五脏的形态。

教学内容

第一节 概 论

藏象学说是在中医整体观念的指导下,通过人体生命现象的观察,运用阴阳五行理论,研究人体各个脏腑的生理功能、病理变化及其关系的学说。"藏象"一词,首见于内经。"藏"是指居于体内的脏腑,"象"是指表现于外的征象。所谓"藏象"是指居于体内的脏腑,其功能变化都有征象表现于外,通过观察人体在生命活动中表现出来的生理现象、病理表现,与临床上的反复验证来研究人体的脏腑功能。因此,"藏象"概念,不仅是指形态学结构的器官,更是一个脏腑的整体宏观功能系统。它反映了脏腑与脏腑之间、脏腑与其他组织器官、自然界之间的关系,这是中医学区别于现代医学重要特征之一。在中医学中,由于五脏是所有内脏的中心,故"藏象"之所指,实际上是以五脏为中心的 5 个生理病理系统。

一、藏象学说的形成

藏象学说是在《黄帝内经》的基础上,经过历代医家不断地补充、验证、阐发而逐渐形成的一门学说。在《内经》中,先贤运用古代哲学中的整体观与阴阳五行学说,将秦汉以前的人体生命活动进行了总结整理,提出了较完整的藏象理论。其后,历代医家经过长期的理论研究和临床验证,不断地丰富和发展了藏象学说。

从这一学说形成的基础看,主要包括以下 3 个方面内容。

(一)古代解剖知识

如《灵枢·经水》说:"若夫八尺之士,皮肉在此,外可度量切循而得之,其死,可解剖而视之。其脏之坚脆,腑之小大,谷之多少,脉之长短,血之清浊,气之多少,……皆有大数"。这说明藏象学说的形成,有形态学方面的基础。

(二)对人体生理病理现象的长期观察

如皮肤受邪而感冒,出现鼻塞、流涕、咳嗽等症状,从而认识到皮毛、鼻、肺之间的联系。

(三)医疗实践

从临床疗效来分析和反证人体的某些生理功能。如:从肾治疗耳鸣、听力下降有效,久之得出"肾开窍于耳"的理论等。

以上 3 个方面中,中医学对后两者尤其重视,认为活着的人体所表现出来的征象变化,更能反映脏腑功能活动的本质。

Second Military Medical University Press

二、脏腑学说的特点

藏象学说的主要特点是以五脏为中心的整体观。人体是一个极其复杂的有机整体,人体各组成部分之间,结构上不可分割,功能上相互为用,代谢上相互联系,病理上相互影响。藏象学说是以五脏为中心,通过经络系统"内属于腑脏,外络于肢节",将六腑、五体、五官、九窍、四肢、百骸等全身脏腑、形体、官窍联结成有机整体。五脏,代表人体的 5 个生理系统,人体所有的组织器官都可以包括在这 5 个系统之中(图 4-1)。

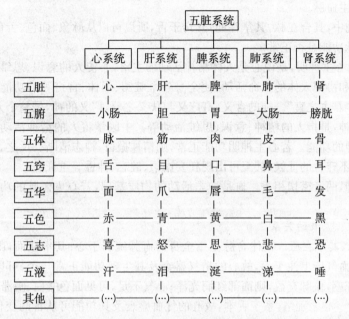

五脏系统	心系统	肝系统	脾系统	肺系统	肾系统
五脏	心	肝	脾	肺	肾
五腑	小肠	胆	胃	大肠	膀胱
五体	脉	筋	肉	皮	骨
五窍	舌	目	口	鼻	耳
五华	面	爪	唇	毛	发
五色	赤	青	黄	白	黑
五志	喜	怒	思	悲	恐
五液	汗	泪	涎	涕	唾
其他	(…)	(…)	(…)	(…)	(…)

图 4-1 五脏系统

藏象学说认为,在五脏系统中,心是人体生命活动的主宰;人体各个脏腑之间不是孤立的,每一脏腑之间都有着特定的络属关系。如肾与膀胱,肾为脏,膀胱为腑,两者互为表里,经络上相互络属,生理上相互为用,病理上相互影响。其中,脏起着主导和决定作用,如膀胱的司开合、排尿液作用取决于肾的气化功能;人体的五脏与形体诸窍之间有着密切的联系,使人体构成一个内在脏腑与外在形体紧密联系的有机整体;五脏与人体的气、血、津液有着密切的联系,这些组成和维持人体生命活动的物质与五脏的功能密切相关;人体精神意识思维活动也与五脏有着不可分割的联系,如心藏神、肺藏魄、脾藏意、肝藏魂、肾藏志;人体的五脏与自然季节的变化有着密切的关系。如心气通于夏;肝气通于春等。

第二节 脏 腑

脏腑是人体内脏的总称。藏象学说按照脏腑的生理功能特点,将其分为脏、腑、奇恒之腑 3 大类。脏,即心、肝、脾、肺、肾,合称五脏。五脏的共同生理特点是化生和储藏精气;腑,是胆、胃、小肠、大肠、膀胱、三焦,总称六腑,六腑的共同生理特点是受盛和传化水谷。

一、心与小肠(附心包络)

心位于胸腔之中,两肺之间,膈膜之上,外有心包卫护。心在五行中属火,为阳中之阳,通于

第二军医大学出版社

夏气。其主要功能是主血脉,主神明。心在体合脉,其华在面,开窍于舌,在志为喜,在液为汗。手少阴心经与手太阳小肠经相互属络丁心与小肠,构成表里关系。

（一）心

1. 心的生理功能

（1）主血脉　指心气推动和调控血液在脉管中运行,流注全身,发挥营养和滋润的作用。心、脉、血三者密切相连,构成一个血液循环系统。血液在脉中正常运行,必须以心气充沛,血液充盈,脉道通利为基本条件。其中心脏的正常搏动,对血液循环系统生理功能的正常发挥起着主导作用,故称为心主血脉。

由于心位于胸中,其合在脉,其华在面,开窍于舌,所以可以从脉象、面色、舌色及心胸部的状况去分析心主血脉功能是否正常。

（2）主神明　心主神明,是说心是人体精神活动的主宰,心使人的意识、思维、情志等精神活动正常,同时主宰和协调人体的生命活动,使全身各个脏腑、形体、官窍等的功能正常,相互协调平衡,所以称心为"君主之官"。神的含义,有广义与狭义之分,广义的神,是整个人体生命活动的外在表现;狭义的神,是指人的精神、意识、思维活动等。中医学将人的精神活动分属于五脏,而主要归属于心藏神的功能。若心主神明功能正常,则精神振奋,神志清晰。反之,则出现失眠、多梦、神志不宁等神不守舍的证候,甚至可出现狂妄谵语、健忘、神昏等重证。

心主血而藏神,两者密切相关。血是神志活动的物质基础,若心主血脉的功能异常,也可出现神志的改变。

2. 心与形、窍、志、液的关系

（1）在体合脉,其华在面　在体合脉是指全身的血脉统属于心;其华在面,由于头面部的血脉极其丰富,全身血气皆上注于面,故心的精气盛衰及其生理功能正常与否,可以显露于面部的色泽变化。心气旺盛,血脉充盈,则面部红润光泽;心气不足,可见面色㿠白、晦滞。

（2）开窍于舌　心之别络,系于舌本,故心的气血盛衰及其功能可从舌的变化得以反映。心的主血脉、主神志功能正常,则舌体红活荣润,柔软灵活,味觉灵敏,语言流利。若心有病变,亦可从舌上反映出来,如心血不足,则舌淡瘦薄;心血瘀阻,则舌质紫暗,或有瘀斑;心主神志功能失常,则可见舌强、语謇,甚或失语等。

（3）在志为喜　心在志为喜,是指心的生理功能与"喜"有关。喜乐愉悦有益于心主血脉的功能,但喜乐过度则可使心神受伤。

（4）在液为汗　汗为人体津液所化生。血液的生成与津液密切相关,血液中的水渗出脉外则为津液,渗入脉内则化为血液。心主血脉,血液与津液相关,故中医中有"汗者,心之液也"之说。临床上常表现为,心阳虚则阳不卫外而自汗;心阴虚则阴不内守而盗汗。

附：心包络

心包络,简称心包,亦称"膻中",是心脏外面的包膜,有保护心脏的作用,在经络学说中,手厥阴心包经与手少阳三焦经互为表里,故心包络属于脏。

（二）小肠

小肠,包括十二指肠、空肠和回肠,是机体对饮食物进行消化,吸收其精微,下传其糟粕的重要脏器。小肠与心通过经脉相互属络,构成表里关系。小肠位于腹中,其上口与胃在幽门相接,下口与大肠在阑门相连。

1. 小肠的生理功能

（1）主受盛化物　受盛,指接受;化物,即消化。小肠的受盛化物功能体现于以下两个方面:一是指小肠接受由胃下传的食糜而盛纳之,即受盛作用;二是指食糜在小肠内必须停留相当长的时间,以利于进一步消化吸收,即化物作用。小肠受盛化物功能失调,表现为腹胀、腹泻、便溏等。

(2)主泌别清浊 是指小肠中的食糜经小肠进一步消化,分为水谷精微和食物糟粕两部分,水谷精微由小肠吸收,经脾的转输作用输布全身;无用水液渗入膀胱以为尿液;糟粕下传大肠,最后形成粪便排出体外。由于小肠的泌别清浊功能与尿液的形成有关,故有"小肠主液"之说。临床常用的"利小便以实大便"的治法,就是依据这一原理。

2. 心与小肠的关系 心与小肠通过经络构成表里关系,其表现在病理上,如心有实火,可移热小肠,使肠的泌别清浊功能异常,而见小便短赤,尿道灼热疼痛,甚至尿血的症状。如小肠有热,可循经上熏于心,而见心烦、舌尖红赤、口舌生疮等。

二、肺与大肠

肺居胸中,其位最高,故称为"五脏六腑之华盖"。因肺叶娇嫩,易于受邪,又有"娇脏"之称。肺于五行中属金,为阳中之阴,通于秋气。肺的主要生理功能是主气司呼吸,主通调水道,朝百脉,主治节。肺在体合皮,其华在毛,开窍于鼻,在志为忧,在液为涕。手太阴肺经与手阳明大肠经相互属络于肺与大肠,构成表里关系。

(一)肺

1. 肺的生理功能

(1)主气司呼吸 肺主气包括主呼吸之气和主一身之气两个方面。肺主呼吸之气,即通过肺的呼吸作用,从自然界吸入清气和呼出体内浊气,实现机体与外界环境之间的气体交换,以促进宗气的生成,调节气的升降出入,从而保证人体新陈代谢的顺利进行。肺主一身之气,是指肺有主司一身之气的生成和运行的作用。肺主一身之气的生成,主要体现在参与宗气的生成。宗气在肺中生成,积存于胸中"气海",一是走息道以促进肺的呼吸;二是贯心脉以助心推动血液运行。肺主一身之气的运行,体现于对全身气机的调节作用。肺有节律的呼吸,对全身之气的升降出入运动起着重要的调节作用。肺的呼吸均匀通畅,和缓有度,则脏腑经络之气升降、出入运动通畅协调。

(2)主宣发肃降 肺主宣发是指肺气具有向上升宣和向外周布散的作用;肺主肃降是指肺气具有向内向下清肃通降的作用。肺气的宣发作用,主要体现在3个方面:一是呼出体内浊气;二是将脾所转输来的津液和水谷精微布散全身;三是宣发卫气,调节腠理开合。肺气的肃降作用,主要体现在2个方面:一是吸入自然界之清气;二是将脾转输至肺的津液及部分水谷精微向下向内布散。肺失宣发,则出现胸闷咳喘、鼻塞、无汗等症。肺失肃降,则出现气喘、咳痰、咯血等症。

肺气的宣发和肃降,是相反而相成的两个方面。宣发与肃降协调,则呼吸均匀通畅,水液得以正常的输布代谢。宣发与肃降失调,则见呼吸失常和水液代谢障碍。

(3)主通调水道 是指肺通过宣发和肃降作用疏通和调节全身水液的输布及排泄,习惯称为"通调水道"。通过肺的宣发作用,将脾气转输至肺的水液和水谷之精,向上向外布散,上至头面诸窍,外达全身皮毛以濡润之,输送到皮毛的部分水液在卫气的推动作用下化为汗液而排出体外。通过肺的肃降作用,将脾气转输至肺的水液和水谷精微,向内向下输送到其他脏腑以濡润之,并将脏腑代谢所产生的浊液下输至膀胱,成为尿液生成之源。正是由于肺有调节水液代谢的作用,故有"肺主行水","肺为水之上源"的说法。如通调水道功能失常,可因水湿停聚而生痰生饮,甚至发生水肿等症。

(4)朝百脉,主治节 肺朝百脉,是指全身的血液都通过经脉汇聚于肺,经肺的呼吸进行气体交换,然后再输布到全身。肺主治节,是指肺气具有治理调节全身之气、血、水的运行等作用。

21

主要表现在3个方面：一是调理全身气机。通过呼吸运动，调节一身之气的升降出入，保持全身气机调畅。二是治理调节血液的运行。通过肺朝百脉和气的升降、出入运动，辅佐心推动和调节血液的运行。三是治理调节津液代谢。通过肺气的宣发与肃降，治理和调节全身水液的输布与排泄。由此可见，肺主治节是对肺的主要生理功能的高度概括，所以肺被称为"相傅之官"。

2. 肺与形、窍、志、液的关系

（1）在体合皮，其华在毛　皮毛，包括皮肤、汗腺、毫毛等组织，为一身之表。它们依赖卫气和津液的温养和润泽，是机体抵御外邪侵袭的第一道屏障。肺主气，具有宣发卫气和水谷精微以温养皮毛的功能。肺的生理功能正常，皮毛得养，则皮肤致密，毫毛光泽，抵御外邪的能力强；若肺气虚弱，皮毛失于温养，则皮肤、毫毛憔悴，抵御外邪的能力减退。

（2）开窍于鼻　鼻为呼吸之气出入体内外的通道，与肺直接相连，所以称鼻为肺之窍。鼻具有主通气和主嗅觉的功能，两者均须依赖肺气的宣发作用。肺气宣畅，则鼻窍通利，呼吸平稳，嗅觉灵敏；肺失宣发，则鼻塞不通，呼吸不利，嗅觉亦差。

（3）在志为忧　中医学认为悲和忧与肺的生理功能密切相关。过度悲哀，对人体的影响主要是损伤肺气，或导致肺气的宣降运动失调。反之，当肺气虚弱时，则易产生悲伤和忧愁的情绪。

（4）在液为涕　涕，即鼻涕，为鼻黏膜的分泌液，有润泽鼻窍的作用。肺的生理作用是否正常，亦能从涕的变化中得以反映。若寒邪袭肺，肺气失宣，肺之精津被寒邪所凝而不化，则鼻流清涕；肺热壅盛，则可见喘咳上气，流涕黄浊；若燥邪犯肺，则又可见鼻干而痛。

（二）大肠

大肠，包括结肠和直肠，其与肺通过经脉相互属络，构成表里关系，主要有传化糟粕的功能。

大肠的生理功能主要为传化糟粕。大肠接受由小肠下传的食物残渣，吸收其中多余的水液，形成粪便。大肠在传变过程中有吸收水分的作用，故有"大肠主津"之说。大肠的传导功能，是胃降浊功能的延续，又与肺的肃降功能相关。此外，大肠的传导功能还与肾的气化功能有关，故有"肾司二便"之说。如大肠传化糟粕功能失常，则出现排便异常，常见的有大便秘结或泄泻。

三、脾与胃

脾位于中焦，在五行属土，为阴中之至阴，与长夏之气相通，旺于四时。其主要功能是主运化、统摄血液、主升清气。脾胃同居中焦，是人体对饮食进行消化、吸收并输布其精微的主要脏器。脾在体合肌肉而主四肢，在窍为口，其华在唇，在志为思，在液为涎。足太阴脾经与足阳明胃经相互属络于脾与胃，构成表里关系。由于人体的气血的生化，均有赖于脾胃所生的水谷精微，故又称脾胃为"后天之本"、"气血生化之源"。

（一）脾

1. 脾的生理功能

（1）主运化　脾主运化，是指脾具有把水谷转化为精微，并将其输布到全身的生理功能。脾的运化功能包括运化水谷精微和运化水液两个方面。

1）运化水谷精微，是指食物入胃后，有赖于脾的运化功能，才能将水谷转化为精微，并输布到全身，分别化为精、气、血、津液，内养五脏六腑，外养四肢百骸、皮毛筋肉。如运化功能失常，称为脾失健运，出现食少纳呆，腹胀便溏的病证，久之，还可见倦怠无力等气血亏虚的病变。

2）运化水液，是指脾对水液的传输与布散具有重要的作用。脾不仅营运水谷精微，同时又运化水液，促进水液的环流与排泄，保持人体水液代谢的平衡。脾运化水液功能健全，则水湿不易在体内滞留，若脾失健运，则水湿潴留，产生痰湿、水饮等疾患。脾属土而恶湿，水湿停聚也会影响到脾的运化功能，称为湿困脾土。脾虚湿困和湿困脾土，两者常互为因果。

运化水谷精微和运化水液,是脾主运化的两个方面,两者是同时进行的。饮食物是人类出生后所需营养的主要来源,是生成精、气、血、津液的主要物质基础,是维持人体生命活动的根本,而饮食物的消化及其精微的吸收、转输都由脾所主,故脾为"后天之本"。

(2) 主升清 "清"是指水谷精微等营养物质。升清指通过脾气的上升转输作用,将胃肠道吸收的水谷精微和水液上输于心、肺等脏,通过心、肺的作用化生气血,以营养濡润全身。此外,脾气的升举,还具有维持人体内脏位置的相对稳定,防止其下垂的作用。若脾气不升,反则水谷精微不能运化,可出现腹胀泄泻等证,若脾气下陷,可导致某些内脏下垂,如胃下垂、肾下垂、子宫脱垂、脱肛等。

(3) 主统血 是指脾气有统摄、控制血液在脉中正常运行而不溢出脉外的功能。脾气是一身之气分布到脾脏的一部分,一身之气充足,脾气必然充盛;而脾气健运,一身之气自然充足。气足则能摄血,故脾统血与气摄血是统一的。脾气健旺,运化正常,气生有源,气足而固摄作用健全,血液则循脉运行而不溢出脉外。若脾失健运,则气对血固摄无权,从而导致出血,称为脾不统血,可见到便血、肌衄、崩漏等症状。

2. 脾与形、窍、志、液的关系

(1) 在体合肉,主四肢 脾在体合肉是指脾气的运化功能与肌肉的壮实及其功能发挥之间有着密切的联系,全身的肌肉,都有赖于脾胃运化的水谷精微及津液的营养滋润,才能壮实丰满,并发挥其收缩运动的功能。人体的四肢,同样需要脾胃运化的水谷精微及津液的营养和滋润,以维持其正常的生理活动,故称"脾主四肢"。脾气健运,则四肢的营养充足,活动轻劲有力;若脾失健运,转输无力,则四肢的营养缺乏,可见倦怠无力,甚或痿废不用。

(2) 开窍于口,其华在唇 脾开窍于口是指人的食欲、口味与脾的运化功能密切相关。脾气健旺,则食欲旺盛,口味正常;若脾失健运,湿浊内生,则见食欲不振,口味异常,如口淡乏味、口腻、口甜等。脾之华在唇,是指口唇的色泽可以反映脾气功能的盛衰。脾气健旺,气血充足,则口唇红润光泽;脾失健运,则气血衰少,口唇淡白不泽。

(3) 在志为思 脾在志为思是指脾的生理功能与思虑相关。正常限度内的思虑,是人人皆有的情志活动,对机体并无不良影响。但思虑过度,或所思不遂,则会影响机体正常的生理活动,并且主要影响气的运动,导致气滞或气结,称为"思则气结"。思虑太过,最易妨碍脾气的运化功能,致使脾胃之气结滞,脾气不能升清,胃气不能降浊,因而出现不思饮食、脘腹胀闷、头目眩晕等症。

(4) 在液为涎 涎为口津即唾液中较清稀的部分,具有保护口腔黏膜,润泽口腔的作用,在进食时分泌旺盛,有助谷食的咀嚼和消化。在正常情况下,脾气充足,涎液化生适量,上行于口而不溢于口外。若脾气不摄,则导致涎液化生异常增多,可见口涎自出。若脾精不足,津液不充,或脾气失却推动激发之能,则见涎液分泌量少,口干舌燥。

(二) 胃

胃与脾同居中焦,以膜相连,胃与脾通过经脉相互属络,构成表里关系。胃与脾在五行中皆属土;胃为阳明燥土,属阳;脾为太阴湿土,属阴。胃的主要生理功能是主受纳和腐熟水谷,生理特性是以降为顺,喜润恶燥。

1. 胃的生理功能

(1) 主受纳、腐熟水谷 受纳,即接受和容纳;腐熟,是指将饮食物初步消化,并形成食糜。饮食入口,经过食管进入胃中,在胃气的通降作用下,由胃接受和容纳,暂存于其中,故称胃为"太仓"。容纳于胃中的饮食物,经过胃气的磨化和腐熟作用后,下传于小肠作进一步消化,其精微物质被吸收,并由脾气转输而营养全身。胃的受纳和腐熟功能正常则食欲正常,饥饱有时;如失常,

23

则食欲不振,胃脘作痛。由于人体气、血、津液的化生,都需要依靠饮食物的营养,故胃又被称为"水谷气血之海"。

中医学认为,脾胃对水谷的运化、气血的化生至关重要。胃气盛衰的有无,关系到人体生命的存亡。临床上诊治疾病,十分重视胃气。"保胃气"是重要的治疗原则,有胃气则生,无胃气则亡。

(2) 主通降 胃为"水谷气血之海",胃气下降,水谷方能下行,故有"胃气以降为顺"之说。通降是受纳的前提条件,胃失通降,则出现纳呆,胃脘胀满或疼痛、大便秘结等胃失和降之症;若胃气不降反而上逆,则出现恶心、呕吐、呃逆、嗳气等胃气上逆之候。

2. 脾与胃的关系 脾胃同居中焦,经脉相互络属,构成表里关系。功能上胃主受纳,脾主运化,两者密切配合,共同完成水谷的消化吸收和输布,从而化生气血滋养全身,故脾胃为"后天之本"。

脾气主升,胃气主降,升降相因,故脾胃为人体气机升降的枢纽。脾升,则水谷精微上输心肺,化生气血;胃降,则水谷及其糟粕得以下行,便于消化吸收和排泄。脾升胃降,相反相成,共同完成水谷的腐熟与运化。

脾喜燥恶湿,胃喜润恶燥。脾阳健运,则能升能化,故其喜燥恶湿。胃阴充足,则能受纳腐熟,故喜润恶燥。脾胃燥湿相济,饮食方能正常消化。

脾与胃,一阴一阳,一纳一运,升降相因,燥湿相济。在生理上相互维系、相互制约,在病变时相互影响。如脾失健运,则胃不受纳,而出现食少纳呆,不思饮食的症状。如湿困脾土,清气不升,也可影响胃的受纳和通降,而出现恶心、呕吐、脘腹胀满的症状。反之,胃失通降,亦可影响到脾的运化与升清,出现腹胀、泄泻等症状。

四、肝与胆

肝位于腹腔,横膈之下,右胁之内。肝在五行属木,为阴中之阳,通于春气。其主要功能是主疏泄和主藏血。肝在体合筋,其华在爪,开窍于目,在志为怒,在液为泪。胆附于肝,足厥阴肝经与足少阳胆经相互属络于肝与胆,构成表里关系。

(一) 肝

1. 肝的生理功能

(1) 主疏泄 是指肝气具有疏通、畅达全身气机,进而促进精、血、津液的运行输布;脾胃之气的升降;胆汁的分泌排泄,以及情志的舒畅等。肝主疏泄功能,主要表现在以下 3 个方面。

1) 调畅气机。气机,是气的升降出入运动。肝的疏泄功能,能调畅气机,使全身脏腑经络之气的运行畅达有序。肝的疏泄功能失常,一般可分两种情况。一是肝的疏泄功能不足,即肝的升发、开泄功能受到阻碍,形成气机不畅、肝气郁结的病理变化;二是肝的疏泄功能太过,而致气的升发太过、下降不及,形成"肝气上逆"、"肝火上炎"等病理变化,而出现头目胀痛,面红目赤,心烦易怒等现象。

2) 促进脾胃的运化功能。肝气疏泄,调畅气机,有助于脾胃之气的升降,从而促进脾胃的运化功能。另一方面,食物的消化吸收还要借助于胆汁的分泌和排泄,胆汁乃肝之余气所化,其分泌和排泄受肝气疏泄功能的影响。肝气的疏泄功能正常发挥,胆汁才能够正常的分泌与排泄。如肝失疏泄,影响脾胃的升降,则出现腹胀、肠鸣、泄泻、胃脘痛、嗳气、恶心、呕吐等症状。

3) 调畅情志。人正常的情志活动,主要依赖于气血的正常运行。肝气能调畅气机,促进血液运行,因而能使人心情舒畅,既无亢奋,也无抑郁。肝气的疏泄功能正常,则气机调畅,气血和调,情志活动正常,心情舒畅;若肝气的疏泄功能不及,肝气郁结,可见心情抑郁不乐,悲忧善虑;

若肝气郁而化火,或大怒伤肝,肝气上逆,可见烦躁易怒,亢奋激动。

此外,女性的排卵与月经来潮;男性的排精等,与肝气的疏泄功能也有密切的关系。

(2) 主藏血　是指肝脏具有储藏血液、调节血量和防止出血的功能。人体内的血液分布,常随着各种不同的生理状况而改变,这种血量的改变,主要取决于肝的储藏和调节。人处于安静状态时,部分血液藏于肝。人处于活动状态时,肝将所储藏的血液输布人体,以供所需。肝藏血功能失常,常出现两种情况:一是肝血不足,如血不养目,则两目干涩眼花,或夜盲;血不养筋,则筋脉拘急,肢体麻木,屈伸不利等,女性还可出现月经量少或闭经。二是肝不藏血,常可见到吐血、衄血等出血的症状。女性可出现月经量多,逆经,甚至崩漏等症。

肝主疏泄,其用属阳,又主藏血,其体属阴,故有"肝体阴而用阳"之说。肝的疏泄功能和藏血功能是相辅相成、相互为用的。肝主疏泄关系到人体气机的调畅,肝主藏血关系到血液的储藏和调节,故两者密切的关系就体现为气与血的和调。若肝失疏泄,肝气郁滞,可导致血瘀证;气郁化火,迫血妄行,或肝气上逆,血随气逆,可见吐衄或女性崩漏等出血证;肝阴不足,失其柔和凉润之能,可致肝阳升泄太过,甚至可导致阳亢风动等病变;肝血亏虚,失其濡养之能,可致筋目失养的病变。

2. 肝与形、窍、志、液的关系

(1) 在体合筋,其华在爪　筋,即筋膜,包括肌腱和韧带,附着于骨而聚于关节,是连接关节、肌肉,主司关节运动的组织。筋的功能依赖于肝血的濡养,肝血充足,筋得其养,才能运动灵活而有力,能耐受疲劳,故称肝为"罢极之本"。如果肝血亏虚,筋脉得不到很好的濡养,则筋的运动能力就会减退。

爪,即爪甲,包括指甲和趾甲,乃筋之延续,所以有"爪为筋之余"之说。因而肝之精血的盛衰,可以影响到爪的荣枯,而观察爪甲的荣枯,又可以测知肝脏功能正常与否。肝血充足,则爪甲坚韧,红润光泽;若肝血不足,则爪甲萎软而薄,枯而色夭,甚则变形、脆裂。

(2) 开窍于目　肝的经脉上连目系,肝之气血循此经脉上注于目,使其发挥视觉作用。肝之精血充足,目才能正常发挥其视物辨色的功能。若肝血不足,则会导致两目干涩、视物不清、目眩、目眶疼痛等症;肝经风热则目赤痒痛。

(3) 在志为怒　怒是人在情绪激动时的一种情志变化,由肝之精气所化,故说肝在志为怒。肝为刚脏,其性升发,怒则气上,有助于肝主升发、疏泄。但若大怒或郁怒不解,使肝之阳气升发太过,耗伤肝阴,称为"大怒伤肝"。反之肝阴不足,阳不制阴,升泄太过,则又易于发怒。

(4) 在液为泪　泪由肝血所化,肝开窍于目,泪从目出。泪有濡润、保护眼睛的功能。在正常情况下,泪液的分泌,是濡润而不外溢,但在病理情况下,可见泪液分泌异常。如肝血不足,泪液分泌减少,常见两目干涩;如肝经湿热,可见目眵增多、迎风流泪等。

(二) 胆

胆为六腑之一,又属奇恒之腑。其位于右胁下,附于肝之短叶间。胆与肝通过经脉相互属络,构成表里关系。

1. 胆的生理功能

(1) 储藏排泄胆汁　胆汁来源于肝,由肝之精气化生。胆汁生成后,进入胆腑,由胆腑浓缩并储藏。储藏于胆腑的胆汁,在肝气的疏泄作用下排泄而注入肠中,以促进饮食水谷的消化和吸收。

(2) 主决断　胆主决断,是指胆在精神、意识、思维活动中,具有判断事物,做出决定的作用。这一功能对于防御和消除某些精神刺激的不良影响,维持精、气、血、津液的正常运行和代谢,确保脏腑之间的协调关系,具有极为重要的作用。如胆有病则往往出现情志的异常,如胆火上炎,

25

则惊悸、烦躁,易急易怒;若胆气不足,则失眠、多梦,易惊易恐。

2. 肝与胆的关系　肝藏血而主疏泄,胆储藏精汁而主升发,两者共司疏泄,关系极为密切,临床上常见肝胆同病。另外,肝主谋虑,胆主决断,共同起到调节情志活动的作用。

五、肾与膀胱

肾位于腰部脊柱两侧,左右各一。肾在五行属水,为阴中之阴,通于冬气。其主要功能是藏精,主生长、发育和生殖,主水,主纳气。由于肾藏先天之精,主生殖,为人体生命之本原,故称肾为"先天之本"。肾精化肾气,肾气分阴阳,肾阴与肾阳能资助、促进、协调全身脏腑之阴阳。肾在体合骨,生髓,其华在发,开窍于耳及二阴,在志为恐,在液为唾。足少阴肾经与足太阳膀胱经相互属络于肾与膀胱,构成表里关系。

(一) 肾

1. 肾的生理功能

(1) 藏精　肾藏精,是指肾具有储存、封藏人体精气的生理功能。肾所藏之精包括"先天之精"和"后天之精"。先天之精来源于父母,是形成生命(胚胎)的重要物质,是生命的构成本原。后天之精来源于脾胃运化的水谷精微,此精微输布到全身,维持各个脏腑生理活动所余部分,藏之于肾。肾中所藏"先天"、"后天"之精,两者密切相关。先天之精有赖于后天之精的补充,后天之精的化生,有赖于先天之精的资助。两者相互依存,相互补充,共同组成肾中之精,以促进人体的生长、发育,进而产生"生殖之精",以繁衍后代。

肾中所藏之精是人体生命之源,对人体生长发育和生殖起着极其重要的作用。人体的生、长、壮、老、已的生命过程,以及在生命过程中的生殖能力,都取决于肾精的盛衰。人体生殖器官的发育,性功能的成熟与维持,以及生殖能力等,亦与肾精盛衰密切相关。人自幼年开始,肾精逐渐充盈,产生天癸,天癸至则女子月经来潮,男子出现排精现象,说明性器官已经成熟,具备了生殖能力。其后,肾精不断充盈,维持人体生殖功能旺盛。中年以后,肾精逐渐衰少,天癸亦随之衰减,以至竭绝。《素问·上古天真论》中肾中精气与人体生、长、壮、老、已规律之间的关系进行了论述(表4-1)。

表4-1　肾主生长发育在不同年龄阶段中的体现

年龄阶段	肾中精气	天癸	表现
幼年	未充	未至	发长,齿更,骨骼生长;尚无生殖能力
青年	渐充	至	发育至成熟,身体长成;开始具有生殖能力
壮年	充盛	有	身体盛壮,精力充沛;具有生殖能力
老年	衰少	衰竭	发脱,齿落,形体衰老;丧失生殖能力

依据肾精主司人体生长发育和生殖的理论,临床上防治某些先天性疾病、生长发育迟缓、生殖功能低下或一些原发性不孕症,以及优生优育、养生保健、防止衰老时,都应从补养肾精、肾气入手调理。

中医学认为:精与气之间可以相互转化,故肾精和肾气亦可相互转化,可以互称。肾中精气对各个脏腑所起作用可以概括为肾阴和肾阳两个方面。其中对各个脏腑具有滋养、濡润作用称为肾阴,将对各个脏腑起到温煦、促进作用称为肾阳。肾阴与肾阳对立统一,协调共济,维持全身阴阳的相对平衡。肾阳为一身阳气之本,肾阴为一身阴气之源。肾阴与肾阳,相互制约,相互为用，维系全身阴阳的平衡。若平衡失常，则产生肾阳虚与肾阴虚。若肾阳虚衰，温煦、推动等功能减退，则脏腑功能减退，机体的新陈代谢减缓，产热不足，精神不振，发为虚寒性病证。若肾阴不足，抑制、宁静、凉润等功能减退，则致脏腑功能虚性亢奋，新陈代谢相对加快，产热相对增多，精神虚性躁动，发为虚热性病证。同时，由于肾精需要五脏精气的滋养，若五脏功能失调，日久累积肾，使肾中精气亏虚，而导致肾的阴阳失调，称为久病及肾。其中包括肾阴、肾阳的长久失调而导致的"阴损及阳"与"阳损及阴"的阴阳两虚之证。此外，若肾中精气亏虚，而其阴阳失调之证不明显时，临床上称为"肾精不足"或"肾气虚"。

(2) 主水　肾主水指肾气具有主司和调节全身水液代谢的功能。肾气对于水液代谢的主司和调节作用，主要体现在以下两个方面：①肾气对参与水液代谢脏腑功能具有促进作用。机体水液的输布与排泄，是在肺、脾、肾、胃、大肠、小肠、三焦、膀胱等脏腑的共同参与下完成的。但上述脏腑生理功能的发挥，均离不开肾气的蒸腾、气化作用。②肾气的生尿和排尿作用。水液代谢过程中，各脏腑形体官窍代谢后产生的浊液(废水)，通过三焦水道下输于膀胱，在肾气的蒸化作用下，分为清、浊。清者回吸收，由脾气的转输作用通过三焦水道上腾于肺，重新参与水液代谢；浊者则化为尿液，在肾与膀胱之气的推动作用下排出体外。如肾中精气充足，气化功能正常，则关门不利，小便正常。若肾的气化功能失常，则关门不利，膀胱开合失司，出现尿少、水肿等症状，或出现小便清长，尿多、尿频的症状。

(3) 主纳气　肾主纳气，是指肾气有摄纳肺所吸入的自然界清气，保持吸气的深度，防止呼吸表浅的作用。肾的纳气功能，实际上是肾气的封藏作用在呼吸运动中的具体表现。肺吸入的清气必须下达于肾，实际上是强调肺的呼吸在肾气的封藏作用下维持一定的深度。若肾精亏虚，肾气衰减，摄纳无力，肺吸入之清气不能下纳于肾，则会出现呼吸表浅，或呼多吸少，动则气喘等病理表现，称为"肾不纳气"。

2. 肾与形、窍、志、液的关系

(1) 在体合骨　肾主骨生髓的生理功能，是指肾中精气对骨髓充盈、骨骼的生长发育具有重要作用。肾藏精，精生髓，骨的生长发育，有赖于骨髓的充盈及其所提供的营养。当肾精充足，骨骼才能坚固有力。若肾精不足，骨髓生化无源，不能营养骨骼，便会出现小儿囟门迟闭，骨软无力，以及老年人骨质脆弱，易于骨折等。齿与骨同出一源，亦由肾精充养，故称"齿为骨之余"。牙齿松动、脱落及小儿齿迟等，多与肾精不足有关。发的生长，赖血以养，故称"发为血之余"。肾藏精，精化血，精血旺盛，则毛发粗壮而润泽。老年人精血衰少，发白而脱落。临床所见的未老先衰，年少而头发枯萎，早脱、早白等，一般与肾精不足有关，应考虑从肾论治。

(2) 开窍于耳及二阴　耳的听觉功能与肾精的盛衰密切相关。肾精充盈，髓海得养，则听觉灵敏。反之，若肾精虚衰，则髓海失养，出现听力减退，或见耳鸣，甚则耳聋。

二阴，指前阴和后阴，主司二便。尿液的储藏和排泄虽在膀胱，但尿液的生成及排泄必须依赖于肾气的蒸化和固摄作用协调。肾气之蒸化及固摄作用失常，则可见尿频、遗尿、尿失禁、尿少或尿闭等小便异常的病证。粪便的排泄，本属大肠的传化糟粕功能，但亦与肾气的推动和固摄作用有关。若肾气不足，则推动无力而致气虚便秘，或固摄无权而致大便失禁，久泄滑脱。前阴是人体的外生殖器，其生殖功能与肾精、肾气的关系密切。肾精充足，肾气充盛，则精液、经血及时溢泻，男女阴阳合而有子。肾精、肾气的生理功能失常，则可导致人体性器官的发育不良和生殖能力减退，从而导致男性阳痿、早泄、少精、滑精、遗精、精瘀及不育等，女性则见梦交、月经异常及不孕等。

(3) 在志为恐　恐，是一种恐惧、害怕的情志活动，与肾的关系密切。肾藏精，若精气充盈，则对惊恐一类刺激耐受力强，若肾精不足，则易于惊恐。反之，过度的惊恐，也会损伤肾的闭藏功

第二军医大学出版社

能,出现遗屎、遗尿的症状,所以说"恐伤肾","恐则气下"。

(4)在液为唾 唾由肾精化生,若咽而不吐,则具有滋养肾中精气的作用,如多唾久唾,则耗伤肾精。故古代养生家主张"吞唾"以养肾精。

（二）膀胱

膀胱位于小腹的中央,是储存和排泄尿液的器官。它与肺通过经脉相互属络,构成表里关系。

1. 膀胱的生理功能

膀胱的生理功能主要为储存和排泄尿液的津液通过肺、脾、肾等脏的作用,布散全身,其代谢后的浊液（废水）则下归于肾,经肾气的蒸化作用,其清者回流体内,重新参与水液代谢,浊者下输于膀胱,变成尿液,由膀胱储存。尿液在膀胱中潴留至一定程度后,会及时地排出体外。膀胱储尿与排尿功能,主要依靠肾的气化作用。

2. 肾与膀胱的关系
肾与膀胱通过经络互为络属,构成表里关系。肾主水液而司二便,膀胱储尿液而司开合,两者关系密切。若肾中精气充足,气化正常,膀胱开合有度,人体水液代谢正常。若肾气不足,气化失常,则膀胱开合失常,出现小便不利或失禁,或遗尿、尿频等症。

六、三焦

三焦是上焦、中焦、下焦的合称。一般将膈以上称作上焦,包括心与肺。上焦的生理特点是主气的宣发和升散,即宣发卫气,布散水谷精微和津液以营养滋润全身。膈以下、脐以上称为中焦,包括脾胃和肝胆等脏腑。中焦具有消化、吸收并输布水谷精微和化生血液的功能。脐以下的部位为下焦,包括小肠、大肠、肾、膀胱、女子胞、精室等脏腑。下焦的功能主要是排泄糟粕和尿液。三焦与心包通过经脉相互属络,构成表里关系。

三焦的生理功能如下。

1. 通行诸气
指三焦是诸气上下运行之通路和气化的场所。肾藏先天之精化生的元气,自下而上运行至胸中,布散于全身;胸中气海中的宗气,自上而下到达脐下,以资先天元气,合为一身之气,皆以三焦为通路。

2. 运行水液
指三焦是全身水液上下输布运行的通道。全身水液的输布和排泄,是由肺、脾、肾等脏的协同作用而完成的,但必须以三焦为通道,才能升降、出入运行。如果三焦水道不通利,则肺、脾、肾等脏的输布调节水液代谢的功能将难以实现。

第三节 奇恒之腑

奇恒之腑包括脑、髓、骨、脉、胆、女子胞。它们在形态上多为中空而与腑相似,但在功能上主藏精气,与五脏的功能特点相似。奇恒之腑除胆以外,与五脏都没有表里配合关系,亦无五行属性。胆已在六腑中作过介绍,故在此从略。

一、脑

脑居颅内,由髓汇集而成,故脑为髓之海。中医学认为脑的功能与人的视觉、听觉、肢体运动及一切精神活动有关。

二、髓

髓藏于骨腔,为肾精所化生。髓的主要功能是滋养骨骼,补益脑髓。若髓不足,髓海空虚,骨骼失养,而出现胫酸骨软、耳鸣的症状。

三、骨

骨能支持形体,保护内脏,为人身之支架。骨有赖于骨髓的濡养,才能维持其坚刚之性,若精髓亏损,骨失所养,则不能久立,甚至痿废。

四、脉

脉即血脉,为气血运行的隧道。其主要生理功能:一是约束和促进气血,使之循着一定的轨道和方向运行。二是运载气血,输送饮食物的精华,以营养全身。脉的搏动,不仅可以反映出脉中气血的多少,亦可反映出气血间的关系正常与否。所以中医可用"切脉"来诊断疾病。

五、女子胞

女子胞,又称胞宫,即子宫。具有主月经和孕育胎儿的功能。其功能与肾气的充盈,心、肝、脾三脏的作用,以及冲、任二脉有着密切的关系。

(一)肾中精气的作用

肾中精气的充盈与否,直接影响者女性月经的来潮与月经的闭绝。女性进入青春期,肾中精气充盈,天癸产生,月经来潮,具有了生育的能力。当女性进入老年时,由于肾中精气的衰少,天癸亦随之减少,月经停止,失去生育能力。所以说,肾中精气是维持女性月经正常和孕育胎儿的基本条件。

(二)冲任二脉的作用

冲任二脉,同起胞中。冲脉与肾经并行,与阳明脉相通,能调节十二经脉的气血,故有"冲为血海"之称。任主胞胎,其与手足三阴及阴维脉相会,能调节全身的阴经,故有"阴脉之海"之称。十二经脉气血充盈,溢入冲、任二脉,经过冲、任的调节,注入胞宫而发生月经,若冲、任二脉失调,则可出现月经紊乱等症。

(三)心、肝、脾三脏的作用

心主血,肝藏血,脾统血,此三脏对血液的化生和运行均有调节作用。月经及孕育胎儿均离不开气血的充盈和血液的调节。故月经来潮与心、肝、脾三脏功能相关。若肝不藏血、脾不统血,会出现月经量多,周期缩短,经期延长,导致崩漏等症。若脾失健运,气血生化不足,可导致月经量少,周期延长,甚至闭经。

综上所述,子宫的生理功能与肾、心、肝、脾,以及冲任二脉密切相关。

本章小结

藏象学说是研究人体各脏腑的生理功能与病理变化,以及相互关系的学说,按照其生理功能特点分为脏、腑、奇恒之腑三大类。心、肝、脾、肺、肾合称五脏,化生和储藏精气;胆、胃、小肠、大肠、膀胱、三焦合称六腑,受盛和传化水谷。奇恒之腑包括脑、髓、骨、脉、胆、女子胞,形态上多为中空而与腑相似,但在功能上主藏精气,与五脏的功能特点相似。奇恒之腑除胆以外,与五脏都没有表里配合关系,亦无五行属性。

心在五行中属火,为阳中之阳,通于夏气,主血脉及神明,在体合脉,其华在面,在志为喜,在液为汗,手少阴心经与手太阳小肠经相互属络于心与小肠,构成表里关系;小肠主受盛化物,主泌别清浊;肺于五行中属金,为阳中之阴,通于秋气,主气司呼吸和通调水道,朝百脉,主治节,在体合皮,其华在毛,开窍于鼻,在志为忧,在液为涕,手太阴肺经与手阳明大肠经相互属络于肺与大肠，构成表里关系；大肠传化糟粕；脾于五行属土，为阴中之至阴，与长夏之气相通，主运化和统摄血液，主升清气，在体合肌肉而主四肢，在窍为口，其华在唇，在志为思，在液为涎，足太阴脾经与足阳明胃经相互属络于脾与胃，构成表里关系；胃为阳明燥土，属阳，主受纳和腐熟水谷，以降为顺，喜润恶燥，肝于五行属木，为阴中之阳，通于春气，主疏泄和主藏血，在体合筋，其华在爪，开窍于目，在志为怒，在液为泪，足厥阴肝经与足少阳胆经相互属络于肝与胆，构成表里关系；胆为六腑之一，又属奇恒之腑，主储藏排泄胆汁和主决断；肾在五行属水，为阴中之阴，通于冬气，藏精，主生长、发育和生殖，主水和纳气，在体合骨，生髓，其华在发，开窍于耳及二阴，在志为恐，在液为唾，足少阴肾经与足太阳膀胱经相互属络于肾与膀胱，构成表里关系；膀胱为储存和排泄尿液的器官。

三焦是上焦、中焦、下焦的合称。上焦包括心与肺，主气的宣发和升散；中焦包括脾胃和肝胆等脏腑，有消化、吸收并输布水谷精微和化生血液的功能。下焦包括小肠、大肠、肾、膀胱、女子胞、精室等脏腑，排泄糟粕和尿液。三焦与心包通过经脉相互属络，构成表里关系。

思考题

1. 什么是脏、腑、奇恒之腑，以及它们之间区别是什么？
2. 心、肝、脾、肺、肾的生理功能是什么？

第五章　气、血、津液

1) **掌握**　人体之气的基本概念、生成、运行、功能及分类；血的基本概念、生成、运行和功能；津液的基本概念、代谢和功能。

2) **了解**　气、血、津液之间的关系。

气、血、津液是构成人体以及维持人体生命活动的基本物质。这些物质的生成及在体内的代谢，又依赖于脏腑、经络、形体、官窍的正常生理活动才得以进行。因此，这些基本物质在生理和病理上，与脏腑经络、形体官窍之间，始终存在着相互依赖、相互影响的密切关系。

第一节　气

一、概念

中医学的气是人体内活力很强，运行不息的极精微物质，是构成人体和维持人体生命活动的基本物质之一。气具有很强的活性，不断运动的特性，对人体生命活动具有推动和温煦作用，因而中医学中以气的运动变化来阐释人体的生命活动。

二、气的生成

人体之气主要来源于3个方面：一是禀受于父母的先天之精气；二是水谷所化生的水谷之气；三是吸入的自然界的清气。先天之精气藏之于肾，为肾精所化。水谷之精气，依赖脾胃运化水谷而产生。自然界的清气则由肺司呼吸而摄入，此三者相互结合而产生人体之气。

从气的生成看，除与先天禀赋，后天饮食营养，以及自然环境等状况有关外，与肾、脾、肺的生理功能密切相关。这些脏腑功能正常，则人体的气才能充沛。反之，则可影响气的生成。

1. **肾为生气之根**　肾藏先天之精，并受后天之精的充养。先天之精是肾精的主体成分，先天之精所化生的先天之气（即元气），是人体之气的根本。

2. **脾胃为生气之源**　脾主运化，胃主受纳，共同完成对饮食水谷的消化吸收。水谷之精及其化生的血与津液，皆可化气，统称为水谷之气。在气的生成过程中，脾胃的功能尤为重要。因脾胃所化生的水谷之精气，不仅是人体之气的主要成分，先天之精气亦需水谷精气的濡养，才可充盈，肺亦需水谷精气的充养，方能正常地主气司呼吸。

3. **肺为生气之主**　肺主气，主司宗气的生成，在气的生成过程中占有重要地位。

三、气的运动与气化

气的运动称作气机。气的运动形式，因气的种类与功能的不同而有所不同，简单地归纳为升、降、出、入4种基本形式。所谓升，是指气自下而上的运行；降，是指气自上而下的运行；出，是

第二军医大学出版社

指气由内向外的运行;入,是指气自外向内的运行。

气的升降出入运动,是人体生命活动的根本,贯穿于生命活动的始终。一旦气的升降出入运动停止,也就意味着生命活动的终止。气的升降出入之间的相对平衡才能维持人体各脏腑生理功能的正常。升降出入平衡失调,就会影响五脏六腑的协调统一而发生种种病变。

气的升降出入运动,是通过脏腑的生理活动表现出来。以五脏而论,心、肺位置在上,在上者宜降;肝、肾位置在下,在下者宜升;脾、胃位置居中,通连上下,为升降转输的枢纽。所以,无论是每个脏腑的生理活动,还是五脏六腑的相互作用,实质上都是气机升、降、出、入运动的具体体现。

气的运动而产生的各种变化称为气化。例如,体内精微物质与能量之间的互相转化,以及废物的排泄等都属气化。在中医学中,气化是指由人体之气的运动而引起的精、气、血、津液等物质与能量的新陈代谢过程,是生命最基本的特征之一。气机是气化赖以进行的前提与条件。气化又是气的各种运动形式的体现。可见,气的运动及气化过程是密切相联的。这个过程一旦停止就意味着生命活动的终结。

四、气的生理功能

气的生理功能,主要有 5 个方面。

1. 推动作用 气对人体的生长发育,各个脏腑组织的功能活动,血的生成与运行,津液的生成、输布和排泄等,均起着激发和推动作用。若气的推动作用减弱,则会产生各个脏腑经络组织的生理功能减退,血液、津液的生成、运行和排泄障碍,机体的生长发育迟缓或早衰等病理表现。

2. 温煦作用 气属阳,对人体的脏腑、经络等组织器官,以及血与津液,都具有温煦作用。若气的温煦作用失常,可出现畏寒怕冷,四肢不温,脘腹冷痛,寒凝血瘀等症状。

3. 防御作用 气具有护卫肌表,防御外邪入侵,驱除侵入人体内的病邪的功能。气的防御功能正常,则邪气不易入侵;或虽有邪气侵入,也不易发病;即使发病,也易于治愈。气的防御功能决定着疾病的发生、发展和转归。

4. 固摄作用 气对于体内血、津液、精等液态物质有固护、统摄和控制作用,从而防止这些物质无故流失,保证它们在体内发挥正常的生理功能。气的固摄作用具体表现:①统摄血液,使其在脉中正常运行,防止其逸出脉外;②固摄汗液、尿液、唾液、胃液、肠液,控制其分泌量、排泄量和有规律地排泄,防止其过多排出及无故流失;③固摄精液,防止其妄加排泄。

5. 气化作用 气化是指通过气的运动而产生的各种变化。具体说,是指精、气、血、津液各自的新陈代谢及其相互转化。如水谷精气转化为气、血、津液,津液通过代谢,转化为汗液和尿液等。气化功能失常,则影响到气、血、津液的新陈代谢,影响饮食物的消化吸收,以及汗液、尿液和粪便等的排泄,从而形成各种病变。

气的 5 个功能,密切配合,相互为用,维持人体正常的生命活动。

五、气的分类

人体之气,由于生成来源、分布部位及功能特点的不同,有着各自不同的名称。气的分类主要有以下 5 种。

（一）元气

元气,又称"真气",是人体诸气中最基本、最重要的气,是人体生命活动的原动力。元气来源于肾,为先天之精所化生,又有赖于后天水谷精气的滋养和补充。元气具有激发和推动脏腑组织器官功能活动的作用。元气充沛,则脏腑功能旺盛,身体强健而少病;元气不足,则脏腑功能低下,身体虚弱而多病。

（二）宗气

宗气，又称"大气"，由肺吸入的自然界清气与脾胃化生的水谷之精气结合而成。宗气积聚于胸中，其功能为走息道以司呼吸，贯心脉以行气血。《素问·平人气象论》曰："胃之大络，名曰虚里，贯鬲络肺，出于左乳下，其动应衣，脉宗气也。"虚里位于左乳正下三寸，为宗气之外候，临床上常可在"虚里"处来，诊断宗气的盛衰。

（三）营气

营气是与血共行于脉中的气。营气由脾胃运化的水谷精气中的精华部分所化生。其分布于脉内，成为血液的组成部分而营运全身。营气的主要功能是化生血液和营养全身。由于营行脉内，随血运行，营养全身，与血的关系极为密切，故与营血常常并称。

（四）卫气

卫气是人体阳气的一部分，其主要由脾胃运化的水谷精气中的慓疾滑利部分所化生。其运行于皮肤分肉之间，熏于肓膜，散于胸腹，内至胸腹脏腑，外而皮肤肌腠，布散全身。

卫气的功能有3个方面：一是护卫肌表，防御外邪；二是温煦脏腑，润泽皮毛；三是司汗孔开合。

营气和卫气，都以水谷精微为其主要来源，但营行脉中，卫行脉外。营主内守而属阴，卫主卫外而属阳，两者相互协调，不失其常，才能维持正常的腠理开合，以防御外邪。如营卫不和，则腠理开合失调，而防御外邪的能力减弱。

（五）脏腑之气、经络之气

脏腑之气和经络之气是元气的一个部分，元气分布到某一脏腑或某一经络，即成为某一脏腑或某一经络之气。元气是构成各脏腑、经络的基本物质，又是推动和维持各脏腑、经络进行生理活动的物质基础。

第二节 血

一、概念

血是循行于脉中而富有营养的红色液态物质，是构成和维持人体生命活动的基本物质之一。血循脉而流于全身，发挥营养和滋润作用，为各脏腑、经络、形体、官窍的生理活动提供营养物质，是人体生命活动的根本保证。脉是血液运行的管道，血液在脉中循行于全身，所以又将脉称为"血府"。若因外伤等原因，血液不在脉中运行而逸出脉外，则形成出血，称为"离经之血"。

二、血的生成

血液主要来源于水谷精微，而水谷精微的化生，有赖于脾胃的运化，所以说脾胃为气血生化之源。此外，在血的化生过程中，还要通过营气和心、肺的作用，经过一系列气化过程，而得以化生为血液。

此外，精与血之间有着相互滋生与转化的关系，被称为"精血同源"。血能生精、养精，精能生血、化血。精藏于肾，血藏于肝，若肝血充盈，则肾有所藏，精有所资；若肾精充盈，则肝有所养，血有所充。

三、血的功能

血主要具有濡养和滋润两个方面的功能。血液由水谷精微所化生，含有人体所需的丰富的

33

营养物质。血在脉中循行,对全身各脏腑组织器官起着濡养和滋润作用,以维持其生理功能的发挥,保证了人体生命活动的正常进行。

第三节 津 液

一、概念

津液,是人体一切正常水液的总称,包括各脏腑形体官窍的内在液体及其正常的分泌物。它是构成人体和维持生命活动的基本物质之一。

津液又是津和液的统称,两者同属水液,来源于饮食,由脾胃运化而生成。在津液中,质地较清稀,流动性较大,布散于体表皮肤、肌肉和孔窍,并能渗入血脉之内,起滋润作用的,称为津;质地较浓稠,流动性较小,灌注于骨节、脏腑、脑、髓等,起濡养作用的,称为液。两者在运行代谢过程中可相互补充,相互转化,津液并称。病理上相互影响,伤津与脱液主要体现在程度的不同,有"伤津"和"脱液"的区别,在辨证论治中须加以区分。

二、津液的代谢

1. 津液的生成　津液来源于饮食水谷,与脾胃及小肠、大肠等脏腑的生理活动有关。

2. 津液的输布　津液在体内的输布主要依赖于肾气的蒸化和调控、脾气的运化、肺气的宣降、肝气的疏泄和三焦的通利。

3. 津液的排泄　津液的排泄主要通过排出尿液和汗液来完成。此外,呼气和粪便也将带走一些水分。津液的排泄主要与肾、肺、脾的生理功能有关。

综观津液的生成、输布和排泄过程,是诸多脏腑相互协调、密切配合而完成的,其中尤以脾、肺、肾三脏的综合调节为首要。

三、津液的功能

津液的生理功能主要有滋润濡养的功能。如布散于体表的津液,可滋润皮毛、肌肉;输注于孔窍的津液,具有滋润官窍的作用;渗入血脉的津液,可充养血脉;渗注骨、脊、脑的津液,可充养骨髓、脊髓、脑髓;此外,津液还可以调节体内外环境的阴阳相对平衡,随外环境的改变,通过津液代谢所化之汗、尿的排泄,以维持正常体温。

第四节 气、血、津液之间的关系

一、气与血的关系

气属阳,血属阴。气是血液生成和运行的动力,血是气的化生基础和载体,因而有"气为血之帅,血为气之母"的说法。

（一）气为血之帅

1. 气能生血　血液的化生离不开气与气化功能。血液的主要成分,来源于脾胃所化生的水谷精气。而水谷精气,又通过脾、心、肺等脏的气化作用,变化而为血。临床上治疗血虚的病变,常以补气药,配合补血药使用,取得较好疗效,即是源于气能生血的理论。

2. 气能行血　血属阴主静,血液的运行离不开气的推动作用。血液的运行有赖于心气、肺气的推动及肝气的疏泄调畅。气行则血行,气滞则血瘀。如气虚则血行无力;气逆则血随气升,出现面红目赤,甚至吐血、衄血;气陷则血随气陷,出现下血、崩漏等症。临床上在治疗血液运行失常时,常配合补气、行气、降气、升提的药物,即是气能行血理论的实际应用。

3. 气能摄血　血液能正常循行于脉中离不开气的固摄作用。气能摄血主要体现在脾气统血的生理功能之中。如气虚不能摄血,可出现各种出血的病证。

气能生血、行血和摄血的 3 个方面体现了气对于血的统帅作用,故概括地称之为"气为血之帅"。

（二）血为气之母

血为气之母,包含血能养气和血能载气两个方面。

1. 血能养气　气的充盛及其功能发挥离不开血液的濡养。在人体各个部位中,血不断地为气的生成和功能活动提供营养,故血足则气旺。

2. 血能载气　气存于血中,必须依附于血而不致散失,赖血之运载而运行全身。血液虚少的患者,相应会出现气虚病变。而大失血的患者,气亦随之发生大量地丧失,导致气的涣散不收,称为"气随血脱"。

二、气与津液的关系

气与津液的关系与气与血的关系相近。

1. 气能生津　气是津液生成的动力,津液的生成依赖于脾胃化生的水谷精气。故脾胃之气健旺,则津液化生有源。脾失健运,则津液不足,临床上可见气津两伤之证。

2. 气能行津　气是津液在体内正常输布、运行的动力,津液的输布、排泄等代谢活动离不开气的推动作用和升降出入的运动。津液由脾胃化生之后,经过脾、肺、肾及三焦之气的升降出入运动,推动津液输布到全身各处,以发挥其生理作用。通过代谢所产生的废液和人体多余的水分,又转化为汗、尿或水汽排出体外。而津液在体内输布转化及排泄的一系列过程都是通过气化来完成的。如若气虚,推动作用减弱,气化无力进行,或气机郁滞不畅,气化受阻,都可以引起津液的输布、排泄障碍,并形成痰、饮、水、湿等病理产物,病理上称为"气不行水"、"气不化水"。

3. 气能摄津　气的固摄作用可以防止体内津液无故地大量流失,气通过对津液排泄的有节控制,维持着体内津液量的相对恒定。

4. 津能生气　由饮食水谷化生的津液,通过脾脏的升清,上输于肺,再经肺之宣降,下输于肾和膀胱。津液在输布过程中受各脏腑阳气的蒸腾温煦,化生为气,以输布于脏腑、组织、形体、官窍,促进正常的生理活动。

5. 津能载气　津液是气运行的载体之一。在血脉之外,气的运行则依附于津液。当津液大量外泄时,可出现"气随津脱"的病证。

三、血和津液之间的关系

血和津液都由饮食的水谷精微所化生,都具有滋润濡养作用,两者之间可以相互资生,相互转化,这种关系称为"津血同源"。津液是血液化生的组成部分,脉中血液也可以渗出脉外而化为津液,以濡润脏腑组织和官窍,也可弥补脉外津液的不足。其中,津液可化为汗液排泄于外,故又有"血汗同源"之说。因此,失血的患者,临床不宜用汗、吐、下三法损伤津液。对于津液大亏的患者,亦不可用破血、逐血的峻剂。

35

本章小结

气是人体内活力很强,运行不息的极精微物质,气的生成与肾、脾、肺的生理功能密切相关。气的运动形式为升、降、出、入4种基本形式。气的生理功能主要有推动作用、温煦作用、防御作用、固摄作用和气化作用,5个功能密切配合,相互为用,维持人体正常的生命活动。血是循行于脉中而富有营养的红色液态物质,血的生成主要来源于水谷精微,还要通过营气和心肺的作用,血的功能主要是濡养和滋润。津液是人体一切正常水液的总称,包括各脏腑、形体、官窍的内在液体及其正常的分泌物。津液的生成、输布和排泄过程,是诸多脏腑相互协调、密切配合而完成的。其中,尤以脾、肺、肾三脏的综合调节为首要。津液的生理功能主要有滋润、濡养的功能。气血关系为气为血之帅,血为气之母;气与津液的关系与气与血的关系相近。血和津液的关系为津血同源。

思考题

1. 人体之气是怎样生成的?
2. 元气的概念、生成、分布和功能是什么?
3. 营气与卫气有何区别和联系?
4. 血是怎样生成的? 血液的正常运行与哪些脏腑的功能密切相关? 试述之。
5. 津与液有何区别? 试述与津液的生成、输布、排泄有关的脏腑功能。
6. 气与津液的关系如何?

第六章 经络与腧穴

1) **掌握** 经络的概念和系统的组成；十二经脉的走向交接规律、分布规律、表里关系、流注次序；奇经八脉的概念、主要生理功能，督脉、任脉、冲脉、带脉的循行和基本功能；经络的生理功能。

2) **了解** 阴跷脉、阳跷脉、阴维脉、阳维脉的循行路线和基本功能；经别、别络、经筋、皮部的基本概念和功能；经络学说的临床应用。

第一节 经 络

一、概念

经络是指人体运行气血，联络脏腑，沟通内外，贯通上下的径路。经络是经脉和络脉的总称。"经"，有路径的含义，经脉贯通上下，沟通内外，是经络系统中的主干；"络"，有网络的含义，络脉是经脉的分支，纵横交错，遍布全身。

经络将人体脏腑组织器官联系成为一个有机的整体。人体通过经络运行气血，调节阴阳平衡，使各部的功能活动得以保持协调。针灸治疗时的辨证归经和循经取穴等，都以经络理论为依据。

经络学说阐述人体经络系统的循行分布、生理功能、病理变化及其与脏腑的相互关系。经络学说是中国古代医家在医疗实践过程中不断总结而逐渐形成的，包括对人体解剖和生理病理现象的观察，对针刺腧穴产生的针感传导现象的观察，以及对腧穴主治作用的归纳、分析等。经络学说在战国时代已基本形成。

二、经络系统的组成

经络系统由经脉和络脉组成。其中经脉包括十二经脉和奇经八脉，以及附属于十二经脉的十二经别、十二经筋、十二皮部；络脉有十五络、浮络、孙络等。其基本内容见图6-1。

1. 十二经脉

(1) 十二经脉的含义 十二经脉即手三阴经、手三阳经、足三阴经、足三阳经的总称。它们是经络系统的主体，故又称为"正经"、"十二正经"。

(2) 十二经脉的命名 十二经脉的名称是根据脏腑、手足、阴阳而定的(表6-1)。十二经脉分别隶属于十二脏腑，各经都用其所属脏腑的名称命名。五脏(及心包)属阴，与其对应的经均称为阴经；六腑属阳，与其对应的经均称为阳经。对五脏及心包而言，膈以上的肺、心包、心三阴经分属于手，膈以下的脾、肝、肾三阴经则分属于足；与各脏相表里的腑亦相应分属于手或足。六腑分属手、足并不是根据腑的部位上下，而是随其相表里的脏分属手或足，如肺经分属于手，肺与大肠相表里，大肠经亦

第二军医大学出版社

分属于手。阴经和阳经则又根据阴及阳的盛衰不同,分别称为太阴、少阴、厥阴及阳明、太阳、少阳。

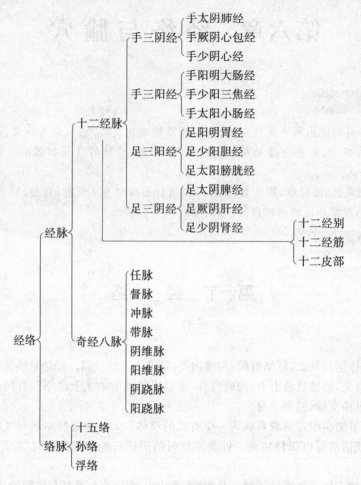

图 6-1 经络系统

表 6-1 十二经脉名称表

阴经	阳经
手太阴肺经	手阳明大肠经
手厥阴心包经	手少阳三焦经
手少阴心经	手太阳小肠经
足太阴脾经	足阳明胃经
足厥阴肝经	足少阳胆经
足少阴肾经	足太阳膀胱经

　（3）十二经脉的表里关系　十二经脉内属于脏腑,脏与腑有表里相合的关系,阴经和阳经亦有表里关系。即手太阴肺经与手阳明大肠经相表里;手厥阴心包经与手少阳三焦经相表里;手少阴心经与手太阳小肠经相表里;足太阴脾经与足阳明胃经相表里;足厥阴肝经与足少阳胆经相表里;足少阴肾经与足太阳膀胱经相表里。互为表里的经脉在生理上密切联系,病变时相互影响,治疗时相互为用。

Second Military Medical University Press

　　(4) 十二经脉在体表的分布规律　十二经脉左右对称地分布于头面、躯干和四肢。将上肢的掌侧即屈侧称为"内侧",背侧即伸侧称为"外侧",将下肢向正中线的一侧称为"内侧",远离正中线的一侧称为"外侧",下肢的后部称为"后侧",则六条阴经分布于四肢的内侧和胸腹,其中上肢的内侧是手三阴经,下肢的内侧是足三阴经;六条阳经分布于四肢的外侧和头面、躯干,其中上肢的外侧是手三阳经,下肢的外侧是足三阳经。将上下肢的内侧和外侧都分成前、中、后3个区线,手、足三阳经在四肢的排列是阳明在前、少阳在中、太阳在后。手三阴经在上肢的排列是太阴在前、厥阴在中、少阴在后。足三阴经在小腿下半部及足背,其排列是厥阴在前、太阴在中、少阴在后,至内踝上8寸处足厥阴经同足太阴经交叉后,循行在太阴与少阴之间,便成为太阴在前、厥阴在中、少阴在后。

　　六条阳经在头面部的分布如下:手足阳明经分布在面额部;手足少阳经分布在头侧部;足太阳经分布于头项部;手太阳经分布在面颊部。

　　(5) 气血在十二经脉中的循环流注　十二经脉逐经相传,构成了一个周而复始、如环无端的传注系统,气血由中焦脾胃化生后即通过经脉,内到脏腑器官,外达肌表,营养全身(图6-2)。

　　十二经脉的交接规律:①相表里的阴经与阳经多在四肢末端衔接。如手太阴肺经在示指与手阳明大肠经交接,手少阴心经在小指与手太阳小肠经交接,手厥阴心包经在环指与手少阳三焦经交接,足阳明胃经在足大趾与足太阴脾经交接,足太阳膀胱经从足小趾斜趋足心与足少阴肾经交接,足少阳胆经从足背斜趋足大趾丛毛处与足厥阴肝经交接。②阳经与阳经(指同名经)在头面部相接。如手阳明大肠经和足阳明胃经都通过鼻旁,手太阳小肠经与足太阳膀胱经在目内眦相接,手少阳三焦经和足少阳胆经在目外眦相接。③阴经与阴经在胸部交接。如足太阴脾经与手少阴心经交接于心中,足少阴肾经与手厥阴心包经交接于胸中,足厥阴肝经与手太阴肺经交接于肺中(图6-2)。

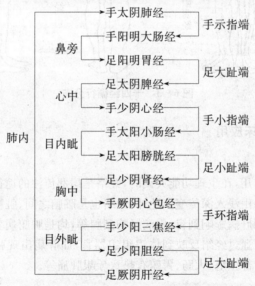

图6-2　十二经脉流注表

　　十二经脉的循行方向即是气血在十二经脉中的流注方向,可归纳为手三阴经从胸走手,手三阳经从手走头,足三阳经从头走足,足三阴经从足走腹(胸)。

　　2. 奇经八脉　是督脉、任脉、冲脉、带脉、阴维脉、阳维脉、阴跷脉、阳跷脉的总称。它们与十二正经不同,既不直接隶属于脏腑,又无表里关系,故称"奇经"。

　　奇经八脉中的督脉从会阴行于腰背正中,上至头面;任脉从会阴行于胸腹正中,上抵颏部;冲脉从会阴夹任脉两旁上行,环绕口唇;带脉环行腰间一周;阴维脉起于小腿内侧,沿腿股内侧上

39

行,至咽喉与任脉会合;阳维脉起于足背外侧,沿腿膝外侧上行,至项后与督脉会合;阴跷脉起于足跟内侧,随足少阴经上行,至目内眦与阳跷脉会合;阳跷脉起于足跟外侧,伴足太阳经上行,至目内眦与阴跷脉会合。

奇经八脉交错地循行分布于十二经脉之间,起到加强十二经脉之间的联系和调节十二经脉气血的作用。

奇经八脉中的任脉和督脉各有其所属的腧穴,而冲脉、带脉、阴维脉、阳维脉、阴跷脉、阳跷脉则无所属腧穴。由于十二经脉均各有所属的腧穴,故任脉和督脉常与十二经脉合称为"十四经"。十四经是经络系统的主要部分,在临床上是针灸治疗和药物归经的基础。十四经循行分布见图6-3。

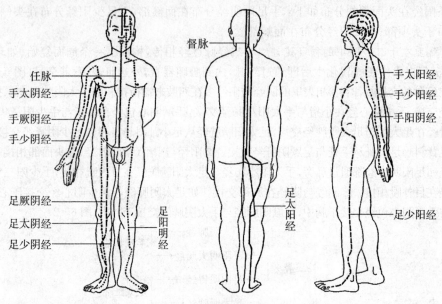

图6-3 十四经循行分布

三、经络学说的临床应用

（一）说明病理变化

经络有沟通内外的作用,在生理功能失调时,经络是病邪传注的途径。当体表受到病邪侵袭时,可通过经络由表及里,由浅入深传变。此外,经络也是脏腑之间、脏腑与体表组织器官之间病变相互影响的渠道。例如肝病影响到胃,胃病影响到脾等,均是脏腑病变通过经络传注而相互影响的结果。内脏病变又可通过经络反映到体表组织器官,如肝病出现胁痛、目赤肿痛,肾病出现腰痛、耳聋,心火上炎致舌部生疮,大肠、胃腑有热致牙龈肿痛等。

（二）指导辨证归经

由于经络有一定的循行部位,隶属于一定的脏腑,它可以反映所属脏腑的病证,因而在临床上,就可以根据疾病所出现的症状,结合经络循行的部位及所联系的脏腑,进行辨证归经。此外,在某些疾病过程中,常发现在经络循行通路上,或在某些穴位上,有明显的压痛、结节、条索状反应物和皮肤形态变化、皮肤温度与电阻改变等,这些也有助于对疾病的诊断。如心脏有病时常在心俞扪及压痛;长期消化不良的患者,有时可在脾俞见到异常变化。

（三）指导针灸治疗

针灸治疗是通过刺激腧穴,以疏通经气,调节脏腑气血的功能,从而达到治病的目的。针灸选穴,是在明确辨证的基础上,除选用局部腧穴外,通常以循经取穴为主,即某一经络或脏腑有病,便选用该经或该脏腑所属的经脉的远部腧穴来治疗。例如,胃痛循经远取足阳明胃经的足三里,胁痛循经远取足少阳胆经的阳陵泉和足厥阴肝经的太冲等。又如头痛,因前头痛与阳明经有关,可循经远取上肢手阳明大肠经的合谷治疗。

第二节 腧 穴

一、腧穴概述

1. 概念 腧穴是人体脏腑经络之气输注于体表的特殊部位,俗称穴位。"腧"通"输",有转输、输注的含义,"穴"即孔隙的意思。腧穴是人们在长期的医疗实践中陆续发现,并逐步积累起来的。腧穴既是疾病的反应点,又是针灸的施术部位。在临床上要正确地运用针灸治疗疾病,必须掌握好腧穴的定位、归经、主治等基本知识。

2. 分类 腧穴分为十四经穴、经外奇穴和阿是穴 3 类。

(1) 十四经穴 简称"经穴",是指归属于十二经脉和任脉、督脉的腧穴。它们有固定的名称、固定的位置和归经,且有主治本经病证的共同作用,是腧穴的主要部分。经穴分别归属于各条经脉,而经脉又隶属于一定的脏腑,故腧穴、经脉和脏腑之间形成了不可分割的联系。

(2) 经外奇穴 简称"奇穴",是指既有一定的名称,又有明确的位置,但未列入十四经系统的腧穴。这些腧穴对某些病证具有特殊的治疗作用。

(3) 阿是穴 又称"天应穴",即压痛点。阿是穴既无具体名称,又无固定位置,而是以压痛点或其他反应点作为针灸施术部位。阿是穴多位于病变处的附近,也可在离病变处较远的部位。

3. 腧穴的治疗作用 腧穴是针灸的刺激点。针刺、艾灸等对腧穴的刺激可以调节阴阳平衡,调和气血,调整脏腑功能。腧穴在治疗上的作用主要有以下 3 个方面。

(1) 近治作用 这是一切腧穴所具有的共同特点。所有腧穴均能治疗该穴所在部位及邻近组织、器官的病证。如耳区的听宫、听会、耳门能治疗耳病,胃部的中脘能治疗胃病,膝关节附近的阳陵泉能治疗膝关节疼痛等。

(2) 远治作用 这是十四经腧穴主治的基本规律。在十四经腧穴中,尤其是十二经脉在四肢肘、膝关节以下的腧穴,不仅能治疗局部病证,而且还可治疗本经循行所及的远隔部位的脏腑、组织、器官的病证,有的甚至具有影响全身的作用。例如合谷,不仅能治疗手腕部病证,而且还能治疗颈部和头面部病证,同时还能治疗外感病的发热;足三里不仅能治疗下肢病证,而且能调整整个消化系统的功能。

(3) 特殊作用 针刺某些腧穴,对机体的不同状态,可起着双相的良性调节作用。例如腹泻时,针刺天枢能止泻;便秘时,针之又能通便。此外,腧穴的治疗作用还具有相对的特异性,如大椎退热,至阴矫正胎位等。

总之,十四经穴的主治作用,归纳起来大体是:经穴能治局部病,本经腧穴能治本经病,表里经腧穴能治互为表里的经脉、脏腑病。各经腧穴的主治既有其特殊性,又有其共同性。

4. 腧穴的定位方法 针灸治疗的效果与取穴位置是否正确有着密切的关系。为了取准腧穴,必须掌握定位方法。常用的定位方法有以下 4 种。

(1) 体表解剖标志定位法 指以人体解剖学的各种体表标志为依据来确定腧穴位置的方法,俗称自然标志定位法。体表解剖标志可分为固定的标志和活动的标志两种。固定的标志指由骨节和肌肉所形成的突起或凹陷、五官轮廓、发际、指(趾)甲、乳头、脐窝等。例如,于腓骨小头前下方定阳陵泉;三角肌尖端部定臂臑;眉头定攒竹;两眉之间定印堂。活动的标志指关节、肌肉、肌腱、皮肤随着活动而出现的空隙、凹陷、皱纹、尖端等。例如,听宫在耳屏与下颌关节之间,微张口呈凹陷处;曲池在屈肘 90°时,肘横纹外侧端凹陷处。

(2)"骨度"折量定位法　由于人体高矮胖瘦差异很大,描述腧穴定位时所涉及的长度和宽度的计量无法采用国际单位制,以绝对的标准值来描述,因此只能用等分折量的方法。"骨度"折量定位法就是一种等分折量的方法。"骨度"折量定位法是以体表骨节为主要标志,定出全身各部的分寸,进行折量,以确定腧穴位置的方法,又称骨度分寸定位法。具体方法:将人体的高度定为 75 等分寸,再将人体一定区段的长度和宽度,折合为一定的等份,一份即为"1 寸"。不论男女、老少、高矮、胖瘦均可按这一标准在其自身测量。常用的"骨度"折量寸见表 6-2 和图 6-4～图 6-6。

表 6-2　"骨度"折量寸表

部位	起止点	折量寸	度量法	说明
头面部	前发际正中→后发际正中	12	直寸	用于确定头部腧穴的纵向距离
	眉间(印堂)→前发际正中	3	直寸	用于确定前或后发际及其头部腧穴的纵向距离
	两额角发际(头维)之间	9	横寸	用于确定头前部腧穴的横向距离
	耳后两乳突(完骨)之间	9	横寸	用于确定头后部腧穴的横向距离
胸腹胁部	胸骨上窝(天突)→剑胸结合中点(岐骨)	9	直寸	用于确定胸部任脉穴的纵向距离
	剑胸结合中点(岐骨)→脐中	8	直寸	用于确定上腹部腧穴的纵向距离
	脐中→耻骨联合上缘(曲骨)	5	直寸	用于确定下腹部腧穴的纵向距离
	两乳头之间	8	横寸	用于确定胸腹部腧穴的横向距离
背腰部	肩胛骨内侧缘→后正中线	3	横寸	用于确定背腰部腧穴的横向距离
上肢部	腋前、后纹头→肘横纹(平尺骨鹰嘴)	9	直寸	用于确定上臂部腧穴的纵向距离
	肘横纹(平尺骨鹰嘴)→腕掌(背)侧远端横纹	12	直寸	用于确定前臂部腧穴的纵向距离
下肢部	耻骨联合上缘→髌底	18	直寸	用于确定大腿部腧穴的纵向距离
	髌底→髌尖	2	直寸	
	髌尖(膝中)→内踝尖	15	直寸	用于确定小腿内侧部腧穴的纵向距离(胫骨内侧髁下方阴陵泉→内踝尖为 13 寸)
	股骨大转子→腘横纹(平髌尖)	19	直寸	用于确定大腿前外侧部腧穴的纵向距离
	臀沟→腘横纹	14	直寸	用于确定大腿后部腧穴的纵向距离
	腘横纹(平髌尖)→外踝尖	16	直寸	用于确定小腿外侧部腧穴的纵向距离
	内踝尖→足底	3	直寸	用于确定足内侧部腧穴的纵向距离

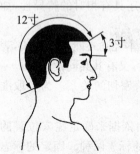

实际应用时,常按取穴部位骨度的全长,用手指划分为若干等份。如取内关穴,可将腕掌侧横纹至肘横纹的 12 寸划分为 2 个等份,再将近腕的 1 等份又划分为 3 等份,这样,腕上 2 寸的内关便可迅速而准确地定位。

图 6-4　头部"骨度"折量寸

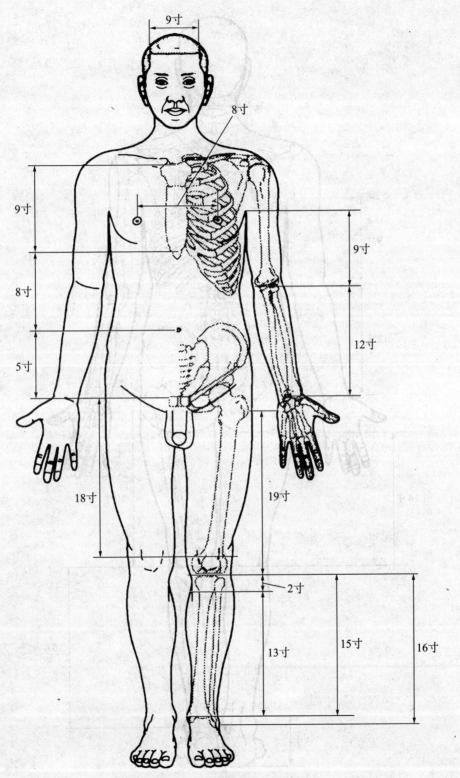

图 6 - 5　人体前面"骨度"折量寸

第二军医大学出版社

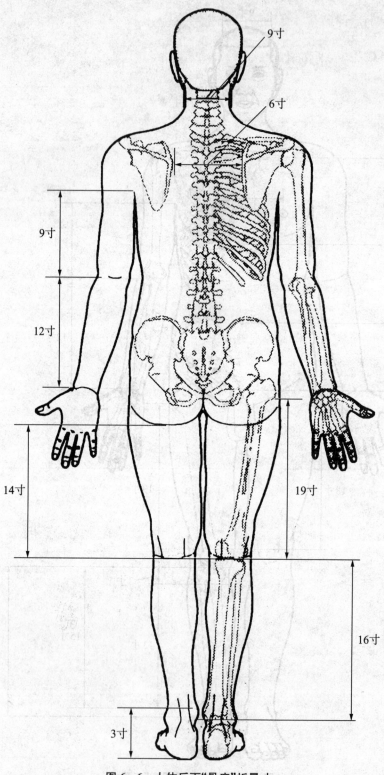

图 6 - 6 人体后面"骨度"折量寸

Second Military Medical University Press

（3）"指寸"定位法　指依据患者本人手指所规定的分寸来量取腧穴的定位方法，又称为"手指同身寸取穴法"。因各人手指的长度和宽度与其他部位有着一定的比例，所以可用患者本人的手指来测量定穴，医生或根据患者的高矮胖瘦作出伸缩，也可用自己的手指来测定患者的穴位。本法常用的有以下 3 种：①中指同身寸：以患者的中指中节桡侧两端纹头（拇、中指屈曲成环形）之间的距离作为 1 寸（图 6-7）；②拇指同身寸：以患者拇指指间关节的宽度作为 1 寸（图 6-8）；③横指同身寸：又名"一夫法"，令患者将示指、中指、环指和小指并拢，以中指中节横纹处为准，四指的宽度作为 3 寸（图 6-9）。

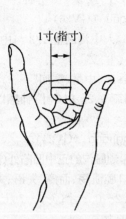
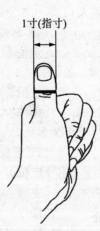
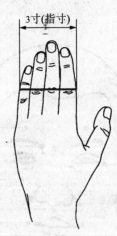

图 6-7　中指同身寸　　　　图 6-8　拇指同身寸　　　　图 6-9　横指同身寸

（4）简便取穴法　是临床上一种简便易行的方法。如立正姿势，垂臂中指端取风市；两手虎口自然平直交叉，在示指端到达处取列缺等。

在具体取穴时，应当利用体表各种解剖标志，在骨度折量定位法的基础上，结合被取穴对象自身的手指进行比量，以确定腧穴的位置。如脐中旁开 2 寸定天枢；足内踝尖上 3 寸，胫骨内侧缘后方定三阴交。

二、常用腧穴

历代中医古籍中记载的腧穴数目略有差异。中国国家标准《腧穴名称与定位》（GB/T 12346—2006）规定了 362 个经穴和 46 个经外奇穴的名称和定位。以下仅简要介绍常用腧穴的名称、定位、主治和操作，其中腧穴的名称包含 3 个要素：汉字腧穴名、汉语拼音腧穴名以及国际上通用的腧穴英文字母数字编号。

（一）头颈部腧穴

（1）百会　Bǎihuì（GV20）

［定位］　在头部，前发际正中直上 5 寸。在前、后发际正中连线的中点向前 1 寸凹陷中，或折耳，两耳尖向上连线之中点（图 6-10）。

［主治］　头痛、眩晕、卒中失语、癫狂、脱肛、昏厥、高血压病、失眠、健忘、耳鸣、耳聋。

［操作］　横刺向前或向后，进针 0.5～1 寸；灸 3～5 壮，或 5～10 分钟；针感以局部沉胀居多，也有麻胀感。

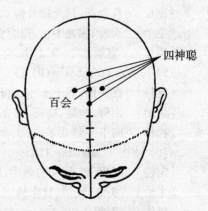

图 6-10　百会、四神聪

45

(2) 四神聪　Sìshéncōng　(EX-HN1)

[定位]　在头部,百会前后左右各旁开1寸,共4穴(图6-10)。

[主治]　头痛、眩晕、失眠、健忘、癫痫。

[操作]　向百会横刺0.3～0.5寸。

(3) 印堂　Yìntáng　(GV29)

[定位]　在头部,两眉毛内侧端中间的凹陷中(图6-11)。

[主治]　头痛、眩晕、鼻炎、失眠、眼病、高血压病、三叉神经痛。

[操作]　捏起皮肤进针,从上向下刺入0.3～0.5寸;灸3～5壮,或5～10分钟。

(4) 水沟　Shuǐgōu　(GV26)

[定位]　在面部,人中沟的上1/3与中1/3交点处(图6-11)。

[主治]　休克、昏迷、中暑、癫痫。

[操作]　向上斜刺0.2～0.3寸;针感以局部胀、沉为多见。

(5) 承浆　Chéngjiāng　(CV24)

[定位]　在面部,颏唇沟的正中凹陷处(图6-11)。

[主治]　牙痛、口腔溃疡、面瘫、失语、癫痫。

[操作]　直刺0.2～0.3寸;灸3～7壮,或5～20分钟;针感以局部酸胀为主。

(6) 口禾髎　Kǒuhéliáo　(LI19)

[定位]　在面部,横平人中沟上1/3与下2/3交点,鼻孔外缘直下。水沟旁开0.5寸(图6-11)。

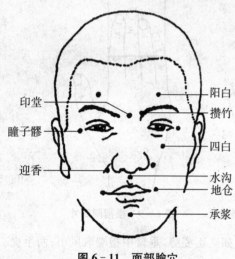

图6-11　面部腧穴

[主治]　面瘫、鼻炎、鼻塞不通、鼻衄。

[操作]　斜刺0.2～0.3寸;灸2分钟,禁艾炷灸;针感以局部胀痛居多。

(7) 迎香　Yíngxiāng　(LI20)

[定位]　在面部,鼻翼外缘中点旁,鼻唇沟中(图6-11)。

[主治]　面瘫、鼻炎、副鼻窦炎、鼻塞不通、鼻衄。

[操作]　向上刺向鼻根,进针0.3～0.5寸;针感以局部胀痛居多。

(8) 瞳子髎　Tóngzǐliáo　(GB1)

[定位]　在面部,目外眦外侧0.5寸凹陷中(图6-11)。

[主治]　头痛、屈光不正、角膜白斑、角膜炎、视神经萎缩、三叉神经痛。

[操作]　直刺0.2～0.4寸;灸2～3壮,或5～10分钟。

(9) 阳白　Yángbái　(GB14)

[定位]　在头部,眉上1寸,瞳孔直上(图6-11)。

[主治]　面瘫、额痛、夜盲、青光眼。

[操作]　向下平刺0.3～0.5寸;灸2～3壮,或5～10分钟。

(10) 攒竹　Cuánzhú　(BL2)

[定位]　在面部,眉头凹陷中,额切迹处(图6-11)。

[主治]　头痛、流泪、目赤肿痛、眼睑跳动、近视、面瘫。

[操作]　平刺0.5～0.8寸;禁灸。

(11) 四白 Sìbái (ST2)

[定位] 在面部,眶下孔处(图6-11)。

[主治] 面瘫、三叉神经痛、鼻炎、眼病等。

[操作] 直刺0.2~0.3寸。

(12) 地仓 Dìcāng (ST4)

[定位] 在面部,口角旁开0.4寸(指寸)。即口角旁,在鼻唇沟或鼻唇沟延长线上(图6-11)。

[主治] 面瘫、流涎、三叉神经痛。

[操作] 针尖向颊车方向横刺0.5~1.5寸;灸3~7壮,或5~10分钟。

(13) 太阳 Tàiyáng (EX-HN5)

[定位] 在头部,眉梢与目外眦之间,向后约一横指的凹陷中(图6-12)。

[主治] 头痛、头晕、三叉神经痛、眼病、神经症。

[操作] 直刺0.2~0.3寸。

(14) 下关 Xiàguān (ST7)

[定位] 在面部,颧弓下缘中央与下颌切迹之间凹陷中(图6-12)。

[主治] 面瘫、三叉神经痛、牙痛、耳鸣、耳聋、中耳炎、颞颌关节炎。

[操作] 直刺0.3~0.5寸;灸3~7壮,或5~10分钟。

(15) 颊车 Jiáchē (ST6)

[定位] 在面部,下颌角前上方一横指(中指)。沿下颌角角平分线上一横指,闭口咬紧牙时咬肌隆起,放松时按之有凹陷处(图6-12)。

[主治] 牙痛、面瘫、牙关紧闭、面肌痉挛、疟腮、三叉神经痛。

[操作] 直刺0.3~0.5寸,或向地仓方向斜刺1~1.5寸;灸3~7壮,或10~20分钟。

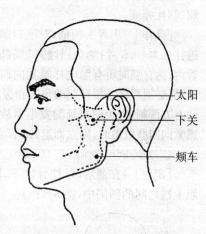

图6-12 太阳、下关、颊车

(16) 耳门 Ěrmén (TE21)

[定位] 在耳区,耳屏上切迹与下颌骨髁突之间的凹陷中。微张口,耳屏上切迹前的凹陷中,听宫直上(图6-13)。

[主治] 耳聋、耳鸣、中耳炎、牙痛。

[操作] 张口,直刺0.3~0.5寸。

(17) 听宫 Tīnggōng (SI19)

[定位] 在面部,耳屏正中与下颌骨髁突之间的凹陷中。微张口,耳屏正中前缘凹陷中,在耳门与听会之间(图6-13)。

[主治] 同耳门。

[操作] 张口,直刺0.5~1寸;灸2~3壮,或5~10分钟;针感以胀感居多,并可放散至耳内。

(18) 听会 Tīnghuì (GB2)

[定位] 在面部,耳屏间切迹与下颌骨髁突之间的凹陷中。张口,耳屏间切迹前方的凹陷中,听宫直下(图6-13)。

[主治] 同耳门。

[操作] 张口,直刺0.3~0.5寸;灸3~5壮,或5~10分钟。

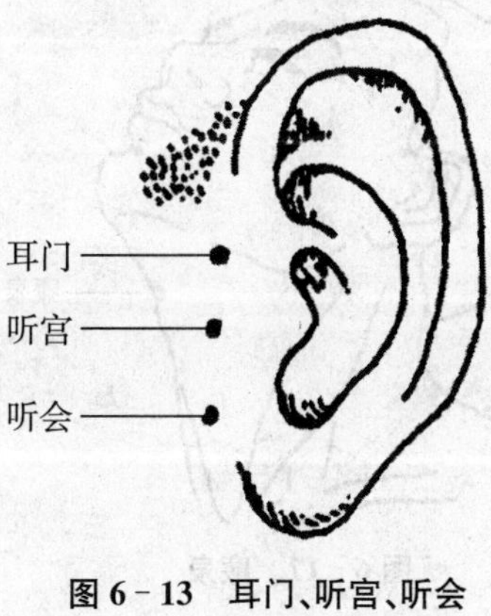

图6-13 耳门、听宫、听会

耳门
听宫
听会

47

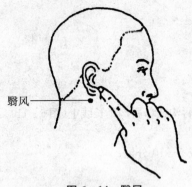

图 6-14　翳风

[主治]　聋哑、舌强不语、后头痛、项强、精神分裂症、癫痫、脑性瘫痪。

[操作]　患者头稍低,对准口部,直刺或向下斜刺,缓慢进针 0.3～0.5 寸;禁灸;针感以局部胀、沉居多,如深刺入椎管内,达脊髓时可有触电样感觉向四肢放散。因为深部接近延髓,必须严格掌握针刺的角度和深度。不宜过深,更不宜斜向上方深刺,以免刺伤延髓发生事故。如果患者出现触电样感觉向四肢放散时,则立即退针,不可行提插捻转手法。

(21) 风池　Fēngchí　(GB20)

[定位]　在颈后区,枕骨之下,胸锁乳突肌上端与斜方肌上端之间的凹陷中(图 6-15)。

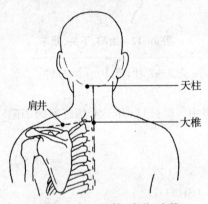

图 6-16　天柱、肩井、大椎

(23) 廉泉　Liánquán　(CV23)

[定位]　在颈前区,喉结上方,舌骨上缘凹陷中,前正中线上(图 6-17)。

[主治]　失语、舌强、舌肌麻痹、流涎、咳嗽、哮喘、聋哑。

[操作]　向舌根方向针刺 0.3～0.5 寸;针感以舌根麻胀为主。

(19) 翳风　Yìfēng　(TE17)

[定位]　在颈部,耳垂后方,乳突下端前方凹陷中(图6-14)。

[主治]　耳聋、耳鸣、中耳炎、面瘫、腮腺炎、下颌痛、牙痛、口吃。

[操作]　直刺 0.5～1 寸;灸 3～5 壮,或 5～10 分钟;针感以局部酸胀感居多,有时向咽部或耳内放散。

(20) 哑门　Yǎmén　(GV15)

[定位]　在颈后区,第 2 颈椎棘突上际凹陷中,后正中线上。后发际正中直上 0.5 寸(图 6-15)。

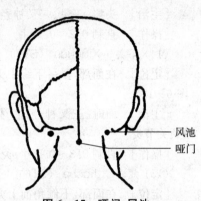

图 6-15　哑门、风池

[主治]　感冒、头晕、头痛、项强痛、高血压病、耳鸣、耳聋、癫痫、卒中、热病、荨麻疹、神经症。

[操作]　针尖向鼻尖方向刺 0.5～1 寸;灸 3～7 壮,或 5～10 分钟。针感以胀、麻为主,并可向上放散至头顶,或同侧额部或眼球。

(22) 天柱　Tiānzhù　(BL10)

[定位]　在颈后区,横平第 2 颈椎棘突上际,斜方肌外缘凹陷中(图 6-16)。

[主治]　落枕、肩背痛、头痛、记忆减退。

[操作]　直 刺 0.3～0.5 寸;灸 5～10 壮,或 10～20 分钟。

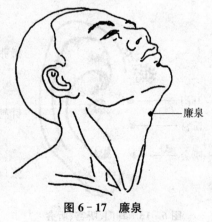

图 6-17　廉泉

（二）胸腹部腧穴

（1）中脘　Zhōngwǎn（CV12）

［定位］　在上腹部，脐中上4寸，前正中线上。剑胸结合与脐中连线的中点处（图6-18）。

［主治］　胃痛、胃下垂、呕吐、呃逆、腹胀、消化不良。

［操作］　直刺0.5～0.8寸；灸5～10壮，或10～30分钟；多出现胀、麻或热感，沿任脉向上、下放散，或向下外方放散。

（2）神阙　Shénquè（CV8）

［定位］　在脐区，脐中央（图6-18）。

［主治］　腹痛、腹泻、水肿、脱肛、虚脱。

［操作］　禁针，多用艾条灸或艾炷隔盐灸；灸5～10壮，或10～30分钟。

（3）气海　Qìhǎi（CV6）

［定位］　在下腹部，脐中下1.5寸，前正中线上（图6-18）。

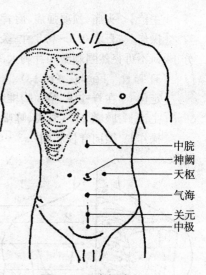

图6-18　腹部腧穴

［主治］　腹胀、腹泻、便秘、月经不调、痛经、遗尿、遗精、阳痿、虚劳、失眠。

［操作］　直刺0.5～1寸；灸5～10壮，或10～30分钟；多为胀感，沿任脉向下放散至外生殖器，或向上、向下外方放散。

（4）关元　Guānyuán（CV4）

［定位］　在下腹部，脐中下3寸，前正中线上（图6-18）。

［主治］　腹泻、遗尿、尿频、尿潴留、遗精、阳痿、功能性子宫出血、月经不调、痛经、子宫脱垂、脱肛、神经症。

［操作］　直刺0.5～1.2寸；针前宜令患者排尿，孕妇不宜针；灸5～10壮，或10～30分钟；多为胀麻感，沿任脉向下放散至会阴部和外生殖器，亦可向上或向外方放散。

（5）中极　Zhōngjí（CV3）

［定位］　在下腹部，脐中下4寸，前正中线上（图6-18）。

［主治］　遗尿、尿失禁、尿潴留、遗精、阳痿、月经不调、白带过多、痛经。

［操作］　直刺0.5～1寸；针前宜令患者排尿，孕妇不宜针；灸5～10壮，或10～30分钟；多为酸胀感，沿任脉向下放散至外阴部和生殖器。

（6）天枢　Tiānshū（ST25）

［定位］　在腹部，横平脐中，前正中线旁开2寸（图6-18）。

［主治］　急慢性胃肠炎、痢疾、便秘、肠麻痹、小儿单纯性消化不良、阑尾炎。

［操作］　直刺0.5～1寸；灸5～10壮，或10～50分钟。

（三）腰背部腧穴

（1）大椎　Dàzhuī（GV14）

［定位］　在脊柱区，第7颈椎棘突下凹陷中，后正中线上（图6-16）。

［主治］　头痛、颈项强痛、肩背痛、发热、癫痫、疟疾。

［操作］　直刺0.3～1寸；灸3～7壮，或10～30分钟；针感为局部酸胀或热或凉感，向下、向上或向两肩部放散。

（2）肩井　Jiānjǐng（GB21）

［定位］　在肩胛区，第7颈椎棘突与肩峰最外侧点连线的中点（图6-16）。

第二军医大学出版社

［主治］　头痛、颈项强痛、肩背痛、颈淋巴结结核、乳腺炎。

［操作］　直刺 0.3～0.5 寸；灸 3～7 壮，或 10～30 分钟；本穴适对胸内之肺尖，针刺时应十分小心，不可突然强刺激和针刺太深，以免发生气胸。

（3）肺俞　Fèishū（BL13）

［定位］　在脊柱区，第 3 胸椎棘突下，后正中线旁开 1.5 寸（图 6-19）。

［主治］　咳嗽、支气管炎、哮喘、肺结核、背痛、皮肤瘙痒。

［操作］　微向脊柱斜刺 0.3～0.8 寸；灸 5～10 壮，或 10～30 分钟；针感为胀、麻并向下外方放散。

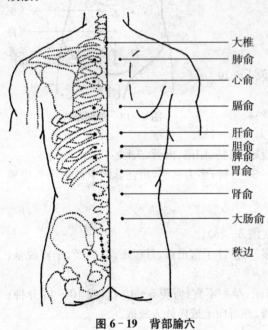

图 6-19　背部腧穴

大椎
肺俞
心俞
膈俞
肝俞
胆俞
脾俞
胃俞
肾俞
大肠俞
秩边

（4）心俞　Xīnshū（BL15）

［定位］　在脊柱区，第 5 胸椎棘突下，后正中线旁开 1.5 寸（图 6-19）。

［主治］　心悸、失眠、神经症、冠心病、心绞痛、癫痫、背痛。

［操作］　微向脊柱斜刺 0.3～0.8 寸；灸 3～7 壮，或 10～30 分钟；针感为胀、麻感，可向前放散到心区。

（5）膈俞　Géshū（BL17）

［定位］　在脊柱区，第 7 胸椎棘突下，后正中线旁开 1.5 寸（图 6-19）。

［主治］　心痛、背痛、胃脘痛、呕吐、呃逆、咳嗽、吐血、盗汗、贫血。

［操作］　微向脊柱斜刺 0.3～0.8 寸；灸 3～8 壮，或 10～30 分钟。

（6）肝俞　Gānshū（BL18）

［定位］　在脊柱区，第 9 胸椎棘突下，后正中线旁开 1.5 寸（图 6-19）。

［主治］　肝病、脊背痛、眼病、癫痫、头痛、眩晕、神经症。

［操作］　微向脊柱斜刺 0.3～0.8 寸；灸 3～9 壮，或 10～30 分钟；针感为胀、麻感，常向下或沿肋骨向前胸部放散。

（7）胆俞　Dǎnshū（BL19）

［定位］　在脊柱区，第 10 胸椎棘突下，后正中线旁开 1.5 寸（图 6-19）。

［主治］　胁痛、呕吐、黄疸。

［操作］　同"肝俞"。

（8）脾俞　Píshū（BL20）

［定位］　在脊柱区，第 11 胸椎棘突下，后正中线旁开 1.5 寸（图 6-19）。

［主治］　腹痛、腹胀、呕吐、腹泻、胃痛、消化不良、糖尿病、胃下垂。

［操作］　微向脊柱斜刺 0.3～0.8 寸；灸 3～9 壮，或 10～30 分钟；针感以胀、麻居多，可向下或沿肋骨向前放散。

（9）胃俞　Wèishū（BL21）

［定位］　在脊柱区，第 12 胸椎棘突下，后正中线旁开 1.5 寸（图 6-19）。

［主治］　胃痛、腹胀、消化不良、呕吐、胃下垂。

［操作］　直刺 0.5～1 寸,灸 3～7 壮,或 10～30 分钟;针感以胀、麻居多,可沿肋骨向前放散。

(10) 肾俞　Shènshū　(BL23)

［定位］　在脊柱区,第 2 腰椎棘突下,后正中线旁开 1.5 寸(图 6-19)。

［主治］　腰痛、肾炎、遗精、阳痿、月经不调、耳鸣。

［操作］　直刺 0.5～1 寸;灸 3～7 壮,或 10～30 分钟;针感以胀、麻居多,常向下外方放散,有时放散至臀部或下肢。

(11) 大肠俞　Dàchángshū　(BL25)

［定位］　在脊柱区,第 4 腰椎棘突下,后正中线旁开 1.5 寸(图 6-19)。

［主治］　肠道疾病、腰痛、痛经、坐骨神经痛。

［操作］　直刺 0.5～1 寸,灸 5～10 壮,或 10～30 分钟。

(12) 秩边　Zhìbiān　(BL54)

［定位］　在骶区,横平第 4 骶后孔,骶正中嵴旁开 3 寸(图 6-19)。

［主治］　腰腿痛、下肢瘫痪、痔疮。

［操作］　直刺 0.5～1.5 寸;灸 3～7 壮,或 10～30 分钟;针感以胀、麻居多,向下肢放散。

(13) 夹脊　Jiájǐ　(EX-B2)

［定位］　在脊柱区,第 1 胸椎至第 5 腰椎棘突下两侧,后正中线旁开 0.5 寸,一侧 17 穴(图 6-20)。

［主治］　上胸部的穴位治疗心肺、上肢疾病;下胸部的穴位治疗胃肠疾病;腰部的穴位治疗腰腹及下肢疾病。

［操作］　直刺 0.3～0.5 寸;灸 3～7 壮,或 10～30 分钟。根据病情,每次选其中的 2～4 穴。

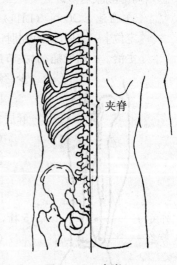

夹脊

图 6-20　夹脊

(四)上肢部腧穴

(1) 肩髃　Jiānyú　(LI15)

［定位］　在三角肌区,肩峰外侧缘前端与肱骨大结节两骨间凹陷中。曲臂外展,肩峰外侧缘前后端呈现两个凹陷,前一较深凹陷即本穴,后一凹陷为肩髎(图 6-21)。

［主治］　肩关节周围炎、上肢瘫痪。

［操作］　直刺或向下斜刺 0.5～1 寸;灸 3～7 壮,或 10～30 分钟;针感多为胀、麻,可放散至肘部。

(2) 肩髎　Jiānliáo　(TE14)

［定位］　在三角肌区,肩峰角与肱骨大结节两骨间凹陷中。曲臂外展时,肩峰外侧缘前后端呈现两个凹陷,前一较深凹陷为肩髃,后一凹陷即本穴。垂肩时,肩髃后约 1 寸(图 6-21)。

［主治］　肩关节周围炎、上肢瘫痪。

［操作］　直刺或向下斜刺 0.5～1 寸;灸 3～5 壮,或 10～20 分钟;针感以胀、麻居多,并常向肩部放散。

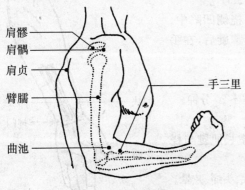

肩髎
肩髃
肩贞
臂臑
曲池
手三里

图 6-21　肩臂部腧穴

51

(3) 肩贞　Jiānzhēn（SI9）

［定位］　在肩胛区，肩关节后下方，腋后纹头直上1寸。臂内收时，腋后纹头直上1寸，三角肌后缘（图6-21）。

［主治］　肩臂疼痛、发热、耳鸣、耳聋。

［操作］　直刺0.5～1寸；灸2～3壮，或5～10分钟。

(4) 臂臑　Bìnào（LI14）

［定位］　在臂部，曲池上7寸，三角肌前缘处，在肩髃与曲池连线上（图6-21）。

［主治］　肩臂疼痛、发热、颈淋巴结结核。

［操作］　直刺0.3～0.5寸，如向上斜刺透肩髃可针1～1.5寸；灸3～5壮，或5～20分钟；针感以局部酸胀居多。

(5) 曲池　Qūchí（LI11）

［定位］　在肘区，90°屈肘，肘横纹外侧端外凹陷中；极度屈肘，肘横纹桡侧端凹陷中（图6-21）。

［主治］　前臂痛、肘关节痛、上肢瘫痪、麻木、高血压病、风疹、发热、腹痛吐泻、咽喉肿痛、乳少、颈淋巴结结核。

［操作］　直刺0.5～1寸；灸3～7壮，或10～30分钟；针感以胀、麻居多，常可放散至腕、手或肩。

(6) 手三里　Shǒusānlǐ（LI10）

［定位］　在前臂，肘横纹下2寸，桡骨茎突与曲池连线上（图6-21）。

［主治］　齿痛颊肿，肘臂疼痛、上肢瘫痪，腹痛、腹泻。

［操作］　直刺0.3～0.5寸，针刺时要注意避免刺伤桡神经；灸3～5壮，或10～20分钟。

(7) 外关　Wàiguān（TE5）

［定位］　在前臂后区，腕背侧远端横纹上2寸，尺骨与桡骨间隙中点（图6-22）。

［主治］　上肢麻木、瘫痪、耳鸣、耳聋、鼻衄、感冒、发热、头痛、胸胁痛、高血压病。

［操作］　直刺0.5～1寸；灸3～5壮，或10～20分钟；针感以胀、麻居多，并可放散至手指，向上放散至肘、肩。

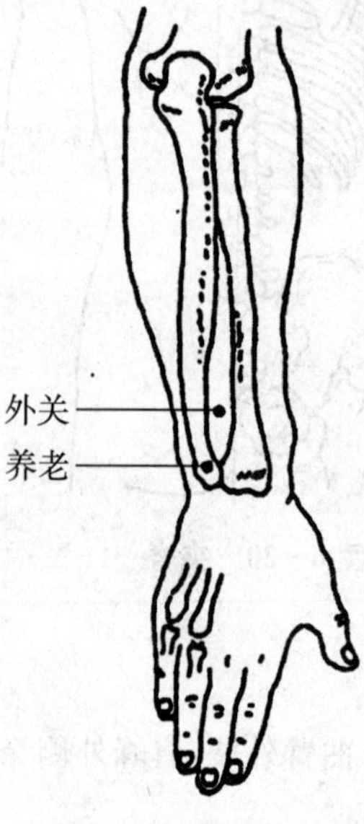

(8) 养老　Yǎnglǎo（SI6）

［定位］　在前臂后区，腕背横纹上1寸，尺骨头桡侧凹陷中。掌心向下，用一手指按在尺骨头的最高点上，然后手掌旋后，在手指滑入的骨缝中（图6-22）。

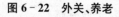

外关
养老

图6-22　外关、养老

［主治］　肩臂疼痛、目视不明、落枕、腰痛、呃逆。

［操作］　直刺或斜刺0.3～0.5寸；灸3～5壮，或10～20分钟。

(9) 内关　Nèiguān（PC6）

［定位］　在前臂前区，腕掌侧远端横纹上2寸，掌长肌腱与桡侧腕屈肌腱之间（图6-23）。

［主治］　心悸、心绞痛、胸痛、胃痛、呃逆、呕吐、失眠、头痛、眩晕。

［操作］　直刺0.5～1寸；灸3～5壮，或5～10分钟；针感以胀、麻居多，并可向上、下放散至手指或肘、腋等部位。

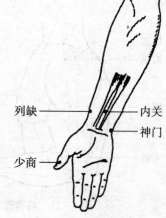

列缺
少商
内关
神门

图6-23　前臂部腧穴

（10）列缺　Lièquē　（LU7）

［定位］　在前臂，腕掌侧远端横纹上 1.5 寸，拇短伸肌腱与拇长展肌腱之间，拇长展肌腱沟的凹陷中。间便取穴法：两手虎口交叉，示指尖所指桡骨茎突上小凹窝处（图 6-23、6-24）。

［主治］　头痛、项强、咽喉痛、咳嗽、哮喘、腕部肿痛无力。

［操作］　斜刺，向肘关节方向进针 0.3～0.8 寸；灸 3～5 壮，或 5～10 分钟；针感以局部酸胀居多。

（11）神门　Shénmén　（HT7）

［定位］　在腕前区，腕掌侧远端横纹尺侧端，尺侧腕屈肌腱的桡侧缘（图 6-23）。

［主治］　失眠、心悸、神经症。

［操作］　直刺 0.2～0.4 寸；针感以胀、麻居多，并常向指端放散。

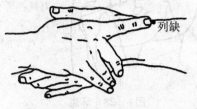

图 6-24　列缺

（12）少商　Shàoshāng　（LU11）

［定位］　在手指，拇指末节桡侧，指甲根角侧上方 0.1 寸（指寸）（图 6-23）。

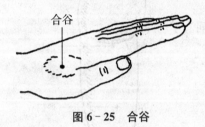

图 6-25　合谷

［主治］　咽喉肿痛、发热、呕吐、中暑、卒中昏迷、休克、癫痫。

［操作］　直刺 0.1～0.2 寸，或点刺出血；针感为局部疼痛感。

（13）合谷　Hégǔ　（LI4）

［定位］　在手背，第 2 掌骨桡侧的中点处（图 6-25）。

［主治］　一切头面诸疾和各种疼痛，如头痛、牙痛、咽喉痛、目赤肿痛、痛经，其他如感冒、多汗、无汗、吐泻、晕厥、难产、乳少、面神经麻痹、上肢关节疼痛、上肢瘫痪、荨麻疹等。

［操作］　直刺 0.5～1 寸；灸 3～5 壮，或 10～20 分钟；针感以胀、麻居多，向手指或肘、肩部放散，有的可传导至面部。

（14）后溪　Hòuxī　（SI3）

［定位］　在手内侧，第 5 掌指关节尺侧近端赤白肉际凹陷中。半握拳，第 5 指掌横纹尺侧端（图 6-26）。

［主治］　落枕、手指麻木、肋间神经痛、疟疾、癫痫、聋哑。

［操作］　直刺 0.5～1 寸；灸 3～5 壮，或 5～10 分钟；针感以胀麻居多，并可放散至手指。

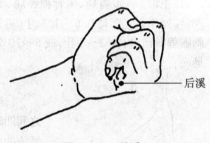

图 6-26　后溪

（15）四缝　Sìfèng　（EX-UE10）

［定位］　在手指，第 2～5 指掌面的近侧指间关节横纹的中央，一手 4 穴（图 6-27）。

［主治］　小儿疳积、小儿消化不良、营养不良、腹泻、胆道蛔虫症。

［操作］　点刺出血或从针孔中挤出少许黄白色透明样液体。

（16）十宣　Shíxuān　（EX-UE11）

［定位］　在手指，十指尖端，距指甲游离缘 0.1 寸（指寸），左右共 10 穴（6-27）。

［主治］　昏迷、休克、高热、咽喉肿痛、中暑、小儿惊厥、癫痫、癔病。

［操作］　点刺出血。

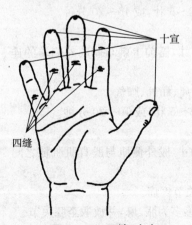

图 6-27　四缝、十宣

53

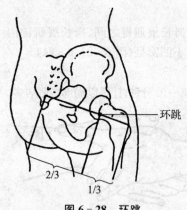

图 6-28 环跳

[操作] 直刺 1～1.5 寸;灸 3～5 壮,或 10～20 分钟;针感以胀、麻居多,向膝或脚放散。

（3）殷门 Yīnmén（BL37）

[定位] 在股后区,臀沟下 6 寸,股二头肌与半腱肌之间。于承扶与委中连线的中点上 1 寸处取穴(图 6-29)。

[主治] 坐骨神经痛、腰背痛、下肢瘫痪。

[操作] 直刺 0.5～1 寸;灸 3～5 壮,或 10～20 分钟。

（4）委中 Wěizhōng（BL40）

[定位] 在膝后区,腘横纹之中点(图 6-29)。

[主治] 腰背痛、坐骨神经痛、下肢瘫痪、热病、中暑。

[操作] 直刺 0.6～1.2 寸(避开腘动脉进针),或用三棱针点刺腘静脉出血;灸 3～5 壮,或 5～10 分钟;针感多为胀、麻,可放散至足底。

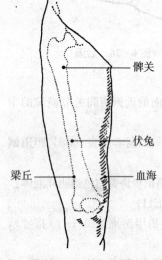

图 6-30 大腿前面腧穴

（五）下肢部腧穴

（1）环跳 Huántiào（GB30）

[定位] 在臀区,股骨大转子最凸点与骶管裂孔连线的外 1/3 与内 2/3 交点处。侧卧,伸下腿,上腿屈髋屈膝取穴(图 6-28)。

[主治] 坐骨神经痛、下肢瘫痪。

[操作] 直刺 1～2 寸;灸 5～10 壮,或 10～50 分钟;针刺时多出现麻、胀感,并沿经脉向下放散至足。

（2）承扶 Chéngfú（BL36）

[定位] 在股后区,臀沟的中点(图 6-29)。

[主治] 坐骨神经痛、腰背痛、下肢瘫痪、痔疮。

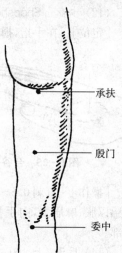

图 6-29 大腿后面腧穴

（5）髀关 Bìguān（ST31）

[定位] 在股前区,股直肌近端、缝匠肌与阔筋膜张肌 3 条肌肉之间凹陷中。约相当于髂前上棘、髌底外侧端连线与耻骨联合下缘水平线的交点处(图 6-30)。

[主治] 大腿前面病证(瘫痪、麻木、疼痛)。

[操作] 直刺 0.6～1 寸;灸 3～5 壮,或 10～20 分钟。

（6）伏兔 Fútù（ST32）

[定位] 在股前区,髌底上 6 寸,髂前上棘与髌底外侧端的连线上(图 6-30)。

[主治] 下肢瘫痪、膝关节疼痛、疝气、脚气。

[操作] 直刺 0.5～1 寸;灸 3～5 壮,或 10～20 分钟。

（7）梁丘 Liángqiū（ST34）

[定位] 在股前区,髌底上 2 寸,股外侧肌与股直肌肌腱之间(图 6-30)。

[主治] 胃痛、下肢瘫痪、膝关节疼痛。

[操作] 直刺 0.3～0.4 寸;灸 3～5 壮,或 10～30 分钟;针感多为胀、麻,并放散至膝关节。

54

（8）血海　Xuèhǎi　（SP10）

[定位]　在股前区，髌底内侧端上2寸，股内侧肌隆起处(图6-30)。

[主治]　月经不调、痛经、荨麻疹、膝关节疼痛、贫血。

[操作]　直刺0.5～0.8寸；灸3～5壮，或18～20分钟；针感为局部酸胀或放散至膝关节内。

（9）风市　Fēngshì　（GB31）

[定位]　在股部，直立垂手，掌心贴于大腿时，中指尖所指凹陷中，髂胫束后缘。稍屈膝，大腿稍内收提起，可显露髂胫束(图6-31)。

[主治]　下肢瘫痪、腰腿痛、股外侧皮神经炎。

[操作]　直刺0.5～1寸；灸5～7壮，或10～30分钟。

（10）内膝眼　Nèixīyǎn　（EX-LE4）

[定位]　在膝部，髌韧带内侧凹陷处的中央(图6-32)。

[主治]　膝关节痛。

[操作]　直刺0.3～0.5寸；灸3～5壮，或10～30分钟。

（11）犊鼻　Dúbí　（ST35）

[定位]　在膝前区，髌韧带外侧凹陷中。屈膝45°，髌骨外下方的凹陷中(图6-32)。

[主治]　膝痛、脚气。

[操作]　直刺0.3～0.5寸；灸3～5壮，或10～30分钟；针感为膝关节内胀、热感。

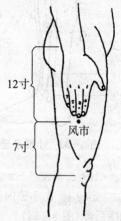

图6-31　风市

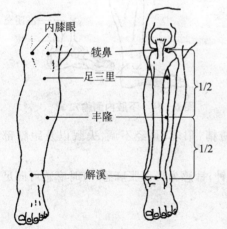

图6-32　小腿前面腧穴

[操作]　直刺0.5～1寸；灸5～10壮，或10～30分钟。

（12）足三里　Zúsānlǐ　（ST36）

[定位]　在小腿外侧，犊鼻下3寸，犊鼻与解溪连线上。在胫骨前肌上取穴(图6-32)。

[主治]　胃肠道病证如胃痛、呕吐、腹泻、阑尾炎，以及失眠，高血压病、休克、发热、下肢前面病证。此外，足三里有防病保健和强壮作用。

[操作]　直刺0.5～1.5寸；灸5～10壮，或10～50分钟；针感以胀、麻居多，并常沿经脉向下放散至足趾，向上放散至膝部或腹部。

（13）丰隆　Fēnglóng　（ST40）

[定位]　在小腿外侧，外踝尖上8寸，胫骨前嵴的外缘(图6-32)。

[主治]　咳嗽、痰多、下肢瘫痪、腹痛、腹泻、便秘、癫闭、阑尾炎、高血压病。

（14）解溪　Jiěxī　（ST41）

[定位]　在踝区，踝关节前面中央凹陷中，姆长伸肌腱与趾长伸肌腱之间。令足趾上跷，显现足背部两肌腱，穴在两腱之间，相当于内、外踝尖连线的中点处(图6-32)。

[主治]　踝关节痛、足下垂、卒中下肢瘫痪。

[操作]　直刺0.3～0.5寸；灸3～5壮，或10～20分钟。

（15）阳陵泉　Yánglíngquán　（GB34）

[定位]　在小腿外侧，腓骨头前下方凹陷中(图6-33)。

55

[主治] 膝关节痛、下肢瘫痪、肝炎、胆囊炎、胆道蛔虫症。

[操作] 直刺 0.6～1 寸;灸 3～7 壮,或 10～30 分钟;针感以胀、麻居多,并沿经脉向下放散至足。

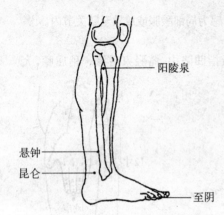

图 6-33 小腿及足外侧腧穴

(18) 三阴交 Sānyīnjiāo (SP6)

[定位] 在小腿内侧,内踝尖上 3 寸,胫骨内侧缘后际(图 6-34)。

[主治] 失眠、神经症、遗精、遗尿、尿潴留、腹泻、月经不调、痛经、偏瘫、湿疹、荨麻疹、高血压病。

[操作] 直刺 1～1.5 寸,孕妇禁针;灸 5～10 壮,或 10～30 分钟;针感为局部麻胀感,并常可向足底或向膝部放散。

(19) 太溪 Tàixī (KI3)

[定位] 在踝区,内踝尖与跟腱之间的凹陷中(图 6-34)。

[主治] 眩晕、耳鸣、牙痛、慢性腹泻、慢性腰痛、遗精、阳痿、月经不调、失眠以及跟腱部病证。

[操作] 直刺 0.3～0.5 寸;灸 3～5 壮,或 5～10 分钟;针感为局部胀麻感,有时麻感可向足底放散。

(20) 承山 Chéngshān (BL57)

[定位] 在小腿后区,腓肠肌两肌腹与肌腱交角处。伸直小腿或足跟上提时,腓肠肌肌腹下出现尖角凹陷中(即腓肠肌内、外侧头分开的地方,呈"人"字形沟)(图 6-35)。

[主治] 脱肛、痔疮、便秘、腓肠肌痉挛、腰腿痛、下肢瘫痪。

[操作] 直刺 0.5～1.5 寸;灸 3～7 壮,或 10～20 分钟;针感胀、麻至足。

(21) 昆仑 Kūnlún (BL60)

[定位] 在踝区,外踝尖与跟腱之间的凹陷中(图 6-33、6-35)。

[主治] 坐骨神经痛、下肢瘫痪、踝关节痛、难产、鼻衄、头痛。

[操作] 直刺 0.3～0.5 寸;灸 3～7 壮,或 10～20 分钟。

(22) 至阴 Zhìyīn (BL67)

[定位] 在足趾,小趾末节外侧,距甲根角侧后方 0.1 寸(指寸)(图 6-33)。

(16) 悬钟 Xuánzhōng (GB39)

[定位] 在小腿外侧,外踝尖上 3 寸,腓骨前缘(图 6-33)。

[主治] 下肢瘫痪、落枕。

[操作] 直刺 0.3～0.5 寸;灸 3～7 壮,或 10～20 分钟;针感以胀、麻居多,并放散至足。

(17) 阴陵泉 Yīnlíngquán (SP9)

[定位] 在小腿内侧,胫骨内侧髁下缘与胫骨内侧缘之间的凹陷中。用拇指沿胫骨内缘由下往上推,至拇指抵膝关节下时,胫骨向内上弯曲的凹陷中即本穴(图 6-34)。

[主治] 腹胀、腹痛、腹腔积液、尿潴留、水肿、下肢瘫痪、膝痛。

[操作] 直刺 0.3～0.5 寸;灸 3～5 壮,或 5～10 分钟;针感为局部酸胀,可向下放散。

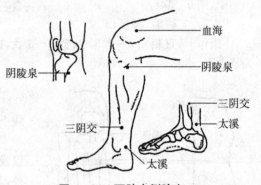

图 6-34 下肢内侧腧穴

[主治]　胎位不正、难产。

[操作]　孕妇禁针；灸3～5壮，或5～10分钟。

(23) 太冲　Tàichōng （LR3）

[定位]　在足背，第1、2跖骨间，跖骨底结合部前方凹陷中，或触及动脉搏动。从第1、2跖骨间向后推移至底部的凹陷中取穴(图6-36)。

[主治]　高血压病、头痛、头晕、失眠、肝炎、闭经、痛经。

[操作]　直刺0.3～0.5寸；灸3～5壮，或5～10分钟；针感为局部胀麻。

(24) 涌泉　Yǒngquán （KI1）

[定位]　在足底，屈足卷趾时足心最凹陷中。卧位或伸腿坐位，卷足，约当足底第2、3趾蹼缘与足跟连线的前1/3与后2/3交点凹陷中(图6-37)。

[主治]　头痛、头晕、昏厥、癫证、癃闭、高血压病。

[操作]　直刺0.3～0.8寸；灸3～5壮，或5～10分钟；针感为局部胀痛。

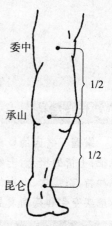

图6-35　小腿后面腧穴

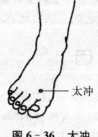

图6-36　太冲

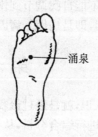

图6-37　涌泉

本章小结

经络是指人体运行气血，联络脏腑，沟通内外，贯通上下的径路。经络是经脉和络脉的总称。其中经脉包括十二经脉和奇经八脉，以及附属于十二经脉的十二经别、十二经筋、十二皮部；络脉有十五络、浮络、孙络等。十二经脉的循行方向即是气血在十二经脉中的流注方向，可归纳为手三阴经从胸走手，手三阳经从手走头，足三阳经从头走足，足三阴经从足走腹(胸)。奇经八脉是督脉、任脉、冲脉、带脉、阴维脉、阳维脉、阴跷脉、阳跷脉的总称。奇经八脉交错地循行分布于十二经脉之间，起到加强十二经脉之间的联系和调节十二经脉气血的作用。经络学说的临床应用表现在说明病理变化，指导辨证归经，指导针灸治疗。腧穴是人体脏腑经络之气输注于体表的特殊部位，俗称穴位。腧穴分为十四经穴、经外奇穴和阿是穴3类。腧穴是针灸的刺激点。针刺、艾灸等对腧穴的刺激可以调节阴阳平衡，调和气血，调整脏腑功能。腧穴在治疗上的作用主要有以下3个方面：近治作用，远治作用，特殊作用。简单介绍了常用腧穴的名称、定位、主治和操作。

思考题

1. 十二经脉的命名原则是什么？
2. 简述十二经脉的走向和交接规律。
3. 简述经络系统的组成。
4. 试述经络的基本生理功能。

57

第七章　病因病机

掌握　病因的概念及病因学说的特点；六淫的概念和共同致病特点，六淫各自的性质和致病特征；七情的概念，七情与内脏精气的关系，七情内伤的致病特点；饮食失宜、劳逸失度的致病规律和特点；痰饮、瘀血的基本概念、形成原因和致病特点；病机的基本概念及层次结构；邪正盛衰与虚实变化和疾病发展转归的关系。

教学内容

人体阴阳平衡是生理正常状态，人体阴阳失调是病理异常状态。当人体的生理动态平衡遭到某种原因破坏，而又不能自我调节到恢复正常状态时，就会发生病变。破坏人体生理动态平衡而导致疾病发生的原因，即是病因。病因作用于人体而引起病变的机制，就是病机。

第一节　病　因

中医学对病因的认识，就是通过诊察患者的各种症状和体征，结合发病时的自然环境、人的精神状态、饮食情况等进行综合分析，从而推求病因。此即通常所说的"审证求因"。因此，了解各种病因的性质与特点，主要在于掌握它们所致病证的相应临床表现。

关于病因的归类，主要是"三因"学说，它把病因分为内因、外因和不内外因。其中，六淫邪气致病为外因，情志所伤为内因，饮食、劳逸、房事、跌扑、金刃及虫兽所伤为不内外因。在疾病过程中，原因和结果相互作用，在某一病理阶段中是结果的，而在另一阶段则可成为新的致病因素，如痰饮、瘀血、结石等，又称为继发性病因。

一、外因

（一）六淫

六淫，即对风、寒、暑、湿、燥、火（热）6种外感病邪的统称。风、寒、暑、湿、燥、火（热），本是自然界6种不同的气候变化，六气的正常变化是万物生长变化的自然条件。当气候变化异常，或人体抵抗力下降时，六气才能侵害人体，引起人体发病的六气便成为六淫。

1. 六淫的共同致病特点

（1）外感性　六淫致病，其致病途径多从肌表、口鼻而入，或两者同时受邪。因其均自外界侵犯人体，故称外感致病因素，所致疾病即称为"外感病"。

（2）季节性　六淫致病常有明显的季节性。如春季多风病，夏季多暑病，长夏多湿病，秋季多燥病，冬季多寒病。

（3）地域性　六淫致病与生活、工作的区域环境密切相关。如西北多燥病、东北多寒病、江南多湿热为病；久居湿地、水上作业、触冒雾露等多湿病等。

（4）相兼性　六淫邪气既可单独伤人致病，又可两种以上同时侵犯人体而为病。如风热感冒、暑湿感冒、湿热泄泻、风寒湿痹等。

2. 六淫各自的性质和致病特征 风、寒、暑、湿、燥、火各自的性质和致病特征,主要是运用类比和演绎的思维方法,即以自然界之气象、物象与人体临床表现相类比,经过反复临床实践的验证,不断推演、归纳、总结出来的。从临床实践来看,六淫致病除了气候因素外,还包括了生物(如细菌、病毒)等多种致病因素。

(1) 风邪

1) 风为阳邪,轻扬开泄,易袭阳位:风邪善动不居,具有升发、向上、向外的特性,故属于阳邪。其性开泄,指风邪易使腠理疏泄开张而汗出。风邪易袭阳位,是指风邪常伤及人体的上部(头、面)、阳经和肌表,出现头痛、汗出、恶风等症。

2) 风性善行而数变:"善行",指风性善动不居,游移不定。风本为气之剧烈运动,故其致病也多具有病位游移、行无定处的特征。如痹证见游走性关节疼痛,痛无定处。"数变",指风邪致病变幻无常,发病迅速。如风疹块(荨麻疹)就表现为皮肤瘙痒时作,疹块发无定处,此起彼伏,时隐时现等特征。同时,以风邪为先导的外感病,一般发病急,传变也较快。如风中于头面,可突发口、眼㖞斜等。

3) 风性主动:"主动",指风邪致病具有动摇不定的特征。如风邪入侵,常现颜面肌肉抽掣,或眩晕、震颤、抽搐、颈项强直、角弓反张、两目上视等。

4) 风为百病之长:长者,始也,首也。风为百病之长,一是指风邪常兼他邪合而伤人,为外邪致病的先导。因风性开泄,凡寒、湿、暑、燥、热诸邪,常依附于风而侵犯人体,从而形成外感风寒、风湿、风热、风燥等证。

(2) 寒邪 寒是冬季的主气,寒邪袭人,有伤寒与中寒之分。凡寒邪伤于肌表为"伤寒",而寒邪直中脏腑则为"中寒"。

1) 寒为阴邪,易伤阳气:寒为阴邪。寒邪侵入后,阴盛则阳衰,阳气受损,可致寒遏卫阳的实寒证,或阳气衰退的虚寒证。

2) 寒性凝滞:凝滞,即凝结阻滞。寒性凝滞,即指寒邪能使气血凝结阻滞,不能通畅流行,往往发生疼痛,即所谓"不通则痛"。故疼痛是寒邪致病的重要临床表现。

3) 寒性收引:"收引",有收缩牵引之意。寒性收引,即指寒邪侵袭人体,可使气机收敛,腠理、经络、筋脉收缩而挛急。

(3) 湿邪

1) 湿为阴邪,易损伤阳气,阻遏气机:湿为重浊有质之邪,与水同类,故属阴邪。阴邪侵入,易伤阳气,尤其是脾阳。脾阳为湿邪所伤,则使水湿不运,发生水肿、泄泻等证。

2) 湿性重浊:"重",即沉重、重着,指湿邪致病,出现以沉重感为特征的临床表现,如头身困重、四肢酸楚沉重等。"浊",即秽浊不清,指湿邪为患,易呈现分泌物和排泄物秽浊不清的现象。

3) 湿性黏滞:"黏",即黏腻;"滞",即停滞。湿邪致病,其黏腻停滞的特性主要表现在两个方面:一是症状的黏滞性。湿病证状多表现为黏滞而不爽,如排泄物和分泌物多滞涩不畅,痢疾的大便排泄不爽,淋证的小便滞涩不畅,以及口黏、口甘和舌苔厚滑黏腻等,皆为湿邪为病的常见症状;二是病程的缠绵性。表现为起病隐缓,病程较长,反复发作或缠绵难愈。

4) 湿性趋下,易袭阴位:湿为重浊有质之邪,类水属阴而有趋下之势,人体下部亦属阴,同类相求,故湿邪为病,多易伤及人体下部。

(4) 燥邪

1) 燥性干涩,易伤津液:燥邪为干涩之病邪,侵犯人体,最易损伤津液,出现各种干燥、涩滞的症状。

第二军医大学出版社

2) 燥易伤肺：肺为娇脏，喜润而恶燥。肺主气司呼吸，直接与自然界大气相通，且外合皮毛，开窍于鼻，燥邪多从口鼻而入，故最易损伤肺津，从而影响肺气之宣降，甚或燥伤肺络，出现干咳少痰，或痰黏难咯，或痰中带血，甚则喘息胸痛等。

(5) 火（热）邪　火与热同为阳邪，常混称。但火与热又有区别：热多外感，火自内生；火的热象较为明显，且多表现上炎的特征。

1) 火热为阳邪，其性上炎：火热之性燔灼、升腾，故为阳邪。阳邪侵入，致人体阳气病理性偏亢，故发为实热性病证，临床多见高热、恶热、烦渴、汗出、脉洪数等症。火性趋上，火热之邪易侵害人体上部，故火热病证，多发生在人体上部，尤以头、面部为多见。

2) 火热易扰心神：火热与心相通应，故火热之邪入于营血，尤易影响心神。轻者，心神不宁而心烦、失眠；重者，可扰乱心神，出现狂躁不安、神昏或谵语等症。

3) 火热易伤津耗气：火热之邪侵入，热淫于内，一方面迫津外泄，致气随津泄而津亏气耗；另一方面则直接消灼煎熬津液，耗伤人体的阴气，即所谓热盛伤阴。

4) 火热易生风动血："生风"，是指火热之邪侵犯人体，燔灼肝经，耗劫津液，筋脉失养失润，易引起肝风内动的病证，称为"热极生风"。临床表现为高热神昏、四肢抽搐、两目上视、角弓反张等。"动血"，指火热入于血脉，易迫血妄行，引起各种出血证。

5) 火邪易致疮痈：火邪入于血分，可聚于局部，腐蚀血肉，发为痈肿疮疡。由火毒壅聚所致之痈疡，其临床表现以疮疡局部红肿热痛为特征。

(6) 暑邪　暑是夏季的主气，乃火热之气所化。其发病独见于夏令，所以有"先夏至日为病温，后夏志日为病暑"的说法。

1) 暑为阳邪，其性炎热：暑为盛夏火热之气所化，火热属阳，故暑邪为阳邪。暑邪伤人多表现为一系列阳热症状，如高热、心烦、面赤、脉洪大等。

2) 暑性升散，易伤津耗气：暑邪侵犯人体，可致腠理开泄而多汗。汗出过多则津伤，同时气也随之耗损。

暑季气候炎热，且常多雨而潮湿，热蒸湿动，水气弥漫，故暑邪致病，多挟湿邪为患。其临床表现除发热、烦渴等暑热症状外，常兼见身热不扬、四肢困倦、胸闷呕恶、大便溏泄不爽等湿滞症状。

二、内因

(一) 七情内伤

七情是指喜、怒、忧、思、悲、恐、惊七种正常的情志活动，是人体的生理和心理活动对外界环境刺激在情志方面的应答反应。当突然的、强烈的或持久的情志刺激超越了人体的生理和心理适应能力，或在人体正气虚弱的情况下，可导致机体的阴阳气血失调，脏腑经络气机紊乱及功能活动失常而致病，称之为"七情内伤"。

七情内伤的致病特点如下。

(1) 直接伤及内脏　七情是机体对内外环境变化所产生的心理反应，以脏腑气血为物质基础。因此，七情过激致病，可直接伤及内脏。七情分属五脏，七情反应太过与不及则可损伤相应之脏。如过喜则伤心，过怒则伤肝，过度思虑则伤脾，过悲则伤肺，过恐则伤肾。七情内伤，既可单一情志伤人，又可两种以上情志交织伤人。数情交织致病，可损伤一个或多个脏腑。

(2) 影响脏腑气机　脏腑之气的运动变化，在情志活动产生中发挥着重要作用。病理上，异常的情志活动直接会影响脏腑气机，导致脏腑气机升降失常而出现相应的临床表现。如怒则气上，喜则气缓，悲则气消，恐则气下，惊则气乱，思则气结。

(3)影响病情变化 七情变化对病情具有两方面的影响:一是有利于疾病康复。情绪积极乐观,七情反应适当,有利于病情的好转乃至痊愈。二是加重病情。情绪消沉,悲观失望或七情异常波动,可使病情加重或恶化。

(二)饮食劳逸

1. 饮食失宜 是人类赖以生存和保持健康的基本条件,但同时又要有一定的节制。如果饮食失宜,可成为病因而影响人体的生理功能,导致脏腑功能失调或正气损伤而发病。

(1)饮食不节 良好的饮食行为,应有定时、适度为宜。如饮食无规律,过饥过饱或饥饱无常,均可影响健康,导致疾病发生。此外,大病初愈阶段,若饮食不当,如暴食、过于滋腻或过早进补等,还可引起疾病复发。

(2)饮食不洁 是指进食不洁净或误食有毒的食物,可引起胃肠疾患或食物中毒。

(3)饮食偏嗜 摄入的饮食物要全面,不应有所偏嗜,人体才能获得各种必需的营养。若饮食有所偏嗜,如饮食偏寒、偏热,饮食五味有所偏嗜或嗜酒成癖等,久之,可导致人体阴阳失调,或导致某些营养物质缺乏而引发疾病。

2. 劳逸失度 劳逸包括过度劳累和过度安逸两个方面。正常的劳动和体力锻炼,有助于气血流通,增强体质。必要的休息,可以消除疲劳,恢复体力和脑力,不会使人致病。只有比较长时间的过度劳累,包括体力劳动、脑力劳动及房劳过度,或过度安逸,即完全不劳动,不运动,才能成为致病因素而使人发病。

过劳是指过度劳累,包括劳力过度、劳神过度和房劳过度3个方面。劳力过度则伤气,久之则气少力衰,神疲消瘦;劳神过度,则损伤心脾,可出现心神失养的心悸、健忘、失眠、多梦,以及脾不健运的纳呆、腹胀、便溏等症;房劳过度,性生活不节,则肾精耗伤,临床常出现腰膝酸软,眩晕耳鸣,精神委靡,性功能减退,或遗精,早泄,甚或阳痿等病证。

过逸是指过度安逸,不参加劳动,又不运动而言。人体每天需要适当的活动,气血才能流畅,若长期不劳动,又不从事体育锻炼,易使人体气血不畅,脾胃功能减弱,可出现食少乏力,精神不振,肢体软弱,或发胖臃肿,动则心悸,气喘以及汗出等症,或继发它病。

三、其他病因

(一)痰饮

痰饮是人体水液代谢障碍所形成的病理产物。其形成之后,又能直接或间接作用于机体,影响机体正常功能的发挥,从而加重病理变化,或引起新的病变发生,故又属致病因素之一。一般以较稠浊的称为痰,清稀的称为饮。痰可分为有形之痰和无形之痰。有形之痰,是指视之可见,闻之有声的痰液,如咳嗽吐痰、喉中痰鸣等,或指触之有形的痰核。无形之痰,是指只见其征象,不见其形质的痰病,如眩晕、癫狂等。

1. 痰饮的形成 痰饮,多为外感六淫,七情内伤或饮食不节等,导致肺、脾、肾及三焦功能失调,三焦气化不利,水道不畅,影响了津液的正常生成、输布、运行以及排泄,以至水液停聚而形成。

2. 痰饮的致病特点

(1)阻滞气血运行 痰饮形成后,可随气流行,或停滞于经脉,或留滞于脏腑,无处不到。如影响脏腑气机和气血的运行,便会发生各种病证。

(2)影响水液代谢 痰饮本为水液代谢失常的病理产物,但是痰饮一旦形成之后,可作为一种继发性致病因素反过来作用于人体,进一步影响肺、脾、肾等脏腑的功能活动,影响水液代谢,加重水液代谢障碍。

61

（3）易于蒙蔽心神 痰饮为浊物,而心神性清净。故痰浊为病,随气上逆,尤易蒙蔽清窍,扰乱心神,使心神活动失常,引起癫、狂、痫等病证。

（4）致病广泛,变幻多端 痰饮随气流行,内而五脏六腑,外而四肢百骸、肌肤腠理,可停滞而致多种疾病,故有"百病多由痰作祟"之说。

（二）瘀血

瘀血是指体内血液停滞而形成的病理产物,包括体内瘀积的离经之血,以及因血液运行不畅,停滞于经脉或脏腑组织内的血液。瘀血既是疾病过程中形成的病理产物,又具有致病作用。

1. 瘀血的形成 凡能影响血液正常运行,引起血液运行不畅,或致血离经脉而瘀积的内外因素,均可导致瘀血的形成。一般而言,多为气滞、气虚、血寒、血热等原因而形成。此外,外伤及其他原因造成内出血,不能及时消散或排泄,也是形成瘀血的原因之一。

2. 瘀血的致病特点

（1）易于阻滞气机 血为气之母,气为血之帅,瘀血一旦形成,又反过来影响气血的运行,所谓"血瘀必兼气滞"。

（2）影响血脉运行 瘀血为血液运行失常的病理产物,但瘀血形成之后,无论其瘀滞于脉内,还是留积于脉外,均可影响血脉运行,导致局部或全身的血液运行失常,可造成某一部位气血不通而出现疼痛或肿块,甚至由于得不到气血的供养而导致坏死。

（3）影响新血生成 瘀血乃病理性产物,已失去对机体的濡养滋润作用。瘀血阻滞体内,尤其是瘀血日久不散,就会严重地影响气血的运行,脏腑失于濡养,功能失常,势必影响新血的生成。

3. 瘀血致病的病证特点 虽然症状错综繁多,但其主要病证特点可大致归纳如下:①疼痛:一般表现为刺痛,痛处固定不移,拒按,夜间痛势尤甚。②肿块:瘀血积于皮下或体内则可见肿块,肿块部位多固定不移。③出血:部分瘀血为病者可见出血之象,通常出血量少而不畅,血色紫暗,或夹有瘀血块。④色紫暗:一是面色紫暗,口唇、爪甲青紫等;二是舌质紫暗,或舌有瘀斑、瘀点等。⑤脉象的异常,如涩脉或结代脉等。

第二节 病 机

病机,即疾病发生、发展与变化的机制。疾病的发生、发展与变化,与患者体质,致病因素的强弱、性质有关。人体脏腑功能失常或邪气侵袭人体,正气奋起抗邪,正邪相争,从而导致体内阴阳失调,升降失常,人体动态平衡被破坏,即发生病变。虽然疾病种类繁多,其发生发展错综复杂,千变万化,但就其病变过程来讲,总不外乎正邪相争、阴阳失调。

一、邪正相争

正气,指人体的正常生理功能及防御功能,简称为"正"。邪气,泛指各种致病因素,即病因,简称"邪"。正气充盛,邪气不易入侵。正气虚弱,邪气易乘虚而入,导致发病。在疾病过程中,由于正邪的对立斗争,特别是正邪双方力量对比的消长变化,直接影响着疾病的发展、变化与转归。邪气侵犯人体后,一方面是邪气对机体的正气起着损害作用,另一方面是正气对邪气的抗御、驱除作用及正气的康复功能。邪正双方不断斗争的态势和结果,不仅关系着疾病的发生,而且直接影响着疾病的发展和转归,同时也决定病证的虚实变化。

（一）邪正盛衰与虚实变化

1. 虚实病机

（1）实 指邪气盛，是以邪气亢盛为矛盾主要方面的一种病理状态。即邪气的致病力强盛，而正气的抗病能力未衰，能积极与邪抗争，故正邪相搏，斗争激烈，反应明显，临床上出现一系列病理性反应比较剧烈的、有余的证候，称为实证。

（2）虚 指正气不足，是以正气虚损为矛盾主要方面的一种病理反应。即机体的正气虚弱，防御能力和调节能力低下，对于致病邪气的斗争无力，而邪气已退或不明显，故难以出现邪正斗争剧烈的病理反应，临床上表现一系列虚弱、衰退和不足的证候，称为虚证。

2. 虚实变化 邪正的消长盛衰，不仅可以产生比较单纯的虚或实的病理变化，而且在某些病程较长、病情复杂的疾病中，还会出现虚实之间的多种变化，包括虚实错杂，指在疾病过程中，邪盛和正虚同时存在的病理状态；虚实转化，指在疾病过程中，由于邪气伤正，或正虚而邪气积聚，发生病机性质由实转虚或因虚致实的变化；虚实真假，指在某些特殊情况下，疾病的临床表现可见与其病机的虚实本质不符的假象，主要有真实假虚和真虚假实两种情况。

总之，在各类证候错综复杂的变化中，只要掌握了正气和邪气的虚实变化，了解正邪双方相争的发展趋势，就能做出准确的判断，采取相应的治疗措施，从而收到良好的疗效。

（二）邪正盛衰与疾病转归

在疾病的发生、发展过程中，由于邪正双方的力量对比不断发生消长盛衰的变化，这种变化对疾病转归起着决定性的作用。一般而论，正胜邪退，疾病趋向于好转和痊愈；邪胜正衰，则疾病趋向于恶化，甚则导致死亡；若邪正力量相持不下，则疾病趋向迁延或慢性化。

二、阴阳失调

阴阳失调，即阴阳之间失去平衡协调的简称，是指在疾病的发生发展过程中，由于各种致病因素的影响，导致机体的阴阳双方失去相对的平衡协调而出现的阴阳偏胜、偏衰、互损等一系列病理变化。

（一）阴阳偏胜

阴阳偏胜是指人体阴阳双方中的某一方的病理性亢盛状态，属实证。

1. 阳偏胜 即是阳盛，是指机体在疾病过程中，所出现的一种阳气病理性偏盛，功能亢奋，机体反应性增强，热量过剩的病理状态，以热、动、燥为其特点。

2. 阴偏胜 即是阴盛，是指机体在疾病过程中所出现的一种阴气病理性偏盛，功能抑制，热量耗伤过多，病理性代谢产物积聚的病理状态。以寒、静、湿为其特点。

（二）阴阳偏衰

阴阳偏衰是指人体阴阳双方中的一方虚衰不足的病理状态，属虚证。

1. 阳偏衰 即是阳虚，是指机体阳气虚损，功能减退或衰弱，代谢减缓，产热不足的病理状态，其病机特点多表现为机体阳气不足，阳不制阴，阴气相对偏亢的虚寒证。

2. 阴偏衰 即是阴虚，是指机体阴气不足，阴不制阳，导致阳气相对偏盛，功能虚性亢奋的病理状态，其病机特点多表现为阴气不足，阳气相对偏盛的虚热证。

（三）阴阳互损

由于阴阳互根互用，机体在阴或阳任何一方长期虚损的前提下，病变发展会不可避免影响到相对的一方，形成阴阳两虚的病理状态。主要包括阴损及阳和阳损及阴两种情况。

综上所述，阴阳失调的病机，是以阴阳的属性，阴和阳之间所存在着的对立制约、互根互用以及相互消长、转化等理论，来阐释、分析、综合机体病变的机制。因此，阴阳失调的各种病机，并不

63

是固定不变的,而是随着病情的进退和邪正盛衰等情况的改变而变化,存在着内在的密切联系。

本章小结

破坏人体生理动态平衡而导致疾病发生的原因,即是病因。"三因"学说把病因分为内因、外因和不内外因。其中六淫邪气致病为外因,情志所伤为内因,饮食、劳逸、房事、跌扑、金刃及虫兽所伤为不内外因。六淫,即对风、寒、暑、湿、燥、火(热)6种外感病邪的统称。六淫的共同致病特点:外感性、季节性、地域性、相兼性。风邪致病特征:风为阳邪,轻扬开泄,易袭阳位;风性善行而数变;风性主动;风为百病之长。寒邪致病特征:寒为阴邪,易伤阳气;寒性凝滞;寒性收引。湿邪致病特征:湿为阴邪,易损伤阳气,阻遏气机;湿性重浊;湿性黏滞;湿性趋下,易袭阴位。燥邪致病特征:燥性干涩,易伤津液;燥易伤肺。火邪致病特征:火热为阳邪,其性上炎;火热易扰心神;火热易伤津耗气;火热易生风动血;火邪易致疮痈。暑邪致病特征:暑为阳邪,其性炎热;暑性升散,易伤津耗气;暑多挟湿。内因为七情内伤,饮食劳逸。其他病因为痰饮、瘀血。病机,即疾病发生、发展与变化的机制。其病变过程来讲,不外乎正邪相争、阴阳失调。

思考题

1. 简述六淫致病的共同特点。
2. 试述风邪的性质和致病特征。怎样理解"风为百病之长"?
3. 试述寒邪、湿邪、燥邪、热邪的性质和致病特点。
4. 怎样理解寒性凝滞与湿性黏滞?
5. 寒邪与湿邪在损伤人体阳气方面有何不同?
6. 试比较寒邪与湿邪的异同。火热之邪与暑邪的异同。
7. 何谓痰饮?简述痰饮的致病特点。
8. 何谓瘀血?瘀血是怎样形成的?试述瘀血的致病特点和病证特点。

第八章 四 诊

1) **掌握** 主诉、常见现在症的表现及临床意义;望神、望色的基本内容和临床意义;常见病变声音的一般规律、特点及意义;按诊的方法,按腹的内容和意义。
2) **熟悉** 问诊的意义、内容、方法及注意事项;常见病体气味的特点和临床意义。
3) **了解** 正常声音的特点,病室气味所主的常见病证。

教学内容

中医诊法是通过望、闻、问、切4种诊察和搜集病情资料的方法。望、闻、问、切又称四诊。中医学认为人是一个有机的整体,通过患者外在的表现,可以推知在内的,或某一局部的病变。望、闻、问、切这4种方法,是从不同方面搜集病情资料的主要手段,必须将四者结合起来应用,才能全面了解病情,即所为"四诊合参"。强调四诊中任何一、二诊,而忽视其他诊法,都是片面的。

第一节 望 诊

望诊是医生运用视觉观察患者的神色形态、局部表现、舌象、分泌物和排泄物的色质变化来诊察病情的方法。

一、望神

神,狭义指"神志",指精神、意识、思维(和情志)活动。广义指机体脏腑组织功能活动的外在表现,包括精神意识、思维活动、面色、眼神、形体动态、语言呼吸和对外界的反应等各个方面,是对人体生命现象的高度概括。所以神的变化对于判断疾病轻重,预后善恶,有着十分重要的意义。

望神主要观察患者精神情况,神志是否清楚,反应是否灵活,尤其重点是观察患者的眼神。由于五脏六腑之精气皆上注于目,从眼神的变化,可察之人体精气盛衰存亡的情况。

患者神的情况一般有3种:①得神:患者两目灵活、神志清晰、言语清亮、反应灵敏等为得神,提示正气未大伤,脏气未大衰,属预后良好;②失神:患者两目呆滞、面色晦暗、神志不清、言语无伦、反应迟缓等为失神,提示正气大伤、脏气衰竭,为病情危重,预后不佳;③假神:久病、重病之人,精气本已极度衰竭,而突然出现某些神气暂时"好转"的虚假表现。这提示脏腑精气极度衰竭,正气将脱,阴不敛阳,虚阳外越,阴阳即将离决,属病危。

望神对癫、狂、痫等精神失常的患者,应另当别论。

二、望色

望色,又称为"色诊",是通过观察患者皮肤(主要是面部皮肤)色与泽的变化来诊察病情的方法。临床上,根据颜色与光泽的变化,可以了解脏腑的虚实,气血的盛衰,病性的寒热,病情的轻重和预后的吉凶。因此色诊在临床诊病中具有重要的价值。

（一）面部色诊

（1）色、泽的意义与关系　色、泽,指皮肤的颜色和光泽。颜色一般分为青、黄、赤、白、黑五种色调,简称五色。一般来说,面色荣润光泽是脏腑精气未衰,多见无病,病轻,预后好。面色晦暗枯槁是脏腑精气已衰,多见病重,预后差。中国人正常面色为微黄红润,但由于禀赋、地域、季节、职业等关系,面色略有差异。无论何色,只要色现明润,即为正常的面色。

五色之中,凡明润含蓄为正常,晦暗暴露为异常。临床所见不论何色,凡有色有泽,表示脏腑精气内藏未衰;若有色无泽,表示脏腑精气泄露衰败。泽与色相比较,泽的盛衰有无,对判断病情轻重和预后更为重要。临床诊病时,必须将泽与色两者综合起来,才能做出正确的判断。

（2）望面色的诊断意义　心主血脉,其华在面,手足三阳经皆上行于头面,故面部的血脉丰盛,为脏腑气血之所荣。脏腑的虚实、气血的盛衰,不同性质的疾病皆可以通过面部色泽的变化而反映于外。此外面部皮肤薄嫩而外露,其色泽变化易于观察,所以临床上把面部作为望色的主要部位。

（二）五色主病

临床上病色可分为赤、白、黄、青、黑5种,分别见于不同脏腑和不同性质的疾病。从性质而言,青黑为痛,黄赤为热,白为寒;从脏腑而言:青为肝,赤为心,白为肺,黄为脾,黑为肾。

（1）青色　主寒主痛、主瘀血惊风。青为寒凝气滞,经脉瘀阻。寒性收引,寒邪侵袭,络脉拘急,气血运行不畅,则或气滞或血瘀,故使面现青色。小儿壮热,而面口青紫,多为惊风先兆。

（2）赤色　主热。热盛则血行加快,络脉血液充盈,故面赤。实证面赤,发病即现。且满面红赤。虚证面赤,病久方见,且多见于两颧。久病、重病面色苍白而见面赤如妆者,多为戴阳证,为虚阳上越之征。

（3）黄色　主虚主湿。黄为脾虚、湿郁的征像。面色淡黄枯槁为萎黄,主脾胃气虚,气血不能上荣于面所致。面目身俱黄,为黄疸,黄色鲜明如橘子色者,为阳黄,多因湿热,黄而晦暗如烟熏者,多因寒湿所致。黄而略带瘀色,为蓄血发黄。

（4）白色　主虚主寒,主亡血脱气。白为气血不能上荣所致。或阳虚不能温煦行血,或久病气血不足,或亡血脱气,或阴寒过盛之剧痛,或恶寒颤栗等,一切使气血不能上荣面部之证,均可导致面色白。

（5）黑色　主肾虚、水饮,主虚寒、疼痛。黑属肾水之色,多为阳虚阴寒亢盛之证。肾主水,肾阳虚不能化气行水,为水饮停聚,常见目眶黑色。若黑而枯焦,形体消瘦,为阴虚内热,肾精不足。

三、望舌

舌诊是观察患者舌质和舌苔的变化以诊察疾病的方法,是望诊的重要内容,也是中医诊法的特色之一。

舌质以候五脏病变为主,侧重血分;舌苔以候六腑病变为主,侧重气分。舌尖候上焦心肺的病变;舌中候中焦脾胃的病变;舌根候下焦肾的病变;舌两侧候肝胆的病变。

望舌时,医者姿势可略高于患者,以便俯视口舌部位。患者可以采用坐位或仰卧位,面向自然光线,头略扬起,自然地将舌伸出口外,舌体放松,舌面平展,舌尖略向下,尽量张口使舌体充分暴露。如伸舌过分用力,舌体紧张卷曲,或伸舌时间过久,都会影响舌体血液循环而引起舌色改变,或舌苔紧凑变样,或干湿度发生变化。

舌诊的内容:观察舌质和舌苔,并综合分析。正常舌象的主要特征:舌体柔软灵活,舌色淡红明润,舌苔薄白均匀,苔质干湿适中,简称"淡红舌,薄白苔"。

（一）望舌质

舌质(舌体),是舌的肌肉和脉络组织。望舌质主要观察舌色、舌的形质、动态以及舌下络脉4个部分。

1. 舌色　即舌质的颜色。舌色异常改变常见有淡白、红、绛、紫等。

（1）淡白舌　舌色比正常舌色浅淡,白色偏多,红色偏少。舌色白,几无血色者,称为枯白舌。见于阳虚寒证及血虚病证。

（2）红舌　舌色较正常舌色红,呈鲜红色者,称为红舌。因热盛而气血充溢所致,见于里实热证,也见于阴虚内热证。

（3）绛舌　舌色较红舌更深的或略带暗红色者,谓之绛舌。绛舌一般为红舌进一步发展所致。多见于外感热病热盛期或内伤杂病,久病、重病之阴虚火旺。

（4）紫舌　舌色暗红呈紫色。绛紫而干,为邪热亢盛,阴液耗伤,气血郁滞。淡紫或青紫而湿润,为阴寒内盛,血脉瘀滞。舌上出现青紫色斑点,大小不一,不高于舌面,称为"瘀斑舌"或"瘀点舌",多为血行不畅。

2. 舌形　指舌质的形状,包括老嫩、胖瘦、点刺、裂纹等方面的特征。

（1）胖、瘦舌

1）胖大舌:舌体胖大。舌淡胖大为脾肾阳虚,水湿不化。舌红胖大,多属心脾热盛,气血壅滞。舌体胖大青紫,多见于中毒。

2）瘦薄舌:舌体比正常舌瘦小而薄。瘦薄色淡主气血两虚;瘦薄而干,舌质红绛,为阴虚火旺,或津液耗伤。

（2）裂纹舌　舌面上出现各种形状的裂纹、裂沟,沟裂中并无舌苔覆盖。舌上裂纹可多少不等,深浅不一,可见于全舌,亦可见于舌前部或舌尖、舌边等处。多为津血亏虚,舌体失于滋润。舌淡白而有裂纹,为血虚不润;舌红绛而有裂纹,为热盛伤津,或阴虚液损。若生来舌面上就有较浅的裂沟、裂纹,裂纹中一般有苔覆盖,且无不适感觉者,称先天性舌裂。

（3）齿痕舌　舌体边缘有牙齿压迫的痕迹。多因胖大而被牙齿压迫所致,多与胖大舌并见属脾虚。舌淡胖大而润,边有齿痕,主寒湿壅盛,或阳虚水湿内停。

3. 舌态　即舌体的动态。正常舌态为舌体伸缩自如,运动灵活,提示脏腑功能旺盛,气血充足,经脉调匀。常见的病理舌态有痿软、强硬、歪斜、颤动等。

（1）痿软舌　舌体软弱无力,不能随意伸缩回旋。多属气血津液大亏,筋脉失养。舌痿软而淡白无华,多为气血俱虚,因慢性久病,气血虚衰,舌体失养所致;舌痿软而红绛少苔或无苔,多因外感病后期,热极伤阴,或内伤杂病,阴虚火旺;舌红干而渐痿,多因肝肾阴亏,舌肌筋脉失养。

（2）强硬舌　舌失柔和,屈伸不利,或不能转动,板硬强直。见于温病,如热入心包,痰浊内阻,或热盛伤阴,或为卒中征兆。

（3）歪斜舌　伸舌时舌体偏向一侧,或左或右。多为卒中,或卒中先兆。

（4）颤动舌　舌体震颤抖动,不能自主。久病舌颤,为气血两虚,或肝风内动。外感热病,为热极生风。酒毒内蕴,亦可见舌体颤动。

（5）吐弄舌　舌伸长,吐出口外,为吐舌。舌时而伸出口外,立即收回,如此反复,或舌舔口唇,为弄舌。两者均为心脾有热。吐舌可见于疫毒攻心,或正气已绝。弄舌,多为动风先兆,或小儿脾燥。

（6）缩舌　舌体收缩,不能伸展。多为危重病证。舌淡湿润而缩,多为寒凝筋脉。舌红干短

第二军医大学出版社

缩,为热病伤津。舌胖而短缩,是痰湿内阻。凡舌体短缩起强硬,均为危候。

(二).望舌苔

舌苔,指舌面上的一层苔状物,由脾胃之气蒸化胃中食浊而产生。正常的舌苔一般是薄而均匀,干湿适中,舌面的中部和根部稍厚。望舌苔要注意苔质和苔色两方面的变化。

1. 苔质 指舌苔的质地、形态。包括:厚薄、润燥、腻腐、剥脱、有根无根。

(1)厚薄 薄苔,又称见底苔,透过舌苔能隐隐见到舌质;厚苔,又称不见底苔,不能透过舌苔见到舌质。苔之厚薄反映了邪气的深浅:薄苔多为疾病初起,病邪在表,病情轻浅。厚苔多为邪气已入里,病情较重,或胃肠内有宿食,或痰浊停滞。舌苔由薄转厚,为邪气渐盛,或表邪入里,为病进;舌苔由厚转薄,或舌上复生薄白新苔,为正气胜邪,或内邪消散外达,为病退的征象。

(2)润燥 润苔,舌苔润泽有津,干湿适中,不滑不燥;滑苔,舌面水分过多,伸舌欲滴,扪之湿滑;燥苔,舌苔干燥,扪之无津,甚则舌苔干裂;润苔是津液上承之象,是正常舌苔的表现之一。滑苔是水湿之邪内聚的表现,主痰饮、主湿。燥苔提示体内津液已伤或阳虚津不上承。

(3)腻腐 腻苔,苔质致密,颗粒细小,融合成片,紧贴舌面,揩之不去,刮之不脱;腐苔,苔质疏松,颗粒粗大,形如豆腐渣堆积舌面,揩之易去。皆主痰饮湿浊食积。

(4)剥脱 舌苔全部或部分脱落,脱落处光滑无苔而可见舌质。舌苔局部剥脱,为花剥苔,属胃之气阴两伤之征。若花剥而舌有腻苔,为痰浊不化,正气已伤。舌苔全部剥脱,舌面光洁如,为镜面舌,为胃之气阴大伤所致。舌心无苔是阴虚、血虚或胃气已伤所致。

(5)有根无根 有根是指舌苔刮之不去,舌苔与舌体如同一体,又称真苔。无根是指舌苔如涂于舌上,刮之即去,又称假苔。有根表示有胃气,主实证、热证。无根表示胃气已衰,主虚证、寒证。

2. 苔色 主要有白、黄、灰、黑四类。苔色的变化,主要反映病邪深浅及病邪性质。

(1)白苔 主表证、寒证。薄白苔为正常舌苔。或为表证初起,或为里证病轻,或是阳虚内寒。舌淡而苔白,为里寒证。舌苔布满,如白粉堆积,扪之不燥,为积粉苔,常见于瘟疫,为外感秽浊之气,毒热内蕴所致,也可见于内痈。

(2)黄苔 主里证、热证。黄色之深浅,表示热邪之轻重。舌苔由白转黄,为外邪入里化热。如黄苔滑润兼见舌淡胖嫩者,为阳虚水湿不化。苔黄腻滑,为内有湿热。

(3)灰苔 主里证,见于里热证或寒湿证。灰色常与黑苔同时出现,也可与黄苔并见。灰苔润滑,为寒邪内阻,或痰饮内停。灰苔干燥多为热盛津伤,或阴虚火旺。

(4)黑苔 主里证,主热极或寒盛。黑苔多由灰苔或焦黄苔发展而来,常见于疾病的严重阶段。黑苔燥裂,甚至苔生芒刺,多为热极津伤。黑苔滑润,多为阳虚寒盛。

四、望形态

望形态是观察患者形体方面的变化以及姿态活动异常来诊察病情的方法。

(一)望形体

一般而言,脏腑气血充盛,则形体健壮;反之,则形体衰弱。

肥胖而肤白无华,为形盛气衰,多为阳气不足之象。骨细胸小,面黄肤燥,多为阴血不足。鸡胸龟背,多为先天不足。

(二)望姿态

望姿态,是观察患者的动静姿态、体位变化和异常动作以诊察病情的方法。

阳主动,火主动。因此,躁动、多言、仰面伸足、不欲衣被的患者多为阳证、热证。安卧不语或蜷缩喜卧者,多属于阴证、寒证。若头部低垂,目陷无光,为精气神明将衰败之象。后背弯曲,两肩下垂,为心肺宗气将衰惫之象。腰酸软疼痛,不能转动,为肾将衰惫之象。两膝屈伸不利,行则俯身扶物,为筋将衰惫之象。不能久立,行则振摇不稳,为骨将衰惫之象。睑、唇、指、趾颤动,为动风先兆,或气血不足,筋脉失养。四肢抽搐,角弓反张,为肝风内动。卒倒神昏,口角歪斜,半身不遂,为卒中。肢体软弱,运动不灵,为痿病。关节拘挛,屈伸不利,多属痹病。

五、望头面五官

(一) 望头面

1. 望头部　头为诸阳之会,脑为髓海,肾生髓。所以,头与诸阳经及肾的气化,以及血的关系密切。

在成人主要观察是否有振摇的现象,头动摇不能自主,则为风证。在小儿主要观察囟门凹凸、大小、闭合的迟早。囟门突起为囟填,属实证。囟门凹陷为囟陷,多属虚证。小儿囟门迟闭为解颅,多属肾气不足,发育不良。小儿头形过大或过小,智力低下,多属先天不足,肾精亏虚。

2. 望发　发为血之余,又为肾气所充养。头发主要观察颜色和枯润。发黄干枯,稀疏易落,为精血不足。小儿发结如穗,枯黄无泽,为疳积病。发白,为肾虚,或劳神伤血。脱发,为肾虚,或血热。

(二) 望五官

1. 望目　中医将目的不同部位分属于五脏,瞳仁属肾,称为水轮;黑睛属肝,称为风轮;两眦血络属心,称为血轮;白睛属肺,称为气轮;眼睑属脾,称为肉轮,此为"五轮学说"。

目赤肿痛,属实热证。白睛发黄,为黄疸病。睑缘赤烂,属脾经湿热上攻。目眦淡白,属血虚。目胞水肿,为水肿病。眼窝凹陷,为伤津耗液,或气血不足。眼突而喘,为肺胀。眼突颈肿,为瘿肿。单侧眼突,多属恶候。瞳孔缩小,肝胆火炽,或为中毒。瞳孔散大,为脏腑功能衰竭、濒临死亡之象。横目斜视,为肝风内动。昏睡露睛,为脾气虚衰,胞睑失养。胞睑下垂,为先天不足,脾肾亏虚。

2. 望耳　耳轮瘦小而薄,为先天亏损,肾气不足。耳轮干枯焦黑,为肾精亏虚,属重病。耳内流脓水,多属肝胆湿热熏蒸所致。

3. 望鼻　应注意观察鼻形态和鼻分泌物。鼻塞流清涕,为外感风寒。鼻塞流浊涕,为外感风热。鼻塞流腥臭脓涕,为鼻渊,属胆经蕴热。鼻端红色粉刺,为酒渣鼻,属肺胃蕴热。鼻翼煽动,为肺热或哮喘病。

4. 望口　应注意观察唇、齿、咽喉。口唇主要反映脾胃病变。唇色淡白,为血虚。唇色深红,为热盛。唇色青紫,为寒盛、血络瘀阻。口唇干裂,为燥热伤津。口唇糜烂,为脾胃积热上蒸。口角流涎,为脾虚湿盛,或卒中口歪。口歪,为风邪中络、卒中。小儿口腔、舌上布满白斑,为鹅口疮,为感受毒邪,心脾结热。

5. 望齿与龈　齿为骨之余,骨为肾所主;龈为手足阳明经分布之处,望齿与龈主要可以观察胃、肾的病变以及津液的盈亏。牙齿干燥,为胃热伤津。牙齿燥如枯骨,为肾阴枯竭,精不上荣。牙关紧闭,为风痰阻络,或热极动风。睡中咬牙,为胃热,或虫积。牙龈出血,为胃火或气虚。龈肉萎缩,为肾虚,或胃阴不足。齿龈溃烂,为胃热,或心脾积热。

第二军医大学出版社

六、望皮肤

望皮肤应注意观察皮肤色泽及形态的变化,如斑、疹、痘、痈、疽、疔、疖等。

(一)斑疹

斑疹是某些疾病在肌表的反映,常见于外感热病,少数亦见于内伤杂病。斑,为皮肤黏膜出现深红色或青紫色片状斑块,平铺于皮肤,抚之不碍手,压之不褪色,有阳斑、阴斑之分。疹,为皮肤出现红色或紫红色、粟粒状疹点,高出皮肤,抚之碍手,压之褪色的症状。有麻疹、风疹、瘾疹等。

斑疹见于外感病,多为邪热郁于肺胃,内迫营血所致。斑疹的色泽,以红活润泽为顺。深红如鸡冠色,多为热毒炽盛。紫暗为热毒伤阴。淡红或淡紫,为气血不足,阳气式微。斑疹形态,以分布均匀,疏密适中为顺。稀疏松浮,为病邪轻浅。稠密紧束,压之色不褪,为热毒深重。疹点疏密不匀,或见面即失,多为正气不足,邪气内陷之重证。

斑疹见于内伤病,一般多为血热。若斑色紫暗,斑片较大,时有时无,多为气虚不能摄血。

(二)水疱

水疱,指皮肤上出现成簇或散在性小水疱的症状。可有水痘、热气疮、湿疹等。

水痘,为小儿皮肤出现粉红色斑丘疹,很快变成椭圆形的小水疱,顶满无脐,晶莹明亮,浆液稀薄,皮薄易破,分批出现,大小不等,多因外感时邪,内蕴湿热所致,属儿科常见传染病。热气疮,为口角唇边鼻旁出现成簇粟米大小水疱,灼热疼痛者,多因外感风热或肺胃蕴热而发。湿疹,为周身皮肤出现红斑,迅速形成丘疹、水疱,破后渗液,出现红色湿润之糜烂面,多因湿热蕴结,复感风邪,郁于肌肤而发。

(三)疮疡

疮疡,指发于皮肉筋骨之间的疮疡类疾患。主要有痈、疽、疔、疖等。痈:患部红肿高大,根盘紧束,焮热疼痛,并能形成脓疡。其具有未脓易消,已脓易溃,疮口易敛的特点,属阳证,多由湿热火毒蕴结,气血壅滞所致。疽:患部漫肿无头,皮色不变,疼痛不已。其具有难消、难溃、难敛,溃后易伤筋骨的特点,属阴证,多为气血亏虚,阴寒凝滞而发。疔:患部形小如粟,根深如钉,漫肿灼热,麻木疼痛,多发于颜面和手足,多因竹木等锐器刺伤,或感受疫毒、疠毒、火毒等邪所致。疖:患部形小而圆,红肿热痛不甚,根浅、脓出即多愈,多由感火热毒邪,或湿热蕴结而致。

七、望排出物

望排出物是观察患者的分泌物、排泄物和某些排出体外的病理产物的行、色、质、量的变化以诊断病情的方法。排泄物是指人体排出的代谢废物,如大便、小便以及月经等;痰液、呕吐物等病理产物也属排出物范畴。一般而言,凡色白(或淡)清稀者,多属虚证、寒证;凡色黄(或深)黏稠者多属实证、热证。

八、望小儿指纹

指纹,是浮露于小儿示指掌侧的脉络,是手太阴肺经分支循行部位。适用于 3 岁以下的幼儿。

指纹分"风"、"气"、"命"三关,即示指近掌部的第一节为"风关",第二节为"气关",第三节为"命关"(图 8-1)。

（一）望指纹的方法

医者用左手的示指和拇指握住患儿示指末端，以右手大拇指在其示指掌侧，从指端向根部直推几次，用力要适当，使指纹更为明显，便于观察。

（二）指纹主病

1. **颜色** 正常指纹，色浅红，只见于风关之内，隐隐可见，大多不浮露。色鲜红者，主外感风寒。色紫红为内热。色紫黑，病多危重。色淡为虚。色暗推之滞而不散者，为实证。色青主惊风疼痛。

2. **延伸部位** 正常指纹止于风关。疾病时指纹显于风关附近者，表示邪浅，病轻。指纹过风关至气关者，为邪已深入，病情较重。指纹过气关达命关者，病势深重。若指纹透过风、气、命三关，一直延伸到指甲端者，是所谓"透关射甲"，揭示病情危重难治。

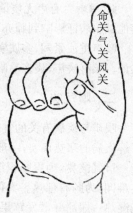

图 8-1 婴儿指纹三关

3. **浮沉** 浮，指纹浮露外显明显，主病在表。沉，指纹深藏但可见，主病在里。

总之，望小儿指纹的要点就是：浮沉分表里，红紫辨寒热，淡滞定虚实，三关测轻重，纹形色相参，留神仔细看。

第二节 闻 诊

闻诊，包括听声音，嗅气味。听声音是指诊察患者的声音、呼吸、语言、咳嗽、呕吐、呃逆、嗳气、肠鸣等各种声响。嗅气味是指嗅病体发出的异常气味、排出物的气味、病室的气味等。

一、听声音

（一）语言

1. **声音强弱** 患者语言声音有力，多为热证、实证。声音低微无力，多为寒证、虚证。言语发声困难，或发不出声音，为音哑或失音。音哑或失音，外感多见于外感风寒或风热，内伤多见于肺肾阴虚。

2. **言语有无伦次** 心主神，语言是神志活动表现形式。语言的正常与否，反映了神志是否正常。言语不乱，说明神志正常，心气未伤，反之则说明心神受损。神志不清，语无伦次，声高有力，为谵语，多热证、实证。神志不清，语言重复，时断时续，语声低弱模糊，为郑声，多由邪伤心气，心不藏神的虚证。另外，语无伦次，还见于癫证或狂证，临床上不难区别。

（二）气息

气息指患者的呼吸。气息微弱，多见于虚证。气息有力，多见于实证、热证。

1. **喘哮** 喘，指呼吸困难，短促急迫的症状，甚则鼻翼煽动，张口抬肩，不能平卧。实喘发病急骤，呼吸深长，气粗声高息涌，胸中胀满，唯以呼出为快，多为风寒袭肺或痰热壅肺，肺失肃降所致。虚喘病势缓慢，时轻时重，喘声低微，呼吸短促难续，唯以深吸为快，动则喘甚，是肺肾亏虚，气失摄纳所致。哮，指呼吸急促似喘，喉间有哮鸣音的症状，多因宿痰内伏，复感外邪所引动而发。喘不兼哮，但哮必兼喘。喘以气息急迫、呼吸困难为主，哮以喉间哮鸣声为特征，两者常同时出现，并称为哮喘。

2. **短气** 指呼吸气急而短促，气短不足以息，数而不能接续的症状，似喘而不抬肩，呼吸虽急而无痰声，多因体质素弱或元气大虚所致。

3. **叹息** 叹息又称"太息"，即"出长气"，多见于情志抑郁，肝气不疏之证。

71

4. 咳嗽　有声无痰谓之咳,有痰无声谓之嗽,有痰有声谓之咳嗽。咳嗽多见于肺脏疾病,但其他脏腑病证影响到肺亦可出现,故曰"咳嗽不止于肺,而不离乎肺"。

咳声重浊紧闷,多属实证。咳声轻清低微,多属虚证。咳声不扬,痰稠而黄,不易咳出,多属热证。咳有痰声,痰多易咯,多属痰湿阻肺所致;干咳无痰或少痰,多见于燥邪犯肺或阴虚肺燥。

二、嗅气味

嗅辨与疾病有关的气味(包括病室与病体,分泌物与排出物)了解病情的方法。嗅气味可以了解疾病的寒热虚实,一般气味酸腐臭秽者,多属实热;气味偏淡或微有腥臭者,多属虚寒。

口气酸臭,为胃肠积滞。口气臭秽,为胃热。口气腐臭,为内有溃腐脓疡或牙疳。大便酸臭难闻,为肠有郁热。大便臭如败卵,矢气酸臭,为宿食停滞。小便黄赤混浊,有燥臭气,为膀胱湿热。尿甜并散发苹果样气味,为消渴病。带下清稀而腥臭,为寒湿。带下黄稠而臭秽,为湿热。

病室气味由病体本身或排出、分泌物所散发。如病室腐臭味,为患者溃腐疮疡。病室尿臊味,为水肿病晚期。病室有烂苹果气味,为消渴病。

第三节　问　诊

问诊,就是询问病情,询问与病情相关的情况的诊查方法。问诊在四诊中占有重要位置。只有通过问诊才能获得疾病的发生、发展、变化过程及治疗经过,患者的自觉症状以及与疾病有关的情况(如既往史、生活史、家族史等),为分析病情提供依据。

问诊时环境要安静适宜,医生的态度要严肃和蔼,切忌使用患者听不懂的医学术语。医生不可凭个人主观意愿去暗示和诱导患者,以避免所获病情资料的片面或失真,影响正确的诊断。应重视询问主诉,要善于围绕主诉内容,深入询问。

一、问一般情况

一般情况包括姓名、性别、年龄、婚否、民族、职业、籍贯、工作单位、现住址等。这些情况都对疾病的发生、发展有一定影响。如某些疾病多见于女性,某些疾病仅见于儿童。不同的工作环境,对人体会产生不同的影响。不同的籍贯、生活习惯也与疾病的发生有一定的关系。

二、问现在症

问现在症,是指对患者就诊时所感到的痛苦和不适,以及与其病情相关的全身情况进行详细询问,是问诊的主要内容。

问现在症的内容涉及范围较为广泛。明代张景岳在总结前人问诊经验的基础上写成《十问歌》,后人又将其略作修改。其内容为:"一问寒热二问汗,三问头身四问便,五问饮食六胸腹,七聋八渴俱当辨,九问旧病十问因,再兼服药参机变,女性尤必问经期,迟速闭崩皆可见,再添片语告儿科,天花麻疹全占验。"十问歌内容言简意赅,目前仍有指导意义,但在实际运用时,也要根据患者的不同病情,灵活而有主次地进行询问,不能千篇一律地机械套问。

(一)问寒热

寒热是疾病常见症状之一,是辨别病邪性质和机体阴阳盛衰的重要依据,是问诊的重点内容。寒:即怕冷。热:即发热,包括患者体温升高,或体温正常而患者自觉全身或某一局部(如手足心)发热。临床常见的寒热类型:恶寒发热、但热不寒、但寒不热、寒热往来。

1. **恶寒发热**　指恶寒与发热同时出现，多见于外感病的表证阶段，是表阳与外邪相争的反映。其恶寒，得衣被而不减。恶寒重，发热轻，为外感风寒。发热重，恶寒轻，为外感风热。发热轻而恶风自汗，为外感风邪。

2. **但寒不热**　指患者只感怕冷而不觉发热的症状，多为里寒证，这类怕冷可因添衣被而缓解。新病恶寒，为里实寒证。久病恶寒，为里虚寒证。

3. **但热不寒**　患者身热恶热而不恶寒，或自觉发热，或只见五心烦热等。一般可分为外感和内伤两大类。外感发热，一般发病急，热势高，且初起多见恶寒发热之表证，表邪入里后，出现但热不寒。内伤发热，一般发病缓，热势不高，且初起无恶寒发热之表证。常有以下几种类型。

(1) **壮热**　高热，手按患者肌肤而有烫手的感觉，且久按热感不减，多兼有口渴面赤气粗等。外感病壮热，多见于伤寒阳明经证或温病的气分阶段。内伤壮热，见于宿食所伤，为夜间热甚。壮热之症，多为里实热证，为正盛邪实，邪正斗争剧烈的表现。

(2) **潮热**　发热如潮汐之有定时，即按时发热，或按时热更甚，多发于午后。外感潮热多见于阳明腑实证、温病热如营血、湿温。内伤潮热，多有热自骨发之感，见于气虚、阴虚。

4. **寒热往来**　指患者自觉恶寒与发热同时兼见。为邪在半表半里之征，邪正相争，相持不下，邪胜则恶寒，正胜则发热，所以恶寒与发热交替发作。疟疾也有寒热往来，但休作有时，一日一发，或二、三日一发。

（二）问汗

汗是阳气蒸化津液从汗孔达于体表而成。当汗出而无汗；不当汗出而多汗；或仅见身体某一局部汗出，均为病理性汗出。汗出机制有二：一是阳热之气有向上、向外的特性，阳热亢盛时，可蒸化津液外出而为汗；一者因卫阳不足，卫外不固，而使津液外出而为汗，或阴虚，阳气外越，津随阳去而为汗。

在疾病过程中，有汗无汗都是两种不同机制的反映。外感病中，有汗为表虚，或为正气祛邪外出之象；无汗，为表实。内伤病中，当汗而无汗，见于内燥伤阴，阴津不足之证；有汗，又有自汗、盗汗等不同。自汗，多为气虚、阳虚，肌表不固。盗汗多为阴虚内热。

1. **自汗**　指不因劳动、天热、厚衣等因素而经常汗出，多见于气虚、阳虚之证，为卫阳不固，阴津不能内守而外达。

2. **盗汗**　又称"寝汗"，入睡后汗出，醒后则汗止，多属阴虚，阳热亢盛，逼津外出。

3. **绝汗**　指病情危重的情况下，大汗不止。如高热烦渴，汗出如油，热而黏手，为亡阴；身凉肢厥，大汗淋漓，汗稀而凉为亡阳。两者均为阴阳离决之危证。

4. **战汗**　先见全身恶寒战栗，而后汗出，为邪正剧争，病变发展趋势的转折点，如汗出热退，脉静身凉者是邪去正复之佳象，汗出而身热不减，仍烦躁不安，脉来疾急者为邪胜正衰之危候。

5. **头汗**　指仅头部或颈部出汗较多，又称为"但头汗出"。一见于温病湿热熏蒸于上；一见大病之后，或老年人气喘而头额汗出，多为气虚不能上奉于头，津液不固而汗出。若重病期间，突然头汗大出，多为虚阳上越之亡阳证。

6. **半身汗出**　仅半侧身体有汗，或为左侧、或为右侧；或为上半身、或为下半身。其病因，或气血亏虚，或痰湿痹阻经络，或营卫不调，导致半身汗出。壮年、老年人汗出一侧，应防卒中。

7. **手足汗出**　汗出少量，或青少年汗足，无其伴随症状者，不属病态。若手足心出汗较多，并伴有某些全身症状者，即属于病态，常见于阴虚内热、阳明热盛或中焦湿热内结等证。

73

（三）问头身胸腹

1. 头晕 指患者自觉头脑有晕眩之感,病重者会感觉自身或景物旋转,站立不稳,其临床表现及病机见表8-1。

表8-1 头晕常见类型的表现及形成机制

证型	病因病机	临床表现
肝火上炎	火热循经上攻头目,气血涌盛	头晕而胀,烦躁易怒,舌红,脉弦数
肝阳上亢	肝阳亢逆上扰清窍	头晕胀痛,耳鸣,腰膝酸软,舌红少苔,脉弦细,每因恼怒而加剧
气血亏虚	营血不能上荣,清阳之气不升	头晕面白,神疲体倦,舌淡,脉细,每因劳累而加重
痰湿内阻	痰湿内困,清阳不升	头晕且重,如物裹缠,胸闷呕恶,舌苔白腻
瘀血阻滞	瘀血阻滞,脑络不通	外伤后,头晕刺痛

2. 胸闷 指患者自觉胸部有痞塞满闷之感,其临床表现及意义见表8-2。

表8-2 各类胸闷的表现和临床意义

证型	临床特征	临床意义
肝气郁结	胸闷胁胀	本证与心、肺等脏气机不畅有密切关系
心气不足	胸闷气短	
心血瘀阻	胸闷刺痛	
痰湿阻肺	胸闷痰多	

3. 心悸 指患者经常自觉心跳不安,甚至不能自主的一种症状。多是心神或心脏病变的反映,三者的区别与联系见8-3。

表8-3 惊悸、怔忡、心悸的区别与联系

病证	临床特征	持续时间	病情轻重
惊悸	心悸而惊,恐惧不安	多时发时止	病情较轻
怔忡	心跳剧烈,自觉上至心胸,下至脐腹悸动不安	持续时间较长	病情较重
心悸	悸动不安,不能自主		

4. 疼痛 问疼痛,应注意询问疼痛的部位、性质、程度、时间及喜恶等。疼痛的性质及临床意义见表8-4。不同部位疼痛的临床意义见表8-5。疼痛的虚实鉴别见表8-6。

表8-4 疼痛的性质及其临床意义

疼痛性质	特点	临床意义
胀痛	疼痛而胀	气滞
刺痛	痛如针刺	瘀血

疼痛性质	特点	临床意义
绞痛	痛如刀绞	有形实邪阻闭或寒邪凝滞
隐痛	疼痛可忍，但绵绵不休	多属虚证
冷痛	痛有冷感而喜暖	多为寒凝或阳虚所致
灼痛	痛有灼热感且喜冷恶热	多属热证
重痛	痛有沉重感	多属湿盛表现
走窜痛	痛处游走不定	多为气滞或风湿痹证
固定痛	痛处固定不移	多属血瘀或寒湿痹证
掣痛	抽掣牵扯而痛	多为经脉失养或阻滞不通所致，多与肝病有关
空痛	痛有空虚之感	多属气血精髓亏虚的表现

表8-5 不同部位疼痛的临床意义

疼痛部位	病证范围	临床意义
头痛	原因甚多，无论外感内伤，虚实诸证，均可致头痛	头痛连项病属太阳经 两侧头痛病属少阳经 前额连眉棱骨痛病属阳明经 巅顶痛病属厥阴经
胸痛	多为心肺病证	"虚里"作痛，痛彻臂内者，病位在心 胸膺作痛，兼咳嗽者，病位在肺
胁痛	多为肝胆病证	肝郁气滞、肝胆火盛、肝胆湿热以及悬饮等病证
脘痛（上腹痛）	病变在胃	进食后痛加剧者，多属实证 进食后痛得缓解者，多属虚证
腹痛	根据疼痛发生的不同部位，可察知病变所属的不同脏腑	脐以上为大腹病，属脾胃 脐以下为小腹病，属肾、膀胱、大小肠、胞宫 小腹两侧为少腹病，属足厥阴肝经
背痛	背部有足太阳膀胱经、督脉所过，背痛常与上述经脉相关	脊痛不可俯者，多因督脉损伤 背痛连项者，常为风寒客于太阳经脉
腰疼	多属肾病	腰痛连腹，绕如带状，为带脉损伤
四肢痛	多因风寒湿邪侵袭，或因湿热蕴结，阻滞气血，或脾胃虚损所致	四肢关节、肌肉痛常见于痹证，多由风寒湿邪所致 四肢酸痛乏力，多为脾胃虚损 独见足跟或胫膝酸痛者，多属肾虚
周身疼痛	头身、腰背、四肢均觉疼痛，虚实均可导致	新病周身疼痛，多属实证 久病卧床不起而周身疼痛，多属虚证，由气血亏损，经脉失养所致

75

表 8-6　疼痛虚、实鉴别要点

疼痛性质	病之新久	痛势	是否喜按
实痛	多新病	痛势较剧,持续不解	痛而拒按
虚痛	多久病	痛势较轻,时痛时止	痛而喜按

（四）问耳目

询问耳目情况,不仅可了解耳目局部有无病变,并且可以了解肝、胆、肾、三焦等有关脏腑的病变情况。

1. 问耳　常见耳病的特征及临床意义见表 8-7。

表 8-7　耳鸣、耳聋、重听的特征及临床意义

病证	临床特征	临床表现	临床意义
耳鸣	患者自觉耳内鸣响,妨碍听觉	暴发耳鸣,声大如雷,或如潮水声,按之鸣声不减者	多属实证,多因肝胆火盛,上扰清窍所致
		渐起耳鸣,声细如蝉,按之鸣声可减	多属虚证,常为肝肾阴虚,肝阳上扰或肾虚精亏,髓海不充所致
耳聋	不同程度的听力减退或听觉丧失	新病暴聋	多属实证,常由肝胆火逆,或温热邪气,结于上焦,上壅于耳所致
		久病渐聋	属于虚证,多因精气虚衰,不能上充清窍所致
重听	听声音不够清楚,感觉声音重复	骤发重听	多属实证,常为痰浊上蒙,或风邪上袭耳窍
		渐致重听	多属虚证,常因肾之精气虚衰,耳窍失荣所致

2. 问目　常见目病的特征及临床意义见表 8-8。

表 8-8　常见目病的特征及临床意义

病证	特征	临床表现	临床意义
目痛	单目或双目疼痛	剧痛、目赤	多属实证,多出现在肝火上炎、外感风热等病证中
		微痛、干涩	多属虚证,常为阴虚火浮
目眩	视物旋转动荡,如坐舟车,或眼前如有蚊蝇飞动之感	兼头痛、头胀、头重	实证,常为风火上扰清窍或痰湿上蒙清窍
		兼神疲、头晕、耳鸣	虚证,常为中气下陷、清阳不升或肝肾不足、精亏血虚

（五）问饮食口味

主要是询问口渴与饮水、食欲与食量以及口中气味等情况,可了解体内津液的盈亏、脾胃功能的盛衰,也能够反映疾病的寒热虚实性质。

1. 口渴与饮水　口渴即口中干渴的感觉,饮水是指饮水量的多少,其常见症状的病机分析见表 8-9。

表8-9 口渴与饮水的症状分析

病证	病因病机		临床表现	临床意义
口不渴饮	津液未伤		口不渴,不欲饮	多见于寒证、湿证;或为无明显燥热病证的表现
口渴	口渴欲饮水	津液损伤,多见于燥证、热证	口干微渴,兼发热,微恶风寒,咽喉肿痛	外感温热病初期,伤津较轻
			大渴喜冷饮,兼有面赤,汗出,脉洪数	里热炽盛,津液大伤
			口渴多饮,多食,多尿,体渐消瘦	消渴病
			先呕吐而后渴欲饮水	津伤饮水自救之象
	渴不多饮	津液输布障碍,水津不能上承所致	渴喜热饮,饮量不多	痰饮内停或阳虚水津不布
			兼见身热不扬,头身困重,脘闷,苔黄腻	湿热证
			先渴饮而后作呕,或饮后即吐	水饮内停的"水逆证"
			口干,但欲漱水不欲咽	内有瘀血
		邪热入营,蒸腾营阴上承	口不甚渴,饮水不多	可见于温病营分证

2. 食欲与食量 食欲是指对进食的要求和欣快感觉;食量是指实际的进食量。询问患者的食欲与食量,对于判断病体的脾胃功能强弱以及疾病的预后转归,有重要意义,详见表8-10。

表8-10 常见食欲与食量异常的临床意义

病证	临床表现	临床意义	病机要点
食欲减退	兼有神疲倦怠,面色萎黄,舌淡,脉虚	脾胃虚弱	脾胃虚弱,运化失司
	食少纳呆,伴有头身困重,脘闷腹胀,舌苔厚腻	湿邪困脾	湿邪损伤脾阳
厌食	兼嗳气酸腐,脘腹胀闷	饮食不节,停滞胃腑	饮食停滞于胃所致
	厌食油腻,兼胸闷呕恶,脘腹胀满	脾胃湿热	湿热困脾,健运失司
	厌食油腻厚味,伴胁肋胀痛灼热,身热不扬	肝胆湿热	肝失疏泄,脾失健运
	孕妇有厌食反应	一般属生理现象,或妊娠恶阻	冲气上逆
消谷善饥	消谷善饥,形体反见消瘦	多见于消渴病	胃火炽盛,腐熟太过
	多食易饥兼大便溏泄	胃强脾弱	胃腐熟功能亢进,脾运化无力
饥不欲食	虽有饥饿感,但不欲食或进食不多	胃阴不足,虚火内扰	虚火内扰则易于饥饿,阴虚胃弱,受纳腐熟功能减退则不欲食

77

3. 口味 口味的异常是脾胃功能失常或其他脏腑病变的反映,其临床意义见表8-11。

表8-11 不同口味的临床意义

口味	临床意义
口淡	多为脾胃气虚,或见于寒证
口甜黏腻	多属脾胃湿热
口中泛酸	消化不良或肝胃不和
口中酸馊	宿食停滞
口苦	各种热证,如肝胆火旺、心火上炎等
口涩	燥热伤津或脏腑阳热偏盛,气火上逆
口咸	肾虚及寒水上泛
口黏腻	多为湿浊停滞、痰饮食积等

（六）问睡眠

睡眠的情况与人体卫气循行和阴阳盛衰有着密切的关系,此外还和气血的运行及心肾功能相关,其临床意义见表8-12。

表8-12 失眠与嗜睡含义及临床意义

病证	含义	形成机制	病因病机
失眠	经常不易入睡,或睡而易醒不能再睡,或睡而不酣时易惊醒,甚至彻夜不眠	阳不入阴,神不守舍	阴血不足,心神失养,如营血亏虚、阴虚火旺等
			邪气干扰,心神不宁,如痰热上扰心神、食滞内停等
嗜睡	患者不论昼夜皆睡意很浓,经常不自主地入睡	多由痰湿内盛或阳虚阴盛,致阳不出阴所致	困倦嗜睡,伴有头目昏沉,胸闷脘痞,肢体困重,为痰湿内盛,清阳不升所致
			饭后嗜睡,兼有神疲倦怠,食少纳呆,多由中气不足,脾失健运所致
			精神极度疲惫,欲睡而未睡,似睡而非睡,系心肾阳衰,阴寒内盛之证

（七）问二便

问二便可直接了解消化功能,水液代谢的情况,同时,亦是判断疾病寒热虚实的重要依据。在询问时应注意询问大小便的性状、颜色、气味、时间、量的多少、排便次数、排便时的感觉以及兼有症状。

1. 大便 大便异常的临床意义见表8-13。

表 8 - 13 常见大便异常的临床意义

类型	病证	特征	临床意义
便次异常	便秘	大便燥结,排便困难,排便间隔时间延长,甚至多日不便	多属热结肠道,或津液亏少,或阴血不足,或阳虚寒凝
	泄泻	大便次数增多,便质稀薄不成形,甚如水样	多属大肠湿热,或食滞胃肠,或脾胃虚寒,或肾虚命门火衰
便质异常	完谷不化	大便中有未消化的食物残渣	多属脾胃虚寒或肾虚命门火衰
	溏结不调	大便时干时稀	肝脾不调
		大便先干后溏	脾胃虚弱
	脓血便	大便中夹有脓血黏液	多见于痢疾
	便血	血随便出,或便黑如柏油样,或单纯下血	脾胃虚弱,气不统血,胃肠积热,湿热蕴结,肛门部病变等
排便感异常	肛门灼热	排便时肛门有灼热感	多见于大肠湿热或湿热痢
	里急后重	腹痛窘迫,时时欲便,肛门重坠,便出不爽	湿热痢疾
	排便不爽	排便有滞涩难尽之感	肠道气机不畅,传导失利
		兼泻下酸腐臭秽者	为伤食泄泻
	滑泻失禁	大便失控,便出而不自知	多为脾肾虚衰
	肛门气坠	肛门有下坠之感,甚则脱肛	为脾虚中气下陷,多因久泻、久痢所致

2. 小便　健康成人在一般情况下,日间排尿 3～5 次,夜间 0～1 次,一昼夜尿量 1 200～2 000 ml。尿次和尿量与饮水、温度(气温、体温)、出汗、年龄等因素有关。小便异常的临床意义见表 8 - 14。

表 8 - 14 常见小便异常的临床意义

类型	病证	特征	临床意义
尿量异常	尿量增多	尿次、尿量明显超过正常	多属虚寒,也常见于消渴病
	尿量减少	尿次、尿量明显少于正常	多见于各种热证或水肿病
尿次异常	小便频数	排尿次数增多,时欲小便	短赤急迫,多为下焦湿热;尿多而频,多为肾阳气虚
	癃闭	小便不畅,点滴而出为癃;小便不通,点滴不出为闭	肾虚而致者属虚证,邪阻所致者属实证
排尿感异常	小便涩痛	小便排出不畅而通,或伴急迫、灼热等感觉	多见于淋证,属于湿热下注
	余沥不尽	小便后点滴不尽	均属肾气不固,膀胱失约
	小便失禁	小便失控而自遗	
	遗尿	睡眠时小便自行排出	

第二军医大学出版社

（八）问经带

女性月经带下的异常，不仅是妇科常见病证，也是全身病理变化的反映。因而即使一般的病也应询问月经带下情况，作为诊断妇科或其他疾病的依据。

1. 月经　月经异常的临床意义见表 8 - 15。

表 8 - 15　常见月经异常的临床意义

类型	病证	临床表现	临床意义
经期异常	月经先期	月经周期经常提前 7 日以上	气虚或血热
	月经后期	月经周期经常错后 7 日以上	虚者多由营血亏损或阳气虚衰所致；实者多因气滞血瘀或寒凝血瘀
	经期错乱	月经周期或提前或错后不定	虚者多因脾肾虚损所致；实者多由肝气郁滞、或瘀血阻滞而成
经量异常	月经过少	经量较以往明显减少或点滴即净	虚者多因营血衰少，肾气亏虚所致；实者多由寒凝、血瘀、痰阻所致
	月经过多	月经量较以往明显增多	多由血热或气虚所致
	闭经	行经年龄未孕、非哺乳期，停经超过 3 个月	虚者多因肝肾不足，气虚血亏所致；实者多因气滞血瘀或寒凝痰阻所致
	崩漏	非经期阴道出血。势急量多者为"崩"；势缓量少者为"漏"	多因热伤冲任、瘀阻冲任或脾肾气虚所致
经质异常		经色淡红质稀	血少不荣
		经色深红质稠	血热内炽
		经色紫暗，夹有血块	寒凝血瘀
痛经		经期或行经前后，出现周期性小腹疼痛，甚至难忍	多属气滞、血瘀、寒凝、阳虚、气血两虚。通过询问其疼痛性质，结合兼症，以作鉴别

2. 带下　带下异常的临床意义见表 8 - 16。

表 8 - 16　常见带下病证的临床意义

类型	临床表现	临床意义
白带	带下色白量多，质稀如涕，淋漓不绝，无异味	多属脾肾阳虚，寒湿下注所致
黄带	带下色黄，质黏臭秽，有腥臭味	多属湿热下注或湿毒蕴结所致
赤白带	白带中混有血液，赤白杂见	多属肝经郁热或湿毒蕴结所致

第四节　切　　诊

切诊，是医生以手指对一定部位的动脉和体表进行触、摸、按、压，以了解病情的方法，包括脉诊和按诊两部分。

一、脉诊

脉诊又称切脉，是医生用手指对患者身体某些特定部位的动脉进行切按，体验脉动应指的形象,以了解健康或疾病,辨别病证的一种诊察方法。脉情形态等的变化,称为脉象。

(一)诊脉部位

脉诊方法大体有3种:遍诊法、三部诊法、寸口诊法。现广泛运用的是寸口诊法。寸口又称气口或脉口,指桡骨茎突内侧一段桡动脉搏动处。独取寸口,即单独诊察寸口脉象,便可了解全身的脏腑气血的盛衰、运行状态。寸口脉分为寸、关、尺三部,掌后高骨处为关,关前为寸,关后为尺,每一部又分别有浮、中、沉三候,即所谓三部九候。

关于寸关尺三部分所对应脏腑的问题,历代医家颇多异论,但基本精神是一致的,详见表8-17。

表8-17 寸口诊法三部所对应的脏腑部位

左手			右手		
寸	关	尺	寸	关	尺
心	肝	肾	肺	脾	肾(命门)
心包	胆	膀胱、小肠	胸中	胃	大肠

(二)诊脉方法

1. 时间 所谓"诊法常以平旦",是指清晨体内外环境比较安定,是诊脉的理想时间。

2. 体位 患者正坐或仰卧,前臂自然平展,与心脏置同一水平。直腕,仰掌,手指放松,使寸口部充分伸展,局部气血流畅。

3. 指法 三指平齐,略呈弓形,以指目按脉脊,中指定关,然后示指按于寸部,环指按于尺部。常用的指法有举、按、寻、循、总按或单诊等,见表8-18。

表8-18 常用诊脉指法

指法	操作
举	手指用较轻的力取脉(浮取)
按	手指用较重的力取脉(沉取)
寻	即手指由轻到重,由重到轻,左右推寻,找寻最明显的脉动部位,调节合适的指力以取脉
循	沿脉道的轴向移动,体会脉体长短和脉势虚实
推	以指目按脉脊,左右内外微微推动
总按	三指同时用力诊脉,总体辨别脉象
单诊	用一指诊察寸关尺的某一部脉象

(三)正常脉象

正常脉象是指正常人在生理条件下出现的脉象,亦称为平脉、常脉。其特点为寸、关、尺三部皆有脉,不浮不沉,不快不慢,一息四至(闰以太息五至,相行72~80次/分,成人),不大不小,从容和缓,节律一致,尺部沉取有一定力量,并随生理活动、气候、季节和环境的不同而出现相应变化。

(四)病理脉象

病理脉象是指疾病反映于脉象的变化。总的来说,各种脉象均离不开位、数、形、势4个方面的变化。"位"是指脉搏位置的深浅;"数"是指脉跳的至数和节律;"形"是指脉道的粗细、长短,以及脉管的硬度和脉搏往来的流利度;"势"是指脉搏力量的强弱,而脉的硬度和流利度也都与"势"

81

密切相关。

根据各种脉象的主要特征,可以归纳为六类。见表 8-19。

表 8-19　常见病脉种类及特点

脉纲	共同特点	相类脉		
		脉名	脉象	主病
浮脉类	轻取即得	浮	举之有余,按之不足	表证
		洪	脉形宽大,来盛去衰	热盛
		濡	浮细无力而软	虚证,湿证
沉脉类	重按始得	沉	轻取不应,重按始得	里证
		伏	重按推至筋骨始得	邪闭、痛极
		弱	极软而沉细	阳气虚衰、气血两虚
		牢	沉按实大弦长	疝气、阴寒内积
迟脉类	一息不足四至	迟	一息不足四至	寒证,也可见于邪热结聚
		缓	一息四至,脉来缓慢	脾虚,湿证
		涩	往来艰涩,迟滞不畅	精伤、血少,气滞、血瘀,痰食内停
		结	迟而时一止,止无定数	阴盛气结,寒痰瘀血,气血虚衰
数脉类	一息五至以上	数	一息五至以上,不足七至	热证,亦主里虚证
		促	数而时一止,止无定数	阳热亢盛,瘀滞,痰食停积,脏气衰败
		疾	脉来急疾,一息七八至	元气欲脱,阳极阴竭
		动	脉短如豆,滑数有力	疼痛,惊恐
虚脉类	应指无力	虚	举按无力,应指松软	气血两虚
		细	细如线,应指明显	气血俱虚,主湿
		微	极细极软,似有似无	阴阳气血虚甚,阳气暴脱
		代	迟而时止,止有定数	脏气衰微,疼痛、跌仆损伤
实脉类	应指有力	实	举按皆大而有力	实证
		滑	往来流利,应指圆滑	痰湿、食积、实热、孕妇
		弦	端直以长,如按琴弦	肝胆病、疼痛、痰饮
		紧	脉紧张有力,状如转索	寒证、疼痛、宿食
		长	首尾端直,超过本体	实证,热证,阳证
		大	脉体宽大,无汹涌之势	健康人,病进

二、按诊

按诊是切诊的重要组成部分。按诊是医生用手直接触摸或按压患者某些部位,以了解局部冷热、润燥、软硬、压痛、肿块或其他异常变化,从而推断疾病部位、性质和病情轻重等情况的一种诊病方法。

（一）按肌肤

初按皮肤热重，久按则热转轻的，是热在表；若久按其热更甚，热从内向外，是热在里；手心热，或肌肤热而无蒸腾之感的，属于虚劳发热。按之肌肤发凉，属阳衰虚寒证。

按之皮肤潮湿的，为有汗；干燥的，为无汗。按之皮肤润滑的，多属津液未伤；枯燥或甲错的，多属津液已伤，或有瘀血。重按肌肤不能即起，凹陷成坑的，是水肿；按之举手而起的，是气肿。

在外科方面，触按肌肤，可辨别证候的阴阳和脓成与未成。如疮疡按之肿硬而不热，根盘平塌而漫肿的，多属于阴证。按之高肿烙手，根盘紧束的，多属阳证。按之固定，坚硬而热或热不甚，为脓未成。按之边硬顶软而有波动感，热甚的，为脓已成。

（二）按手足

手足俱冷的，多为阳衰虚寒，或阳盛格阴；手足俱热的，多属热邪炽盛，或阴盛格阳。手心热甚，多为内伤阴虚火旺；手背热甚，多为外感病。

（三）按脘腹

1. 按脘部　脘部，即胸骨以下部位，又称为"心下"。心下按之硬而痛的，是结胸，属实。心下满，但按之濡软而不痛的，多是痞证，属虚。心下坚满，大如盘，边如旋杯，为水饮内停。

2. 按腹部　腹痛喜按属虚，拒按，属实。腹满，叩之如鼓，小便自利者，属气胀。按之如囊裹水，小便不利，是水臌。

腹内有肿块，按之坚硬，推之不移且痛有定处的为癥为积，多属血瘀。肿块时聚时散，或按之无形，痛无定处的，为瘕为聚，多属气滞。若腹痛绕脐，左下腹部按之累累块状，当考虑燥屎。腹有结聚，按之硬，且可移动聚散的，可见于虫积。右侧少腹部按之疼痛，尤以重按后突然放手而疼痛剧烈，多是肠痈。

本章小结

中医诊法是通过望、闻、问、切4种诊察和搜集病情资料的方法。望、闻、问、切又称四诊。中医学认为人是一个有机的整体，通过患者的外在表现，可以推知内在的或某一局部的病变。望、闻、问、切这4种方法，是从不同方面搜集病情资料的主要手段，必须将四者结合起来应用，才能全面了解病情，即所为"四诊合参"。强调四诊中任何一、二诊，而忽视其他诊法，都是片面的。

思考题

1. 问诊的意义和内容是什么？
2. 试述恶寒、畏寒、壮热、潮热各自的概念及临床意义。
3. 试述自汗、盗汗、绝汗、战汗各自的概念及临床意义。
4. 常色、病色的临床特点是什么？
5. 斑与疹有何不同？
6. 试述五色主病。试述病理小儿指纹的常见表现与临床意义。

第二军医大学出版社

下 篇

中医护理的技能方法

第九章　中医护理基本原则和特点

教学目标

1) **掌握**　中医护理的基本原则及特点在临床护理中的具体应用。
2) **熟悉**　中医护理基本原则的具体内容；中医护理基本原则的特点。

教学内容

　　中医护理的理论体系包括整体观念和辨证施护两个基本特点。中医在治疗上有"虚则补之、实则泻之"、"寒者热之、热者寒之"、"急则治标、缓则治本"等治疗原则，因而在护理上也有"扶正祛邪"、"急则护标、缓则护本"、"同病异护、异病同护"、"正护、反护"等护理原则。在临床护理及技术操作中，应根据相应的护理原则，采取恰当的护理方法。

第一节　扶　正　祛　邪

　　中医的疾病观，是把疾病过程看作是"正"与"邪"双方斗争的过程。人体的正常生理功能和防御能力称为正气。疾病发生的各种原因，被称为邪气。《内经》中说："正气存内，邪不可干"，"邪之所凑，其气必虚"。邪胜于正则病进，正胜于邪则病退。因此治病根本目的，即扶助正气，祛除邪气。因此，护理措施都是根据扶正和祛邪原则制定的。

　　所谓扶正，就是扶助正气，帮助患者提高抗病能力。可以鼓励患者在病情允许的范围内适当锻炼，注意劳逸结合，保持营养均衡，并随时观察患者情志变化，设法消除引起患者情绪波动的因素，保持心情舒畅平和。同时，也可以通过服用补养的药物，以此来提高机体的抗病能力。扶正适于正虚为主的患者。如气虚、阳虚、阴虚、血虚的患者，可分别采用补气、补阳、滋阴、补血的护理方法，气虚可给黄芪、人参、山药、大枣等补气之品，血虚可给阿胶、猪肝、桂圆、大枣等补血之品，阴虚可给枸杞子、甲鱼、银耳等滋阴清补之物，阳虚可给牛肉、羊肉、狗肉等温补之品。

　　所谓祛邪，就是消除病因。可以运用药物、针灸、拔火罐等治疗技术及汗、吐、下法等来祛邪。祛邪适用于邪盛为主的患者。另外，由于邪气所在部位不同，祛邪的方法亦不同，如外感表证者，宜用发汗解表；宿食停滞或食物中毒等，宜用消食导滞或催吐法等。

　　在应用扶正祛邪的护理原则中，还应注意"扶正不留邪"，"祛邪不伤正"的原则。如在护理外感患者时，一般应忌食补养药物，以免留邪；而在汗法祛邪时，又要注意不使患者出汗过多，以免祛邪伤正。此外，还要根据正气与邪气在疾病中所占地位的主次，恰当地予以兼顾，如在正虚邪不盛时，以扶正为主；在邪实而正虚不明显时，以祛邪为主；在邪实与正虚并重则应扶正和祛邪并举。总之，要根据疾病的发展过程，正邪力量的对比，灵活掌握扶正祛邪的主次、先后或同时运用。

第二节　正　护　反　护

　　所谓正护，是逆其病变性质而护的一种常用护理原则，又称逆护法。就是通过辨证，辨明病变的寒热虚实，然后分别采用"寒者热之、热者寒之"，"虚则补之，实则泻之"等护理措施。如对寒证的患者给予温性、热性的食物,做好防寒保暖的护理工作,并采用温热法护理技术,如艾灸、局部热敷等;对虚证的患者可给了补养食物,以扶助正气,增强机体抗病能力。

所谓反护,就是某些复杂、严重的疾病,表现出来的症状与病变的性质相违,甚至出现假象,而顺从症状的假象而护理,这就称为"反护"。如"阴盛格阳"的真寒假热证,病的实质是真寒,但患者表现出假热的现象,亦即内真寒而外假热,其四肢逆冷,下利清谷,脉沉细是真寒,而其面颊浮红,烦躁,渴喜饮是假热,对这种患者在护理上应顺从其假象,采用"热因热用"的原则,给予温热性质药物及护理措施,便寒者消除则假热可退。如某些患者因脾虚不运而出现脘腹胀满,症状虽表现为实,但其本质为虚,应采用"塞因塞用"的原则,给予健脾益气的药食,如山药粥、茯苓粥、大枣粥等补中气,或采用针灸、推拿等护理技术操作以振奋脾气,缓解症状。又如对食滞所致的腹泻,不仅不能用止泻药,反而要用消导泻下法以去其滞,应控制饮食,并予山楂、萝卜等食物消导通便,这就是所谓"通因通用"的反护法。

此外,还有反佐法。在用寒药治疗大热证或热药治疗大寒证时,患者往往出现服药即吐的抗拒现象,护理时可用热药凉服,寒药热服的方法,也属反护的原则。

第三节 标 本 缓 急

标和本是一个相对的概念,用来说明病变过程中的主次关系,其含义多种多样。从发病来说,病因是本,症状是标。从病变的部位来说,内脏是本,体表是标。从发病的先后来说,先病是本,后病是标。以正邪关系来说,正气是本,邪气是标。在疾病发展的过程中,病证常有主次轻重的不同,护理工作在配合治疗时,也应有先后缓急之分。一般来说,治病必求其本,因为本是矛盾的主要方面,只要治好了本,标也就迎刃而解。但如标病甚急,不及时解决会危急生命的时候,则应采用"急则护其标,缓则护其本"的原则,先护其标,后护其本。若标本并重,则应两者兼顾,采用"标本同护"的护理原则。

1. 急则护标 当标病危急影响生命时,应先护其标病。如在护理溃疡病大出血、肺痨大出血等患者时,应先采用止血的护理措施,即先护标,待病情稳定后,再治疗原发病,消除出血的原因,以护其本。

2. 缓则护本 对一般标病不急的慢性病,或经急症处理后病情稳定的患者,应着重采取针对原发病的护理措施。本病即除,标病自愈。如哮喘的缓解期,应从脾肺肾入手,扶正固本,如锻炼身体,多食补益肺脾肾的食物和药物,使体质增强而减少发作。

3. 标本同护 是指标病、本病俱急,护理上则要标本兼顾,标本同护。如痢疾患者,下痢不止是邪气盛,饮食不进是正气虚,此时标本俱急,应标本同护,一方面补充液体能量,扶助正气以护其本;另一方面清热解毒化湿以除其标。又如本有里证,又复外感的患者,或表证未解,又出现里证,标本俱急,则应表里同护。

第四节 同病异护和异病同护

中医护病,不只着眼于病的异同,而且还着眼于证的区别。中医学辨证地看待病和证的关系,既看到一种病可以包括几种不同的证,又看到不同的病在其发展过程中,可出现相同的证。相同的证,可以用相同护理方法,不同的证,则用不同的护理方法,以辨证施护作为指导临床护理疾病的基本法则,可采取"同病异护、异病同护"的原则进行护理。

1. 同病异护 一般情况下,相同的疾病应该采取相同的护理方法,但由于发病的时间、季节、地区及患者机体的反应差异，或者处于不同发展阶段，同一种疾病也可以出现不同的证候，其护理方法也有所不同。譬如感冒，由于发病季节不同，护理也不尽相同。暑天感冒，由于感受暑湿邪气，以重浊黏腻，缠绵难去，或郁久化热，热不易退为特点，护理时就应采取祛暑化湿的方法：如室内通风，以散热清暑；汗多则以毛巾擦干，换上干净衣服，以助病邪蒸化；同时可给清热利湿之品，如西瓜、绿豆汤、番茄、苦瓜等，忌生冷、油腻和辛辣等助湿化热之食物。冬天感冒，由于天气寒冷，护理时则要让患者多加衣被，增高室温，中药温热服，忌食生冷，给生姜红糖葱白汤等热饮以助药力，服药后覆盖衣被，使其周身微微汗出，而达汗出表解之功效。

2. 异病同护　不同的疾病在其发展过程中，会出现相同性质的病机和证候，可以采用同一方法进行护理。如子宫下垂和脱肛是不同的疾病，但它们同属中气下陷，则可用补中益气的方法来进行护理，避免过度劳累与负重，防止耗损中气，可用黄芪、党参炖母鸡、薏仁粥、茯苓粥等益气健脾之品。保持阴部清洁，可采用五倍子、白矾煎水熏洗以促使回纳。针灸百合、关元、长强等穴位以补益中气升提。

由此可见，中医护病不是着眼于"病"的异同，而是主要着眼于病机和证的不同。相同的病机和证，可采用基本相同的护理方法，不同的病机和证要采用不同的施护措施。

第五节　调整阴阳

任何疾病的发生，都是由于阴阳动态平衡遭受破坏，导致偏盛或偏衰的结果。阳邪致病，阳盛而阴伤，则出现热证。阴邪致病，阴盛而阳衰，因而出现寒证，也可出现"阳损及阴、阴损及阳"，"阴阳两虚"的情况。所以，调整阴阳，是中医护理的根本法则。

1. 阴阳偏盛　即阴或阳过盛有余。阳热盛易于损伤阴液，阴寒盛易于损伤阳气。故调整阴阳偏盛时，应注意有无阴阳偏衰的情况存在。如阴或阳偏盛而相对的一方并没有虚损时，可采用"损其有余"的方法，护理上可通过清泻阳热或温散阴寒的方法调整阴阳平衡。

2. 阴阳偏衰　即阴或阳虚损不足，阴虚则不能制阳，常表现为阴虚阳亢的虚热证。阳虚不能制阴，多表现为阳虚阴盛的虚寒证。护理上应阳病护阴和阴病护阳。阳病护阴，即通过养阴的方法来治疗虚热。阴病护阳，即通过温阳的方法来治疗虚寒。阴阳是互相依存的，故在调护阴时，应注意阳的不足，调护阳时，应注意阴的不足。总之阴阳是辨证的总纲，只有首先辨明疾病的阴阳属性，才能制定正确的护理原则。大凡寒证、阴证护理上要求保暖；热证、阳证护理上要求清凉。

第六节　审因施护

所谓审因施护，就是通过分析疾病的症状、体征来推求病因，从而为护理提供依据。导致疾病发生的原因有很多，前人根据致病因素的性质及致病的特点，把病因分为外因、内因、不内外因三大类。外感六淫、疫疠为外因，内伤七情为内因，饮食劳倦、外伤等称为不内外因。此外，某些病理产物如瘀血、痰饮之类，也是造成某些疾病的因素，一般称为"病理产物"或"继发因素"，也属病因范畴。

在制定护理措施前，首先先要推求疾病的病因。如果疾病是由六淫引起，护理上则要注意进行适当锻炼，注意气候和服装，以提高机体的抵抗力和适应能力，适应气候变化，避免"六淫"之邪侵犯人体而发生疾病。

喜、怒、忧、思、悲、恐、惊7种情志，是正常的精神、心理活动，人皆有之，如果突受强烈或持久的精神刺激,影响人体的脏腑功能,则可以导致疾病。对于这些因素引起的疾病,护理方面则要给予患者精神安慰,使患者心情舒畅,安静休息,必要时可由患者亲友共同做好思想工作;在与患者交流时,态度要热情诚恳,语言要谨慎,营造患者良好的心境,以利于尽快康复。

饮食不洁、饥饱失常、饮食偏嗜、劳力过度、劳心过度等,都会导致疾病的发生。对于这些患者,护理时则要注意做好卫生宣教,多向患者宣传防病治病的知识,使患者了解饮食与疾病的关系,嘱患者平时要饮食有节,注意劳逸结合,指导患者进行适当锻炼,使患者养成良好的卫生习惯,以利健康。

第七节 三 因 制 宜

三因制宜,就是因人、因时、因地制宜。中医学认为疾病的发生发展,一方面决定于人体本身的正气盛衰,另一方面又与外界环境对人体的影响有密切的关系。《素问·刺法论》曰:"邪之所凑,其气必虚"。《素问·评热论》又曰:"正气内存,邪不可干"。因此,必须根据人的年龄、体质以及季节、地区不同,予以不同的护理。

1. 因人制宜 根据患者的年龄、性别、体质、生活习惯等不同特点,来考虑护理原则,就是因人制宜。如性别,由于有男女之别,女性又有经、带、胎、产等情况,护理上应有所异。在年龄方面,老人生机减退、气血亏虚,行动不便和咀嚼不利,病多虚证等特点,护理上重在补虚扶正,加强生活护理为原则。小儿脏腑娇嫩,形气未充,稚阴稚阳,机体功能均较脆弱,且易饥易饱、易虚易实、易寒易热,对疾病抵抗能力较差,加上寒暖不能自调,乳食不能自节,故护理上重在调护其饮食起居,应以薄衣淡食为宜,并加强病情观察。体质方面,有强弱和寒热之偏,阳虚、阴虚之体。要求护理上在安排病室,调节温、湿度,饮食、起居等方面均应有别。

2. 因时制宜 四时的气候变化,对人体的生理功能、病理变化均会产生一定影响,根据不同季节及气候特点来考虑护理原则,就是因时制宜。一般来说,夏季气候炎热,人体腠理疏松,易于出汗,对于感冒者,此时不能过于发汗,以免出汗过多,损伤津液。夏季每多挟暑湿之邪,护理上既要考虑风寒外束,又要重视暑湿留恋的特点。而在冬季,气候寒冷,腠理致密,汗不易出,外感风寒者,则需用辛温解表药,并多加衣被,服姜汤以助药力,使风寒从汗而解。此时若非大热,一般慎用寒凉之品,护理上要注意保护阳气,《素问·六元正经大论》中说:"用温远温,用热远热,用凉远凉,用寒远寒,食宜同法",就是这个道理。

3. 因地制宜 根据不同地区的地理环境特点来考虑护理原则,就是因地制宜。如东南地区温暖潮湿,患者往往出现湿热证,用药时应考虑用清热化湿的药物,要注意室内空气流通,多吃利水祛湿的食物或饮清凉饮料。西北地区,地势高而寒冷少雨,故燥寒证较多,宜多用辛润而温的药物,冬日易受风寒,护理上要注意采取保暖防寒的措施。

总之,护理疾病时不能只孤立地看待疾病,还要看到人的整体和不同人的特点,看到人与大自然环境不可分割的关系,只有全面地看问题,具体情况具体分析,善于因时、因地、因人制宜,才能合理细致地做好护理工作。所以三因制宜充分体现了中医护理的整体观念和辨证施护在实践应用中的原则性和灵活性。只有从整体观念出发,对具体情况进行具体分析,运用因人、因时、因地制宜的原则,才能取得满意的效果。

第八节 预 防 为 主

《素问·四气调神论》曰:"不治已病治未病;不治已乱治未乱。……夫病已成而后药之,乱已成而后治之,譬犹渴而穿井,斗而铸锥,不亦晚乎!"提出了"治未病"的重要意义。"治未病"包括

"未病先防"和"既病防变"两方面内容。

1. 未病先防　是指在未发生疾病之前,做好预防工作,以防止疾病的发生。《素问遗篇·刺法论》说:"正气存内,邪不可干"。就是说,增强体质,固护正气,是防止疾病发生的根本。精神情志的异常可以导致疾病的发生,所以护理上减少不良精神刺激和过度的情志变动,对于减少疾病或防止疾病的发生,具有重大意义。加强身体锻炼,增强体质,是减少或预防疾病的一项重要措施。因此,护理上可鼓励患者适当运动,可使其气机调畅,血脉流通,关节滑利,尤其对一些顽固的慢性疾病,具有独特的疗效。人生活在自然界中,自然界的运动变化必然会影响到人体的生理病理变化。饮食劳逸,也是在防病过程中重要的因素。因此,做到饮食有节,起居有常,既不妄事操劳,又不过度安逸,才能使人体形神俱旺。

2. 既病防变　是指在治疗和护理患者时,应密切观察病情的变化和发展,掌握疾病的传变规则和途径,及早采取有效的治疗和护理。《素问·阴阳应象大论》中说:"故邪风之至,疾如风雨,故善治者,治皮毛,其次治肌肤,其次治筋脉,其次治六腑,其次治五脏。治五脏者,半死半生也。"这说明外邪侵入人体之后,如不及时诊治护理,病邪就有可能由表入里,以至侵犯内脏,使病情越来越复杂和严重,治疗就更困难。如肝之病,知肝能乘脾土,在肝病未及脾时就要注意调理脾胃,给予一些健脾之品,不但可杜邪传脾,防患于未然,而且可通过实脾以制肝木之横逆。故护理人员要掌握疾病发生、发展的规律,通过对证候表现的分析,及时发现可能发生变化的早期信号,做到早发现,及时护理,防止未受邪之地被病邪侵害,从而防止疾病的加重和恶化。

本章小结

中医护理是建立在整体观念和辨证施护基础上的,是根据中医病因病机的学说及治疗原则而制定的。在中医临床护理实践中,强调人是一个以脏腑、经络、气血为内在联系的有机整体,强调人体与自然界和社会的关系。中医护理学是在中医的整体观、辨证论的理论指导下,秉承"三分治、七分养"、"防重于治"的文化,提出"扶正祛邪"、"急则护标、缓则护本"、"同病异护、异病同护"、"正护、反护"、"三因制宜"、"预防为主"等护理原则,运用护理程序进行辨证施护,通过望、闻、问、切四诊手段评估患者,获得患者生理、心理、社会环境等方面的信息,应用中医八纲辨证的方法加以分析,确立患者的证型及存在或潜在的健康问题,提出因时、因地、因人而异的护理措施及健康指导,实施并评估护理效果。

思考题

1. 中医护理有哪两个特点?
2. 中医护理的基本原则是什么?
3. 举例说明你对同病异护和异病同护的理解。
4. 如何运用护理程序及中医护理的原则对上消化道出血的患者进行护理?

第十章　中医辨证施护纲要

1）**掌握**　八纲辨证和脏腑辨证的辨证要点。
2）**熟悉**　八纲辨证和脏腑辨证的临床表现；八纲辨证和脏腑辨证的辨证施护。

教学内容

所谓辨证，是指在中医理论指导下，将望、闻、问、切四诊所收集的病史资料，通过分析、综合、归纳，辨清疾病的原因、性质、部位以及邪正之间的关系，概括、判断为某种性质的证的诊断过程。辨证的目的是为论治提供可靠的依据。

辨证是诊断疾病过程的核心，为弄清其含义，首先要掌握证、症、病的概念。

证是机体在疾病过程中的某一阶段的病理概括。症是症状和体征，是患者自我感觉到的异常变化以及医生通过四诊等手段获得的形体上的异常特征。病是对疾病发展全过程中特点与规律的概括。正如清代医学家徐灵胎说："证之总者为病，而一病总有数证。"指一病可以概括数证。总之，病与证的确定，都是以症状作为依据。一病可以出现多证，一证也可见于多病之中。因此，临床上必须辨证与辨病相结合，才能使诊断更加全面、准确。

中医学在历史上形成的辨证分类方法有多种，如八纲辨证、脏腑辨证、气血津液辨证等。其中，八纲辨证是总纲，脏腑辨证是各种辨证的基础，主要用于内伤杂病的辨证需要。

第一节　八纲辨证与施护要点

八纲，即表、里、寒、热、虚、实、阴、阳八个辨证的纲领。八纲辨证，是通过四诊所取得的资料后，根据病位的深浅，病邪的性质及盛衰，人体正气的强弱等多方面的情况，加以分析，归纳为八类不同的证候。它是中医辨证方法中最基本、最常用的方法。掌握了八纲辨证，就能将错综复杂的证候表现加以概括，并执简驭繁地对疾病做出初步诊断。

八纲是从各种具体证候的个性中抽象出来的带有普遍规律的共性，即任何一种疾病，从疾病的类别来说，不属于阴证，便属于阳证。从疾病的部位深浅来说，不在表，就在里（或半表半里）。从疾病的性质来说，不属于寒证，便属于热证。从邪正斗争的关系来说，正气虚的称为虚证，邪气盛的称为实证。所以八纲辨证是概括性的辨证纲领，适应于临床各科的辨证。在八纲中，阴阳可以根据其他六纲，即表、热、实证为阳证，里、寒、虚证伪阴证，所以阴阳又是八纲中的总纲。正如张景岳所说："凡诊脉施治，必须先审阴阳，乃为医道之纲领，阴阳无谬，治焉有差?"

八纲辨证是从八个方面对疾病本质做出纲领性的辨别。但是，这不意味着八纲辨证只是把各种证候简单、截然地划分为八个区域。由于八纲之间不是彼此孤立，绝对对立、静止不变的，而是相互间可有兼夹、错杂，可有中间状态，病随病变发展而不断变化，如表里同病、虚实夹杂、寒热错杂、表证入里、里邪出表、寒证化热、热证转寒、实证转虚、因虚致实等。因此，临床辨证时，不仅要注意八纲基本证候的识别，更应把握八纲证候之间的相互关系，只有将八纲联系起来对病情作综合性的分析考察，才能对证候有比较全面、正确地认识，以便为治疗和护理指出方向。

一、表里证候的辨证施护

表里是辨别病位外内浅深和病势趋向的一对纲领。标表与里是相对的概念,如躯壳与脏腑相对而言,躯壳为表,脏腑为里。脏与腑相对而言,腑属表,脏属里。经络与脏腑相对而言,经络属表,脏腑属里。经络中三阳经与三阴经相对而言,三阳经属表,三阴经属里。皮肤与筋骨相对而言,皮肤为表,筋骨为里等。因此,对于病位的内外浅深,都不可作绝对地理解。

一般而论,从病位上看,身体的皮毛、肌腠、经络相对为外,脏腑、骨髓相对为内。因此,从某种角度上说,外有病属表,病较轻浅。内有病属里,病较深重。从病势上看,外感病中病邪由表入里,是病渐增重为势进。病邪由里出表,是病渐减轻为势退。因此前人有病邪入里一层,病深一层,出表一层,病轻一层的认识。

(一) 表证

表证是指六淫、疫疠、虫毒等邪气经皮毛、口鼻侵入机体,邪留肌表,正气(卫气)抗邪所表现轻浅证候的概括。表证主要见于外感疾病的初期,具有起病急、病情较轻、病程较短、有感受外邪的因素可查等特点。

1. 临床表现　恶寒或恶风,发热或自觉无发热,头身疼痛,苔薄白,脉浮,兼见鼻塞、流清涕、喷嚏、咽喉痒痛,咳嗽等症。

2. 病机概要　由于六淫之邪气客于肌表,阻遏卫气的正常宣发,正邪相争,则郁而发热。卫气受遏,失其温煦肌表的功能,肌表得不到正常的温煦,故出现恶寒的症状。邪气郁于经络,气血运行不畅,以致头身疼痛。肺主皮毛,鼻为肺窍,咽喉为肺气之通道,邪气从皮毛、口鼻而入,内应于肺,肺失宣降,故出现鼻塞流涕,咽喉痒痛,咳嗽等症。病属轻浅,故舌象无明显变化,乃呈薄白苔;正邪相争于表,脉气鼓动于外,故脉浮。

3. 治疗原则　辛散解表。

4. 辨证要点　表证见于外感病的初期,临床以恶寒发热并见、苔薄白,脉浮为辨证依据。由于感受的邪气不同、患者的体质不同,表证又有表寒、表热、表虚的不同,其鉴别要点见表10-1。

表10-1　表证的寒热虚实鉴别

表证类别	病因	鉴别要点
风寒表实证	风寒	恶寒重,发热轻,无汗,头身痛,苔薄白,脉浮紧
风寒表虚证	风邪	恶风,发热,汗出脉浮缓
风热表证	风热	发热,微恶风寒,口微渴,咽喉痛,苔薄黄,脉浮数

5. 护理措施

(1) 病情观察　注意观察寒热、汗、苔脉的变化,以区别表寒、表热、表虚、表实。表寒证,无汗,恶寒重,发热轻,苔薄白,脉浮紧。表热证,恶寒轻,发热重,或有汗,苔薄黄,脉浮数。表虚证,恶寒或恶风,有汗或微汗,苔薄白质淡,脉浮细无力。

(2) 生活起居护理　环境安静,病室内空气新鲜,温湿度适宜。温度以18~20℃为宜,湿度以60%为宜。随病情以及天气的变化增减衣褥,应防吹对流风,忌寒凉闭汗或汗出当风,汗湿衣服及时更换,以免邪遏于里不得达外。患者一般应注意休息,症状较重者应卧床。愈后应注意经常锻炼身体,以增强体质,提高抗病能力。对感受疫疠邪气致病者,应注意呼吸道隔离。

(3) 用药护理　解表发汗药,虽然有辛温、辛凉之别,但多属于辛散轻物之品,不宜久煎,药宜加水浸泡后武火急煎,沸后 5～10 分钟即可。药宜温服,服药后静卧盖被,并饮适量热汤以助汗出。表寒表实证,药后可饮适量热汤以取汗;表虚证患者,药后可饮热粥,益胃气、养津液,以助汗出。服解表药后 1～2 小时,重点观察汗出的情况。药后以微汗为宜,不可过汗,以免伤正气。汗出热退,表解身凉,不必再进解表药。汗出不彻,寒热不退,为表证未解,药力不济,应继服解表药;如汗出过多,要停服,并根据情况及时处理,如年老体弱汗过多易出现虚脱,阳虚或阴虚者禁止单纯发汗。

(4) 饮食护理 以补膳食为宜,多食用清淡易消化的半流质或软食之类食物,忌肥甘厚味、生冷之品,以免恋邪伤正。表寒证,可用姜、葱、蒜、胡椒等作为调味品,以辅助药力散寒祛邪。表热证患者可适量饮用清凉饮料或水果。汗出而热未退尽时,要注意不能让患者吃得过饱。

(5) 对症护理 头痛者可针刺合谷、太阳、风池穴,或耳压脑、额、枕、神门,每次取 2～3 穴;无汗、发热者,在服药同时可配合针刺曲池、大椎、合谷等穴。表寒证,还可推拿背部膀胱经。咽痛、口干者可用芦根 30～60 g 煎汤代茶饮或用冰硼散吹咽喉部。

(6) 慎用物理降温 护理该类患者时要注意慎用物理降温。"疮家"、"淋家"、"衄家"、"出血家"禁发汗或慎用。

(二) 里证

里证是指病变部位在内,由腑脏、气血、骨髓等受病所反映的证候。里证的成因,大致有 3 种情况:一是表证进一步发展,表证不解,病邪传里,侵犯脏腑形成里证;二是外邪直接入里,侵犯脏腑而发病,即所谓"直中"为病;三是情志内伤、饮食不节、劳倦过度等因素,直接损伤脏腑,或脏腑气机失调,气血津液受病而出现的各种证候。里证与表证相对而言,其概念非常笼统,范畴非常广泛,病因复杂,可以说凡非表证及半表半里证的特定证候,一般都可属于里证的范围,即所谓"非表即里"。里证多见于外感病的中、后期阶段或内伤疾病中。

里证的范围极为广泛病位虽然同属于里,但仍有浅深之别,一般病变在腑、在上、在气者,较轻浅;在脏、在下、在血者,则较深重。

1. 临床表现 由于里证的范围极为广泛,涉及寒热虚实及各个脏腑,因此所表现的证候也不同。如壮热,烦躁神昏,口渴,腹痛,便秘或呕吐,小便短赤,苔黄或白厚腻,脉沉等。凡非表证均是里证。不同的里证,可表现为不同的证候,但其基本特点是无恶寒发热,以脏腑症状为主要表现,起病可急可缓,一般病情较重,病程较长。详细内容见寒热虚实辨证及脏腑辨证。

2. 病机概要 以上所列仅是寒热虚实以及脏腑各种里证中可能出现的一些常见证候。如壮热,为热邪内传入里,或寒邪化热入里,或脏腑阳盛,里热炽盛所见;热邪灼伤津液,则口渴喜饮,小便短赤;热扰心神,则烦躁神昏;若寒邪直中脏腑或寒湿之邪直犯脾胃,寒邪凝滞中焦,则腹痛;寒湿困阻脾胃,脾胃运化失司,则腹泻;胃失和降则呕吐;舌红苔黄腻或白厚腻,脉沉均为疾病在里。

3. 治疗原则 以"和里"概括。可根据寒、热、虚、实等具体病证的不同,分别选方用药。

4. 辨证要点 里证多见于外感病的中、后期阶段或内伤疾病中。具有病位深、病因复杂、病程长的特点。临床以但热不寒或但寒不热、舌象有变化、脉沉为辨证依据。

5. 护理措施

(1) 病情观察 根据里证中的一些常见证候给予相应的观察。如高热患者,注意观察体温、神志、呼吸、血压等症状。若声高气粗,腹胀便结,疼痛拒按,心烦不安,甚至胡言乱语,苔厚,脉沉实的实热证,应密切观察神志、瞳孔、汗出、血压、脉象的变化,以防止卒中及痉证发生。

(2) 生活起居护理 病室应安静,整洁,室内空气流通。随病情的不同以及气候的变化增减衣被,患者避免直接吹风,注意休息,病情严重者绝对卧床休息。如潮热盗汗,手足心热,两颧红赤,虚热表现者要注意休息,秋冬季节晚上应早睡,以"秋冬养阴",适应四时气候变化。注意皮肤及口腔的卫生。根据每个患者的病情轻重,体质强弱,做适当的活动。如打太极拳、做内养功、练气功等,以利于经络通畅,营卫气血调和,加快病情恢复。

(3)情志护理 由于患者的性格、病情、环境、经济条件、家庭情况等不同,造成患者的思想情绪也不一样。为此,护理人员要充分了解各方面的情况,有的放矢,用不同的方法进行精神护理。如部分或全部失去生活自理的患者,精神压力很大,忧心忡忡,护理人员则应满腔热忱、耐心地做好护理工作。对意志脆弱,多愁善感,多焦虑不安者,护理人员必须因人而异,做好思想工作,以促使疾病早日恢复。危重患者,多悲观失望,则要给予其鼓励,在生活上多关心照顾,帮助洗脸、擦浴、洗脚等,使患者感到温暖。

(4)饮食护理 根据不同的病证给予不同的饮食护理。四肢不温、畏寒喜暖,小腹坠胀拒按,面肢水肿,舌淡苔白,脉滑沉而弱,实寒甚者,饮食上注意调护,可食"薏米粥"、"黄芪母鸡"、"红茶"、"山药小米粥"。畏寒肢冷,恶心呕吐,口不渴,腹痛,大便溏,舌质淡,苔白脉沉迟,里寒者,饮食宜温热,可食糯米饮,常饮"桂圆汤","姜糖红茶",以祛寒健脾,忌食生冷。若是发热,口渴,目赤唇红,烦躁不宁,大便秘结,小便黄,舌质红,苔黄,脉沉数,邪热内盛,应适量饮用绿茶、菊花晶、西瓜汁、绿豆汤等,以清热生津止渴。若潮热盗汗,手足心热,两颧红赤,体内阴液亏虚者,可多食鱼类,豆制类,海产类、蛋类等食品,以滋阴养血。咽干口渴欲饮者可给绿茶,绿豆汤等以养阴生津,清热止渴。

(5)对症护理 腹部冷痛,可艾灸神阙、气海、关元及足三里。大便秘结,番泻叶泡水代茶饮,或大黄元明粉泡水内服以通腑泄热。若脱肛不收者,要注意肛门卫生,便后应温水清洗,若高热者,可刮痧,针刺曲池、大椎或三棱针放血,以清内热。

(三)表证和里证的鉴别要点

表证和里证的鉴别,主要着眼于寒热表现、脏腑症状是否突出以及舌象、脉象的变化(表10-2)。

表 10-2 表证和里证的鉴别要点

证型	病位	病程	寒热表现	脏腑症状	舌象	脉象
表证	浅	短	恶寒发热	头身痛、鼻塞、喷嚏、咽喉不适	少有变化	浮
里证	深	长	但热不寒,但寒不热或无寒热	咳喘、心悸、腹痛、呕泄、烦躁	有变化	沉

附:半表半里证

半表半里证是指外邪由表内传,尚未入于里;或里邪透表,尚未至于,邪正相搏于表里之间的证候,在六经辨证中称少阳证。因其介乎表里之间,故既不属于表证,也不属于里证,而属于半表半里证,以寒热往来等为主要表现。

1. 临床表现 寒热往来,胸胁苦满,心烦喜呕,默默不欲饮食,口苦,咽干,目眩,脉弦等。

2. 病机概要 此为外邪入半表半里之间,正邪相争,出现恶寒是正不胜邪,出现发热则是正胜于邪,因此寒热往来。少阳之脉布于胁肋,热郁少阳,故胸胁苦满。少阳木郁,木火上逆,则心中烦扰;胆气横逆,胃土必受侮,胃为邪袭,失其和降,气逆向上,则时时欲呕。胆热木郁,干犯胃腑,胃为热扰,则默默不欲饮食。少阳位居半表半里,少阳受病,邪热熏蒸,胆热上腾则表现为口苦。津为热灼则咽干。目为肝胆之外候,少阳风火上腾,而出现目眩。脉弦为肝胆病之征象。

3. 辨证要点 临床以寒热往来、胸胁苦满、脉弦为辨证依据。

第二军医大学出版社

二、寒热证候的辨证施护

寒热是用于概括和辨别疾病性质的一对纲领。《素问·阴阳应象大论》说:"水火者,阴阳之征兆也。"《景岳全书·传忠录》说:"寒热者,阴阳之化也。"《类经·疾病类》亦说:"水火失其和,则为寒为热。"说明寒热较突出反映了疾病中机体阴阳的偏盛偏衰,病邪基本性质的属阴属阳,而阴阳是决定疾病性质的根本,所以说寒热是辨别疾病性质的纲领,同时寒热辨证还是提供使用温热药或寒凉药的依据,所谓"寒者热之,热者寒之"。

病邪有阳邪和阴邪之分,正气有阳气与阴液之别。阴邪致病容易导致机体阴气偏盛而阳气受损,或是阳气虚衰而阴寒内盛,均可表现为寒证。阳邪致病导致机体阳气偏盛而阴液受伤,或是阴液亏损则阳气偏亢,均可表现为热证。《黄帝内经》记载:"阳盛则热,阴盛则寒",《素问·调经论》说:"阳虚则外寒,阴虚则内热",即是此义。这也说明,从分析病邪的属阴属阳与分析机体阴阳的盛衰,所得寒证、热证的认识是基本一致的。

（一）寒证

寒证是指感受寒邪,或阴盛阳虚所表现的证候。多因外感寒邪或内伤久病阳气受损或多食寒凉生冷所致。

1. 临床表现　恶寒畏冷、肢凉冷痛、喜暖、肢冷倦卧、口淡不渴、痰、涎、涕清稀、小便清长,大便稀溏,面色㿠白,舌淡苔白而润,脉迟或紧等。

2. 病机概要　寒证多由外感阴寒之邪,或因内伤久病,阳气耗伤,阴邪内盛所致。阳气不足或寒邪侵袭,伤及阳气,不能温煦周身,故见恶寒喜暖、肢冷倦卧;阴寒内盛津液未伤,所以口淡不渴;阳虚不能温化水液,以致分泌物清晰,小便清长;若寒邪伤脾,或脾阳久虚,则运化失常见大便稀溏;阳虚血运乏力则面色白而脉迟;阳虚不化,寒湿内生则舌淡苔白而润滑。寒性收引,血脉收缩而见紧脉。

3. 治疗原则　温以祛寒。

4. 辨证要点　以冷、白、清晰、润、静为主要临床表现。

5. 护理措施

（1）病情观察　注意观察患者面色、寒热喜恶,肢体温凉,口渴与否等情况。另外要注意舌脉象以及涎、涕、痰、尿、便等排泄物的观察。

（2）生活起居护理　患者宜居处向阳、通风、洁静、室温适度之处。平时要注意防寒保暖,忌冷,根据具体病情适当添盖衣被。

（3）情志护理　对病程长,病情较重的患者,要注意安定患者的情绪,使其保持良好的精神状态,使气机调畅。

（4）饮食护理　寒证患者饮食宜温热性,忌生冷瓜果,油腻之品,卒中寒邪所患的表证或里寒证,宜用姜糖水趁热服下,或在食用的菜汤中多加些姜、葱、胡椒粉等辛散之品,服后避风取汗,以助驱邪外出。若为虚寒证患者,可用"山药、腰花","羊肉、扁豆、糯米","枸杞炒肉丝"等温补类药膳,以调理血气,温补肾阳,助阳散寒。

（5）用药护理　寒证多用辛温燥热之品,中病即止,以免辛热之品过用伤阴。药宜温服,每日1剂,日服2次或遵医嘱。

（6）对症护理　风寒痹证患者,关节疼痛,注意保暖的同时,可配合针灸、拔火罐。若虚寒型胃脘痛患者,可在胃脘部用棉兜保暖。

（二）热证

热证是指感受热邪,或阳盛阴虚,人体功能活动亢进所表现的证候。多因外感火热之邪、五志化火、七情内伤,郁而化热、饮食不节,郁积化热、久病阴液耗损,阴虚阳亢所致。

1. 临床表现　发热喜凉,恶寒喜冷,口渴喜冷饮,烦躁不安,痰、涕黄稠,小便短赤,大便干结,面红目赤,舌红苔黄,干燥少津,脉数等。

2. 病机概要　热证多由外感火热之邪,或七情过激,郁而化火;或饮食不节,积蓄为热;或房事劳倦,劫夺阴精,阴虚阳亢所致。阳热偏盛,则发热喜凉。热盛津伤则需引水自救,所以口渴喜冷饮。热扰心神,则烦躁不安。津液被阳热煎熬,则分泌物黄稠。大热伤阴,津液被耗,故小便短赤。肠热津亏,势必大便干结。火性上炎,则见面红目赤。舌红苔黄为热象,苔干少津是阴伤。阳热亢盛,加速血行,故见数脉。

3. 治疗原则　清热泻火。

4. 辨证要点　以热、赤、黄、干燥、动为主要临床表现。

5. 护理措施

(1) 病情观察　严密观察发热,出汗、神志、食欲、二便、斑疹、出血、舌脉象等,并详细记录生命体征等情况。另外,观察是否有真寒假热、真热假寒的出现。

(2) 生活起居护理　病室宜空气新鲜,温度适宜,清洁卫生。天热季节,病房要有良好的通风和降温设备,床上要凉爽,透气性好,根据患者发热程度,调节室内温度,以及病员衣被的更换。里证热不退者,可采用物理降温方法,如冰袋降温、乙醇擦浴等,对时邪疫疬患者,要做好消毒隔离,防止交叉感染。病室可用中药烟熏亦可配合西医护理消毒措施。患者食用的一切物品均要进行消毒,要严格控制探访人员。对于病情较重,生活上不能完全自理的患者,协助搞好生活,特别是因高热神志不清的患者,要注意预防褥疮及意外事故的发生。

(3) 情志护理　热证患者情绪易于激动,护理人员必须安定情绪,使其安心配合治疗。

(4) 饮食护理　饮食宜新鲜清凉,忌食辛辣,滋腻动风之品,如患者烦热口渴者,可多饮清凉饮料,或多食西瓜、梨、苹果及一些蔬菜等食品。此外,藕粉、绿豆汤、果子汁等也可服用,以助清热生津。鼓励患者多饮水。

(5) 用药护理　清热、解毒之剂,宜凉服或微温服。其煎煮之法,视药物不同,也要求有别,如白虎汤中的生石膏要先煎,然后再加入其他药,煎沸后约10~15分钟,取汁服。又如普济消毒饮中兼有辛凉之品,煎煮时间要求稍短,取汁服。每日服一剂,上下午各一次。根据病情需要,可遵医嘱加服,服药相隔时间约3小时。

(6) 对症护理　高热患者,除用冰袋降温、乙醇擦浴等物理降温外,还可采用肌注柴胡注射液2~4 ml,冷盐水灌肠的药物降温,亦可针刺大椎、合谷、曲池,以达到清热降温的目的。热扰心神者,可用紫雪丹或安宫牛黄丸等,以清肝开窍。热毒内盛,腹气不通者,可加用生大黄浸液,以通便泻火。咽喉肿痛、口舌糜烂用锡类散、冰硼散等吹喉及口腔。若温热之邪内迫营血,出现耗血动血之鼻衄、齿衄、呕血、便血等,可用云南白药、三七粉、白芨粉等应急处理,亦可采用止血剂静脉滴注。

(三) 寒证和热证的鉴别要点

寒证和热证的鉴别,主要着眼于患者寒热喜恶、四肢冷暖、口渴与否、面色、二便、舌脉象等变化(表10-3)。

表10-3　寒证和热证的鉴别要点

鉴别 证型	寒热	四肢	口渴	面色	小便	大便	舌象	脉象
寒证	怕冷喜暖	冷	不渴喜热饮	苍白	清长	稀溏	舌淡苔白润	迟
热证	发热喜凉	热	口渴喜冷饮	红赤	短赤	干结	舌红苔黄干	数

97

三、虚实证候的辨证施护

虚实是辨别邪正盛衰的一对纲领,虚与实主要是反映病变过程中人体正气的强弱和致病邪气的盛衰。《素问·通评虚实论》说:"邪气盛则实,精气夺则虚。"虚主要指正气不足,实主要指邪气亢盛。所以实与虚是用以概括和辨别邪正盛衰的两个纲领。

由于邪正斗争是疾病过程中的根本矛盾,阴阳盛衰及其所形成的寒热证候,亦存在着虚实之分,所以分析疾病中的邪正虚实关系,是辨证的基本要求,因而《素问·调经论》有"百病之生,皆有虚实"之说。通过虚实辨证,可以了解病体的邪正盛衰,为治疗提供依,所谓"虚者补之,实者泻之"。实证宜攻邪,即取其有余,虚证宜补正,即益其不足,虚实辨证准确,攻补方能适宜,才能免犯虚虚实实之误。

(一)虚证

虚证是对人体正气虚弱、不足为主所产生的各种虚弱证候的概括。虚证反映人体正气虚弱、不足而邪气并不明显的一类证候。虚证的形成,有先天不足和后天失调两个方面,以后天失调为主。如久病失治,损伤正气;饮食失调,脾失健运,后天不足;七情劳倦,伤及脏腑;房事过度,耗伤肾中精气等,都可导致"精气夺则虚"。

人体正气包括阳气、阴液、精、血、津液、营、卫等,故阳虚、阴虚、气虚、血虚、津液亏虚、精髓亏虚、营虚、卫气虚等,都属于虚证的范畴。

1. 临床表现 由于虚证有气虚、血虚、阴虚、阳虚证等多种证候的不同,所以临床表现极不一致,很难概括全面,常见有:面色苍白或萎黄,精神委靡,身疲乏力,心悸气短,形寒肢冷或五心烦热,自汗盗汗,大便溏泄或滑脱,小便频数或失禁,舌淡胖嫩,少苔或无苔,脉虚无力等。具体见表 10-4。

表 10-4 气虚、血虚、阴虚、阳虚的鉴别

证候	共同症状	不同表现
气虚	气短、乏力	气少懒言,身疲乏力,自汗
血虚	精疲,心悸	面色苍白或萎黄,唇甲色淡,肢体麻木,舌淡,脉细
阴虚	舌淡,脉细	五心烦热,两颧潮红,盗汗,口咽干燥,舌红少苔,脉细数
阳虚	脉虚	形寒肢冷,口淡不渴,尿清便溏,面色苍白,舌淡胖嫩,脉虚无力

2. 病机概要 由于先天不足,后天失养所致。气虚致推动作用减弱,所以气少懒言,身疲乏力。气虚卫外不固,则自汗。血虚不能上荣头面,故面色苍白或萎黄,唇舌淡白。血虚不能儒养筋脉,则爪甲色淡,肢体麻木。血虚不能充盈于脉,故脉细无力。阴虚不能制阳,失去其濡养、滋润作用,虚热内生,故见五心烦热,心烦心悸,面色萎黄,盗汗等症。阳气虚,虚寒内生,失去温运、固摄的功能,所以出现形寒肢冷,面色苍白,口淡不渴,尿清便溏等症。阳虚则阴寒盛,故舌淡胖嫩,脉虚无力。气血两虚,经脉不能蒸化水津,阴津亏虚无以滋养上承,所以舌上少苔或无苔。

3. 治疗原则 补虚扶正。

4. 辨证要点 正气不足;起病缓慢,病程长。

5. 护理措施

(1)病情观察 观察患者的神、色、形态、汗出、疼痛性质,二便及舌脉象的变化,以区分表虚、里虚、虚寒、虚热。如精神不振,面色淡白,少气乏力,畏寒肢冷,腹痛喜按,大便溏薄,小便清

长,舌质淡嫩,脉微或沉迟无力为虚寒证;心烦失眠,口咽干燥,潮热盗汗,大便干结,舌红脉细数为虚热症。

(2)生活起居护理　虚证患者居处宜安静,空气新鲜,阳光充足,温湿度适宜。平时应注意气候变化,防止感冒。指导患者结合自身体质情况,选择锻炼方式,注意"春夏养阳","秋冬养阴",以增强体质。适应四时变化,生活有规律,起居有常,避免过度疲劳,以免耗伤心气。对大、小便失禁患者要及时更换床单衣裤,以免损伤皮肤发生压疮。

(3)情志护理　虚证患者体弱,病程长,护理人员要有良好的服务态度,工作主动热情,态度和蔼亲切,鼓励他们保持乐观、开朗、舒畅的心情,积极配合治疗。同时要适当参加锻炼,避免恼怒、抑郁、思虑等精神刺激。

(4)饮食护理　加强营养,根据气、血、阴、阳亏损的不同,给予相应的饮食护理。阳虚、气虚、血虚的患者,宜食温补之类的膳食。如枸杞炒肉丝,牛羊肉汤等。阴虚或血燥的患者,宜用清补之类的饮食。如百合,绿豆,银耳等。阳气虚者忌生冷瓜果之类的食品。阴虚患者忌辛辣、油炸、煎炒等温燥动火伤阴之品。

(5)服药护理　虚证患者,服药时间长,有厌药心理,故当浓煎中药,少量多次服,在餐前或餐后1～2小时温服,以免影响饮食。

(6)对症护理　虚证腹痛可用热水袋热敷,或艾灸关元、气海、足三里等穴,或拔火罐止痛。若脾虚所致的腹胀可用小茴香温熨腹部或灸中脘、足三里、天枢等穴位以温阳行气。虚证发热,宜针刺,不宜物理降温。

(二)实证

实证是对人体感受外邪,邪气过盛或体内病理产物蓄积,如气滞血瘀、痰饮水湿凝聚、虫积、食滞等,致脏腑功能活动失调所形成的各种临床证候的概括。实证以邪气充盛、停积为主,但正气尚未虚衰,有充分的抗邪能力,故邪正斗争一般较为剧烈,而表现为有余、强烈、停聚等特点。

实证范畴非常广泛,寒邪、风邪、暑邪、湿邪、热邪、燥邪、疫毒为病,痰、饮、水气、食积、虫积、气滞、血瘀、脓等病理改变,一般都属于实证的范畴。临床上一般是新、暴病多实证,病情激烈者多实证,体质壮实者多实证,故《难经·四十八难》有"急者为实"、"入者为实"的说法,《类经·疾病类》亦说"凡外入之病多有余,如六气所感,饮食所伤之类也。"

1. 临床表现　由于感邪性质的差异,致病的病理产物不同,以及病邪侵袭、停积部位的差别,因而各自有着不同的证候表现且极不一致。主要为发热烦躁,甚至神昏谵语,腹胀痛拒按,胸闷气粗,痰涎壅盛,大便秘结,小便不利,脉实有力,舌苔厚腻等症。

2. 病机概要　一是外感六淫邪气;二是脏腑功能失调,代谢障碍,以致痰饮、水湿、瘀血等病理产物停留体内所致。邪气过盛,正气与之抗争,阳热亢盛,故发热;实邪扰心,或蒙蔽心神,故烦躁甚至出现神昏谵语;实邪积于肠胃,腑气不通,故腹胀满疼痛拒按,大便秘结,所谓"拒按则实";热邪阻肺,肺失宣降而胸闷、呼吸气粗;痰盛者,可见痰声漉漉;实邪注于膀胱,水湿内停,阻遏膀胱气化,故小便不利;邪正相争,搏击于血脉,故脉盛有力;湿浊蒸腾,故舌苔多见厚腻。

3. 治疗原则　泻实祛邪。

4. 辨证要点　邪盛正不虚;起病急,病程短,表现为亢盛有余的证候。

5. 护理措施

(1)病情观察　注意观察患者神色、寒热、疼痛的性质、部位、持续时间,以及出汗,口渴等情况,注意辨别虚实的真假。密切观察患者体温、呼吸、脉搏、血压、二便、苔脉的情况,谨防出现危证。

(2)生活起居护理　保持病室空气新鲜、流通,温湿度适宜,且要清洁,安静。患者宜卧床休

第二军医大学出版社

息,烦躁者要慎防坠床。

(3)情志护理 实证患者 般起病急,病程短,大多数患者思想顾虑较多,精神紧张。故护理人员应对患者及其家属耐心、细致的进行解释,解除其思想顾虑,增强治病的信心,使其保持情绪安定,以配合治疗,促进患者早日恢复健康。

(4)饮食护理 饮食宜清淡、易消化,忌辛辣刺激肥甘肥厚之品。根据病情,给予流汁、半流、软饭等。腹痛患者,饮食宜有节,循序渐进。

(5)服药护理 遵循"实则泻之"的理论,采取各种泻下的方法,泻实祛邪,服药应及时,加强药后观察,中病即止。攻下药沉降下行,宜清晨空服,且凉服中药,药温 20~25℃为宜,以助泻热之功,使药达病所,易于奏效。

(6)对症护理 实寒腹痛可隔姜灸神阙,针刺足三里、中脘,用泻法。亦可用沉香、元胡粉各15 g吞服,另用热水袋或炒盐热熨腹部。便秘患者,应注意让其养成定时排便的习惯,可指导其清晨或睡前按顺时针方向做腹部按摩,以促进肠蠕动。患者宜食清凉、润滑、富含膳食纤维的食物,如苦瓜、黄瓜等,清晨空腹可饮淡盐水或蜂蜜水。实热证之高热、便结,可参照热证的护理。

(三)虚证和实证的鉴别要点

虚证和实证的鉴别要点,主要从患者的形体盛衰,精神好坏,声音气息的强弱,痛处喜按与拒按,二便以及苔脉来鉴别(表 10-5)。

表 10-5 虚证和实证的鉴别

证型	病程	体质	形态	疼痛	二便	舌象	脉象
虚证	久病	虚弱	精神委靡,身倦乏力,气弱懒言	喜按	大便稀溏小便清长	舌淡嫩少苔	细弱
实证	新病	壮实	精神兴奋,声高气粗	拒按	大便秘结小便短赤	苔厚腻	实而有力

四、阴阳证候的辨证施护

阴阳是概括证候类别的一对纲领,可以概括其他三对纲领,故又是八纲辨证的总纲。《素问·阴阳印象大论》中说:"阴盛则阳病,阳盛则阴病。"《素问·调经论》谓:"阳虚则外寒,阴虚则内热;阳盛则外热,阴盛则内寒。"《素问·脉要精微论》谓:"阳气有余,为身热无汗;阴气有余,为多汗身寒。"《类经·阴阳类》说:"人之疾病……必有所本,或本于阴,或本于阳,病变虽多,其本则一",指出证候虽然复杂多变,但总不外阴阳两大类,而诊病之要也必须辨明其属阴属阳,因此阴阳是八纲的总纲。根据阴阳学说中阴与阳的基本属性,临床上凡兴奋、躁动、亢进、明亮等表现的表证、热证、实证都可归属为阳证。凡见抑制、沉静、衰退、晦暗等表现的里证、寒证、虚证可归属为阴证。

由于中医学中的阴阳不仅是抽象的哲学概念,而且已经有了许多具体的医学内容,如阳气、阴液、心阴、脾阳等,都是有实际内容的医学概念。所以,阴阳辨证又包含有具体的辨证内容,其主要者有阴虚证、阳虚证、阴盛证、阳盛证,以及亡阴证、亡阳证等。此外,阳亢证、虚阳浮越证等,亦可是阴阳失调的病理变化。所谓阴盛证实际是指实寒证,所谓阳盛证实际是指实热证。

(一)阴虚证

阴虚证是指体内津液精血等阴液亏少而无以制阳,滋润、濡养等作用减退所表现的虚热证候。属虚证、热证的性质。

1. 临床表现 形体消瘦、五心烦热、潮热颧红、盗汗、口燥咽干、小便短黄、大便干结、舌红少津少苔、脉细数等,并具有病程长,病势缓等虚证的特点。

2. 病机概要　阴液亏耗,机体失于儒养,故形体消瘦;阴虚则阳亢,虚热内生,甚则阴虚火旺,则见五心烦热、潮热颧红、盗汗;阴液不足,失于滋润,故口燥咽干、小便短黄、大便干结;舌红少津少苔、脉细数均为阴虚内热之舌体。

3. 治疗原则　养阴清热,温阳扶正。

4. 辨证要点　以潮热、颧红、盗汗、舌红少苔、脉细数等为辨证依据。

5. 护理措施

(1) 病情观察　观察患者的生命体征、汗出、饮食、二便以及舌苔脉象的变化。

(2) 生活起居护理　病室内光线充足,空气流通,安静整洁。根据患者的病情轻重,体质强弱和个人爱好,做适当的活动。平时要注意防寒保暖,加强生活调摄,忌劳累,息妄想,戒房事。注意口腔清洁,早晚用温盐水或漱洗剂漱口。

(3) 情志护理　心烦焦躁者须耐心开导,让患者稳定情绪,消除其顾虑,教育患者树立乐观情绪。

(4) 饮食护理　饮食宜富有营养,多食新鲜蔬菜、水果,忌食辛辣、动火伤阴之品,禁吸烟、饮酒。根据自身的情况,可食用一些滋阴清热的药膳。如银耳 15～20 g、鸽蛋 1～2 枚,冰糖适量,煎汤服食;海参、甲鱼适量清炖或配菜作佐餐食用。根据胃纳情况,酌情食用生梨、枇杷、梅子等养阴生津的水果。

(5) 对症护理　对于盗汗者,应避免室温过高,衣被不要盖的太暖,以免引起出汗。出汗后用毛巾擦身,及时更换潮湿的衣服。亦可用锻牡蛎、锻龙骨研粉,纱布包扎,用以扑身,有止汗之效。注意寒温调节,须防汗后受凉感冒。

(二) 阳虚证

阳虚证是指体内阳气亏损,机体温煦、推动、蒸腾、气化等作用减退所表现的虚寒证候,属虚证、寒证的性质。

1. 临床表现　畏冷,四肢不温,面色㿠白,口淡不渴,或渴喜热饮,可有自汗,小便清长或尿少水肿,大便溏薄,舌淡胖,苔白滑,脉沉迟(或为细)无力为常见证候,并可兼有神疲、乏力、气短等气虚的证候,多见于病久体弱者,病势一般较缓。

2. 病机概要　阳气不足,温煦失职,故畏寒肢冷;气血运行无力,不能上荣头面,故面色㿠白;阳气虚衰,阴寒内生,口淡不渴,或渴喜热饮;阳气不足,气化不利,水湿内停,溢于肌肤,故尿少水肿;舌淡胖,苔白滑,脉沉迟(或为细)无力为阳虚阴寒内盛之征象。

3. 治疗原则　温补阳气。

4. 辨证要点　以气虚伴有畏寒肢冷、舌淡、脉沉迟无力为辨证依据。

5. 护理措施

(1) 病情观察　密切观察患者的脉搏、血压、汗出、二便及舌苔,脉象的变化。

(2) 生活起居护理　病室宜通风向阳温暖,空气新鲜,做到起居有节,注意以休息为主,避免劳累。

(3) 情志护理　积极疏导,帮助患者树立战胜疾病的信心和勇气。

(4) 饮食护理　饮食宜食温养之品,可选羊肉、狗肉、桂圆等,忌寒凉、生冷之品。有泄泻的患者,应忌油腻、粗硬及其他不易消化的食物。

(5) 对症护理　脾阳虚,腹痛泄泻,完谷不化者,可配合针灸或按摩关元、气海、足三里;肾阳虚,五更泄泻者,可予吴茱萸 15 g、五味子 60 g 同炒研末,每晨服 6 g,米汤送下。

(三) 亡阴证

亡阴证是指体内阴液大量耗损,阴液严重亏乏而将欲竭所表现出的危重证候。多为久病阴亏,或高热不退,汗、吐、泻太过,严重烧伤等原因所致。

1. 临床表现 汗热味咸而黏,如珠如油,身灼肢温,虚烦躁扰,恶热,渴喜冷欲饮,皮肤皱瘪,小便极少,面色赤,唇舌干燥,脉细数等。

2. 病机概要 由于阴液欲绝,或仍有火热阳邪内炽,故见汗出如油;由于阴液暴失,故皮肤皱瘪,小便极少;虚火内积,故身灼肢温,虚烦躁扰,恶热;脉细数,面赤唇焦等一派阴竭而虚热内盛的证候。

3. 治疗原则 救阴敛阳

4. 辨证要点 以大汗热而黏,身热,虚烦躁扰,脉细数为辨证依据。

5. 护理措施

(1) 病情观察 密切观察患者的神志、寒热、面色、脉搏、血压、小便等情况。

(2) 生活起居护理 按危重病护理,去枕平卧位,不宜搬动。病室保持安静通风,温湿度适宜。

(3) 对症护理 根据患者所出现的情况,作出相应的处理,如汗出过多,则要更换汗浸的衣褥,烦躁者,防止坠床,并给予及时吸氧。

(四)亡阳证

亡阳证是指体内阳气极度衰微而表现出阳气欲脱的危重证候。多为久病阳虚,或因阴寒之邪极盛而致阳气大伤,或因大汗、失精、大出血等阴血消亡而阳随阴脱,或因剧毒刺激、严重外伤、瘀痰阻塞心窍等而使阳气暴脱等原因所致。

1. 临床表现 冷汗淋漓、汗质稀淡、神情淡漠,肌肤不温,手足厥冷,呼吸气微,面色苍白,舌淡而润,脉微欲绝等。

2. 病机概要 由于阳气极度衰微而欲脱散,失却温煦、固摄、推动之能,故见冷汗、肢厥、面色苍白、神情淡漠、息弱、脉微等垂危病状。

3. 治疗原则 回阳救逆。

4. 辨证要点 以冷汗淋漓、面色苍白、四肢厥冷、脉微欲绝为辨证依据。

5. 护理措施

(1) 病情观察 密切观察患者的神志、面色、脉搏、血压、汗出情况。从观汗、四肢、舌象、脉象等情况辨亡阴亡阳。如汗出热黏咸味,肢温热,舌红而干为亡阴,大汗淋漓、汗出稀凉而味淡、四肢厥冷,舌淡脉微欲绝为亡阳。

(2) 生活起居护理 按危重病护理,注意保暖。去枕平卧位,不宜搬动。

(3) 用药护理 独参汤口服或鼻饲。

(4) 对症护理 可针灸神阙、关元、百会、气海等穴。

(五)亡阴和亡阳的鉴别要点

由于阴阳是互根的,阴竭则阳气无所依附而散越,阳亡则阴液无以化生而告竭,故两者常相互影响,在短时间内往往是阴阳皆亡。

亡阴和亡阳可从汗出、四肢、面色、舌象、脉象等方面鉴别(表 10-6)。

表 10-6 亡阴证和亡阳证的鉴别要点

证型	大汗出	四肢	面色	舌象	脉象
亡阴证	热汗而黏	手足温	面色潮红	舌红	细数无力
亡阳证	冷汗淋漓	四肢厥冷	面色苍白	舌淡	脉微欲绝

　　总之,疾病的表现尽管极其复杂,但基本都可以归纳八纲之中,疾病总的类别,有阴证、阳证两大类;病位的深浅,可分在表在里;阴阳的偏颇,阳盛或阴虚则为热证,阳虚或阴盛则为寒证;邪正的盛衰,邪气盛为实证,正气衰为虚证。因此,八纲辨证就是把千变万化的疾病,按照表与里、寒与热、虚与实、阴与阳这种朴素的两点论加以分析,使病变中各个矛盾充分揭露出来,从而抓住其在表在里、为寒为热、是虚是实、属阴属阳的矛盾。

　　八纲之间不是彼此孤立,绝对对立,静止不变的,而是相互间可有间夹、错杂,可有中间状态,并随病变发展而不断变化,如表里同病、虚实夹杂、寒热错杂、表证入里、里邪出表、寒证化热、热证转寒、实证转虚、因虚致实等。因此,临床辨证时不仅要注意八纲基本证候的识别,更应把握八纲证候之间的相互关系,将表、里、寒、热、虚、实、阴、阳八纲联系起来对病情做综合分析考察,这样才能对证候有比较全面、正确的认识,从而为治疗和护理指明方向。总之,临床运用八纲的顺序是:首先辨别表里,找出病变的部位;其次辨寒热,分清病证的性质;然后辨别虚实,诊察邪正盛衰状况;最后分类归属阴阳。

第二节　脏腑辨证与施护要点

　　脏腑辨证,是以藏象学说为基础,根据脏腑的生理功能和病理特点,对疾病所反映的临床症状、体征等进行综合分析,从而推断出疾病所在的脏腑病位、病因、病机及其具体病理性质,邪正盛衰情况的一种辨证方法。简言之,即以脏腑病位为纲,对疾病进行辨证。在此基础上确定落实相应的护理原则、护理措施,这是中医临床各种实施辨证护理的基础,也是中医护理的重要内容之一。脏腑辨证是决定脏腑辨证护理的前提和依据。

　　脏腑辨证包括脏病辨证、腑病辨证和脏腑兼病辨证,其中脏病辨证是最为重要的内容。由于脏腑之间关系密切,故将脏病、腑病合并介绍。

一、心与小肠病辨证施护

(一)心病辨证

　　心居胸中,两肺之间,有心包络裹护于外,与小肠的经脉相互络属,构成表里关系。心主血脉,具有推动血液在脉道内运行的作用。心又主神明,关系到精神思维活动,为人体生命活动的主宰。心开窍于舌,在志为喜,在液为汗,与小肠相表里。

　　心的病变主要反映在心脏本身及其主血脉功能的失常和精神意识思维等精神活动异常。临床上以心悸怔忡、胸闷心痛、多梦健忘、心烦失眠、神昏谵语、神志错乱、脉结或代或促、舌痛、舌疮等为心病的常见症状。

　　心病的证候有虚实之分。虚证多由思虑劳神太过,或禀赋不足,脏气虚弱,久病伤心等因素,导致心气虚、心阳虚、心阳暴脱、心血虚、心阴虚等。实证多由痰阻、火扰、寒凝、气滞、血瘀等原因,导致心火亢盛、心脉痹阻、痰迷心窍、痰火扰心等。

　　1. 心气虚　指心气不足,鼓动无力所表现的虚弱证候。多由先天不足,素体虚弱,脏器缺损,或久病失养,或年高脏气衰弱等原因所致。

　　(1)临床表现　心悸,胸闷,或有自汗,气短,精神疲倦,活动后加重,面色淡白,舌淡嫩,脉虚等。

　　(2)病机概要　心气虚弱,鼓动无力,故见心悸,胸闷;气虚卫外不固,故自汗;功能活动衰减,则气短,神疲;动则气耗,故活动后诸症加重;气虚运血无力,气血不足,血失充荣,故面色淡白,舌淡嫩,脉虚。

103

（3）治疗原则　补气安神。

（4）辨证要点　以心悸、神疲与气虚症状共见为辨证依据。

（5）代表方剂　养心汤。

2. 心阳虚　指心阳虚衰，温运失司，鼓动无力，虚寒内生的虚寒证候。本证常由心气虚进一步发展，或由其他脏腑病证损伤心阳而成。

（1）临床表现　心悸怔忡，心胸憋闷或痛，气短，自汗，畏冷肢凉，神疲乏力，面色淡白，或嘴唇紫暗，舌淡胖或紫黯，苔白滑，脉弱或结代，或见肢体水肿。

（2）病机概要　心阳虚衰，鼓动、温运无力，心动失常，轻则见心悸，重则为怔忡；心阳虚弱，宗气衰少，胸阳不展，故心胸憋闷，气短；温运血行无力，心脉痹阻不通，则见心胸疼痛；阳虚而阴寒内生，温煦失职，故见畏冷肢凉；阳虚卫外不固，则可见自汗；温运乏力，血脉失充，寒凝而血行不畅，故见面色淡白，或嘴唇紫暗，脉弱或结代；舌淡胖，苔白滑，为阳虚寒盛、水湿不化之象。

（3）治疗原则　温补心阳、安神定悸。

（4）辨证要点　心悸怔忡，心胸憋闷与阳虚症状共见为辨证依据。

（5）代表方剂　桂枝人参汤。

3. 心阳暴脱　指心阳衰极，阳气暴脱的危重证候。常由心阳虚证进一步发展的结果，或寒邪暴伤心阳，或痰瘀阻塞心脉或失血亡津，心阳随之外脱而成。

（1）临床表现　突然冷汗淋漓，四肢厥冷，呼吸微弱，面色苍白，或心胸剧痛，神志模糊或昏迷，唇舌青紫，脉微欲绝。

（2）病机概要　心阳衰亡，不能外固，则冷汗淋漓；不能温煦四肢，故四肢厥冷；心阳虚衰，宗气外泄，故呼吸微弱；阳气外脱，脉道失充，故面色苍白无华、脉微欲绝；阳衰寒凝，血运不畅，瘀阻心脉，则见心胸剧痛、唇舌青紫；心神涣散，则见神志模糊，甚则昏迷。

（3）治疗原则　回阳救逆固脱。

（4）辨证要点　心悸胸痛、冷汗、肢厥、脉微等表现为辨证依据。

（5）代表方剂　参附汤。

4. 心血虚　指心血亏虚，失于濡养所表现的虚弱证候。常因劳神过度，或失血过多，或久病伤及营血等引起；也可因脾失健运或肾精亏损，生血乏源所致。

（1）临床表现　心悸，头晕眼花，健忘，失眠，多梦，面色淡白或萎黄，唇舌色淡，脉细弱无力。

（2）病机概要　血液不足，心动失常，故见心悸；心神失养，神不守舍，则见失眠、多梦；血虚不能上荣于头、面，故见头晕眼花，健忘，面色淡白或萎黄，唇舌色淡；血少脉道失充，故脉细弱无力。

（3）治疗原则　养血安神。

（4）辨证要点　以心悸、失眠、多梦与血虚症状共见为辨证依据。

（5）代表方剂　炙甘草汤。

5. 心阴虚　指阴液亏损，心神失养，虚热内扰的虚热证候。多因思虑劳神太过，暗耗心阴，或肝肾等脏阴亏，累及于心所致。

（1）临床表现　心悸，心烦，失眠，多梦，口燥咽干，形体消瘦，或见五心烦热，盗汗，午后潮热，两颧发红，舌红少苔乏津，脉细而数。

（2）病机概要　阴液亏少，心动失常，故见心悸；心神失养，虚火扰神，神不守舍，则心烦不宁，失眠，多梦；阴虚失濡失养，则口燥咽干，形体消瘦；手足心热、午后潮热，两颧发红，舌红少苔乏津，脉细数等，均为阴虚内热之象。

（3）治疗原则　滋阴养血安神。

（4）辨证要点　以心烦、心悸、失眠与阴虚症状共见为辨证依据。

（5）代表方剂　补心丹。

6. **心火亢盛**　指火热内炽，扰乱心神，迫血妄行，上炎口舌的实热证候。多因情志抑郁化火，或火热内侵，或过食辛辣温燥之品，久蕴化火，内炽于心所致。

（1）临床表现　发热，口渴，心烦，失眠，面赤，尿黄，便结，舌尖红赤，苔黄，脉数有力。或见口舌生疮、赤烂疼痛，或见吐血、衄血，甚或狂躁谵语、神志不清。

（2）病机概要　心主神志，心火炽盛，内扰于心，神不守舍，则发热、心烦、失眠；火邪伤津，故口渴、便秘、尿黄；火热炎上，则面赤、舌尖红赤；气血运行加速，则脉数有力；心火上炎，故口舌生疮、赤烂疼痛；心火迫血妄行，则吐血、衄血；热扰心神则狂躁谵语、神志不清。

（3）治疗原则　清心泻火。

（4）辨证要点　以发热、心烦失眠、口舌生疮、尿赤涩痛等症为辨证依据。

（5）代表方剂　导赤散、泻心汤。

7. **心脉痹阻**　指瘀血、痰浊、阴寒、气滞等因素阻痹心脉的证候。多因正气先虚，心阳不振，运血无力，而致气滞、血瘀、痰浊、阴寒等邪气痹阻心脉而成，故其性质多属于本虚标实。

（1）临床表现　心悸怔忡，心胸憋闷或疼痛，痛引肩背内臂，时发时止。或以刺痛为主，舌质紫黯或有青紫斑点，脉细涩或结代；或以心胸闷痛为主，体胖痰多，身重困倦，舌苔白腻，脉沉滑或沉涩；或以遇寒剧痛为主，得温痛减，畏寒肢冷，舌淡苔白，脉沉迟或沉紧；或以胀痛为主，喜太息，与情志变化有关，舌黯红，脉弦。甚者暴痛欲绝，口唇青紫，肢厥神昏，脉微欲绝。

（2）病机概要　心阳不振，失于温运，或瘀血内阻，心脉搏动失常，故见心悸怔忡；阳气不宣，血行无力，心脉阻滞不通，故心胸憋闷或疼痛；手少阴心经之脉横出腋下，循肩背、内臂后缘，故痛引肩背内臂。若瘀阻心脉为主者，以刺痛为特点，伴见舌紫黯、或有青紫斑点，脉细涩或结代等症状；若痰阻心脉为主者，以闷痛为特点，多伴体胖痰多，身重困倦，苔白腻，脉沉滑或沉涩等症状；若寒凝心脉为主者，以痛势剧烈、突然发作、遇寒加剧、得温痛减为特点，伴见畏寒肢冷，舌淡苔白，脉沉迟或沉紧等症状；若气滞心脉为主者，以胀痛为特点，其发作多与精神因素有关，常伴喜太息，脉弦等气机郁滞的症状。

（3）治疗原则　活血通络化瘀。

（4）辨证要点　以心悸怔忡，心胸憋闷，胸疼痛与瘀血症状共见为辨证依据。由于致痛之因有别，还应分别分辨疼痛特点及兼症，以审证求因（表10-7）。

表10-7　心脉痹阻证瘀、痰、寒、气比较表

证　候	共有症状	病因	不同症状
瘀阻心脉	心悸怔忡，	瘀血内阻	刺痛，舌紫暗，或有青紫斑点，脉细涩或结代
痰阻心脉	心胸憋闷、疼痛，痛	痰浊阻滞	闷痛，体胖痰多，身重困倦，苔白腻，脉沉滑
寒凝心脉	引肩背内臂，时发时止	阴寒凝滞	剧痛，遇寒加剧，得温痛减，畏寒肢冷，舌淡苔白，脉沉紧
气滞心脉		气机郁滞	胀痛，喜太息，与情志变化有关，舌暗红，脉弦

（5）代表方剂　血府逐瘀汤。

8. **痰迷心窍**　指痰浊蒙蔽心神，以神志失常为主要表现的证候，又名痰蒙心窍。多因湿浊酿痰，阻遏气机，或因情志不遂，气郁生痰，或痰浊内盛，夹肝风内扰，致痰浊蒙蔽心神所致。

（1）临床表现　神情痴呆，意识模糊，朦胧昏昧或精神抑郁，表情淡漠，喃喃自语，举止失常

第二军医大学出版社

或突然昏仆,不省人事,口吐涎沫,喉中痰鸣,两目上视,手足抽搐,口中如作猪羊叫,并见面色晦暗、胸闷、呕吐、无苔白腻,脉缓而滑。

（2）病机概要　痰浊上蒙心神、神明失司,故见神情痴呆,意识模糊,甚则昏不知人。情志不遂,肝失疏泄、气郁痰凝,痰气互结、蒙蔽神明,则见精神抑郁、表情淡漠、神志错乱、喃喃自语,举止失常。若痰浊内盛,肝风夹痰,闭阻心神,突然昏仆,不省人事,口吐涎沫,喉中痰鸣,两目上视,手足抽搐,口中如作猪羊叫。面色晦暗、胸闷、呕吐、无苔白腻,脉缓而滑,均为痰浊内盛之征。

（3）治疗原则　涤痰开窍。

（4）辨证要点　以精神抑郁、痴呆、昏迷与痰浊症状共见为辨证依据。

（5）代表方剂　导痰汤合苏合丸。

9. 痰火扰心　指火热痰浊扰乱心神,以神志异常为主要表现的证候,又名痰火扰神。多因精神刺激,思虑动怒,气郁化火,炼液化痰,痰火内盛,或外感温热、湿热之邪,热邪煎熬,灼津为痰,痰火内扰心神所致。

（1）临床表现　发热,口渴,面赤气粗,便秘尿赤;或喉间痰鸣,胸闷,心烦,不寐,甚则狂越妄动,打人毁物,胡言乱语,哭笑无常,舌红苔黄腻,脉滑数。

（2）病机概要　本证即可见于外感热病,又可见于内伤杂病。外感热病中,由于邪热内蕴,里热蒸腾上炎,则见发热、面红目赤、呼吸气粗;热灼津伤,故便秘尿黄;痰火扰乱或蒙闭心神,可见烦躁不宁、神昏谵语。内伤杂病中,由于精神刺激,痰火内盛,闭扰心神,轻则心烦失眠,重则神志狂乱而见胡言乱语、狂躁妄动、打人毁物。痰火内盛,故有吐痰黄稠或喉间痰鸣;痰阻气机,则胸闷不舒;舌红、苔黄腻、脉滑数,均为痰火内盛之象。

（3）治疗原则　清心豁痰泻火。

（4）辨证要点　以神志狂躁、神昏谵语与痰热症状共见为辨证依据。

（5）代表方剂　礞石滚痰丸。

（二）心病护理措施

1. 病情观察　心主神明,为五脏之首,心病必须严密观病情,同时注意观察血压、脉搏、心率、呼吸、神志、面色、汗液、胸闷、心痛及苔脉的变化,要严密观察有无心阳暴脱的临床表现,慎防心阳暴脱,必要时送监护病房进行专门监护、抢救。

2. 生活起居护理　"惊则心无所依,神无所归"。因此,病室及环境必须保持安静,走路、说话、开关门、取放物品时声音均要轻,尤其要避免噪音刺激、突然的高喊尖叫或突然的撞击声。注意休息,避免劳累。轻者可适当活动,如散步、做操、打太极拳等;重者则绝对卧床休息。心阴虚失眠者,尤其须注意劳逸结合,睡前避免用脑过度。注意寒暖,慎防外感。时刻注意气候变化,及时增减衣被,心阳虚者应注意保暖,不可贪凉或汗出当风,预防感冒的发生。阳虚欲脱者更须注意保暖,使用热水袋或电热毯时慎防烫伤。

3. 情志护理　"悲哀忧愁则心动"、"喜伤心",可见心系疾病与情志的关系很密切,患者应注意调摄情志。凡事宜平淡静志,避免七情过极和外界不良刺激,不宜观看紧张刺激性的电影、电视。减少探陪人员,不宜多交谈,不宜用脑过度,避免情绪波动。做好解释劝导工作,解除思想顾虑,使患者心情舒畅地配合治疗。

4. 辨证施食　饮食应定时定量,防止过饱过饥,夜餐尤应忌过饱,俗话说:"胃不和则寐不安"。平素饮食宜进清淡易消化的食物,注意调补气血,加强营养。

心阳气虚者,忌食生冷瓜果以及凉性食物,宜安神温补之品,如猪心炖莲子、烧羊肉、烧狗肉等;心阴两虚者,忌食辛辣刺激及其他热性食物,宜食滋阴养血之品,如红枣龙眼汤、百合银耳羹、玉竹茶;痰火内盛者,忌食肥甘厚味生痰助湿之品,宜食清淡化痰之品,如雪羹汤(海蜇 50 g,荸荠20 枚)。

5. 用药护理　小肠虚寒者汤药宜温服,而小肠实热者汤药则宜凉服。

6. 对症护理　小肠虚寒者腹部注意保暖,可用暖脐膏敷脐,每日 1 次。

（三）心与小肠病健康教育

1. 环境适宜　保持病室安静、清洁、舒适、温湿度适宜,光线柔和,定时开窗通风,保持空气新鲜。

2. 了解发病的诱因　气候变化,外感风寒;劳累过度;饮食不节,饮食过咸,饥饱无度,过食肥甘厚味之品及过度吸烟饮酒;情志失调或过激:忧思恼怒,焦虑不安或过喜、过悲等。

3. 自我调护　注意休息,避免劳累,保证充足的睡眠。胸闷、胸痛或眩晕发作时,应绝对卧床休息,闭目养神。随时携带急救药品,如麝香保心丸、速效救心丸、硝酸甘油片等。心慌、胸闷、胸痛、心痛时应立即舌下含服速效救心丸或硝酸甘油片 1～2 片。但是硝酸甘油片不能连续服用,以防血压降低,出现头昏、心慌、脉搏增快等不良反应。保持大便通畅,养成定时排便的习惯,忌临厕努责。大便干结时可多食蜂蜜、麻油、香蕉、猕猴桃等,以助通便,平素要多食新鲜蔬菜,特别是粗纤维蔬菜,如芹菜,韭菜等。

4. 饮食调养　饮食宜清淡易消化,多食富有营养、低盐、低脂肪、低胆固醇、高维生素的食物,可多食瘦肉、淡水鱼、豆类、莲子、红枣、菇类、新鲜蔬菜、水果,忌食辛辣刺激肥甘厚味之品,如烟酒、浓茶、咖啡、动物内脏等。每次进餐不宜太饱,切忌暴饮暴食,腹泻者忌生冷食物。

5. 及时就诊　自觉头晕、心悸、胸痛或胸部有严重的压迫感及腹痛、腹泻时,应立即报告医护人员。在家者应立即到医院就诊。

6. 按时按量服药　特别是洋地黄类药及抗心律失常的药,在服用时,如出现头昏、头痛、视觉改变、恶心、呕吐、食欲减退、脉率增快或减慢等不良反应时,考虑为药物中毒反应,应立即告诉医生、护士,采取有效措施。

7. 适当运动　恢复期指导和鼓励患者适当活动,如散步、做操、打太极拳,练气功等以增强体质,但应避免过度劳累,以不觉疲劳为度,切忌活动量过大或剧烈运动。

二、肺与大肠病辨证施护

（一）肺病辨证

肺居胸中,上连气道、喉咙、开窍于鼻,合称肺系,故称喉为肺之门户,鼻为肺之外窍。肺在体合皮,其华在毛,在志为悲(忧),在液为涕。其经脉起于中焦,下络大肠,与大肠相表里。肺主宣发,司呼吸,为气机出入升降之枢,为气之主。肺还能输布津液,通调水道,为水之上源。肺朝百脉,全身的血液都通过经脉流经于肺,经肺的呼吸进行气体交换,然后再通过经脉输送到全身。治节,即治理与调节;肺主治节,肺气具有治理调节全身之气、血、水的运行等作用。

肺的病位主要在肺系,主要为肺的宣降功能失常,反映为主气司呼吸功能的障碍,通调水道、输布津液的水液代谢部分的病变,以及卫外功能不固等方面。临床上以咳嗽、咳痰、气喘、胸痛、咽喉痒痛、声音变异、鼻塞流涕或水肿等为主要表现,其中尤以咳喘为多见。

肺病的证候有虚、实之分。虚证多因久病咳喘,或他脏病变累及于肺,导致肺气虚和肺阴虚。实证多由风、寒、燥、热等外邪侵袭和痰饮停聚于肺而成,常见风寒犯肺、风热犯肺、肺热炽盛、燥邪犯肺、痰热壅肺、寒痰阻肺等证。

1. 肺气虚证　指肺气虚弱致肺功能活动减退,卫外不固所变现的虚弱证候。多因慢性咳喘日久,耗伤肺气,或因脾虚失运,气的生化不足,肺失充养所致。

第二军医大学出版社

（1）临床表现　咳嗽无力,动则气短,声音低弱,少气懒言,神疲乏力,痰液清稀。或有自汗、畏风,易于感冒。面色淡白,舌质淡嫩,苔白,脉弱而无力。

（2）病机概要　肺气亏虚,呼吸功能减退,宣降无权,加之宗气生成不足,故咳嗽无力、气短而喘;劳则气耗,肺气更虚,故咳喘加重;肺气虚,宗气衰少,发声无力,则声音低弱,少气懒言。肺虚,津液不得布散,聚而为痰,故痰液清稀;肺气亏虚,不能宣发卫气于肤表,腠理失调,卫表不固,故见自汗、畏风,且易受外邪侵袭而反复感冒;面色淡白、神疲乏力、舌淡苔白、脉弱无力,均为气虚不能推动气血、功能衰退之象。

（3）治疗原则　补益肺气。

（4）辨证要点　以咳嗽无力、气短而喘、自汗畏风、易感冒为辨证依据。

（5）代表方剂　补肺汤。

2. 肺阴虚证　指肺阴亏虚,虚热内生所表现的虚热证候。多因久咳伤阴,燥热伤肺,或痨虫袭肺,或热病后期、汗出伤津,或素嗜辛辣燥热、烟酒之品,或久病咳喘,年老体弱,渐致肺阴亏虚而成。

（1）临床表现　干咳无痰或痰黏而少,不易咳出,口燥咽干,声音嘶哑,形体消瘦,五心烦热,两颧潮红、潮热盗汗或痰中带血,甚则咳血,舌红少津,脉细数。

（2）病机概要　肺阴不足,失于儒养,或虚火灼肺,以致失于清肃,气逆于上,故干咳无痰,或痰黏而少,不易咳出;阴液不足,失于滋养,则口燥咽干、声音嘶哑、形体消瘦;阴虚生内热,虚热内炽,故见午后潮热、五心烦热;虚火上炎,故两颧潮红;虚火灼伤肺络过甚,则痰中带血;热扰营阴,迫津外泄则盗汗;舌红少津、脉细数,为阴虚内热之象。

（3）治疗原则　滋阴清肺。

（4）辨证要点　以干咳、痰少难咳、潮热、盗汗等为辨证依据。

（5）代表方剂　百合固金汤。

3. 风寒犯肺证　指风寒束肺,肺卫失宣所表现的证候,又称风寒束肺证、风寒袭肺证。多因风寒外邪,侵袭肺卫,致使肺卫失宣而成。

（1）临床表现　咳嗽气喘、痰稀色白、微有恶寒发热、喉痒,鼻塞流清涕、或见头身痛无汗、苔薄白、脉浮紧。

（2）病机概要　肺主司呼吸,外合皮毛,风寒外感,最易袭表犯肺,肺气被束,失于宣降而上逆,则为咳嗽、气喘;寒邪犯肺,肺津不布,聚成痰饮,故咳痰色白质稀;风寒袭表,卫阳被遏,则恶寒发热;鼻为肺窍,肺气失宣,则喉痒、鼻塞、流清涕;风寒犯表,凝滞经络,故头身疼痛;寒性收引,腠理闭塞,故见无汗;苔薄白、脉浮紧,均为风寒之征。

（3）治疗原则　宣肺解表。

（4）辨证要点　以咳嗽、咳稀白痰与风寒表证共见为辨证依据。

（5）代表方剂　麻黄汤合杏苏散。

4. 风热犯肺证　指风热侵袭,肺卫失宣所表现的证候。多由风热外邪,侵袭肺卫,致使肺卫失宣而成。

（1）临床表现　咳嗽气喘,痰少色黄黏稠,发热微恶风寒,咽喉疼痛,鼻塞流浊涕,口微渴,舌尖红,苔薄黄,脉浮数。

（2）病机概要　风热袭肺,肺失清肃,肺气上逆,故咳嗽气喘;风热熏蒸,炼液为痰,故咳痰色黄黏稠;风热袭表,卫气抗邪,故发热微恶风寒;风热上扰,鼻咽不利,故鼻塞流浊涕,咽喉疼痛,口微渴;舌尖红,苔薄黄,脉浮数均为风热袭表犯肺之征。

（3）治疗原则　疏风清肺,宣肺止咳。

（4）辨证要点 以咳嗽、痰黄与风热表证共见为辨证依据。

（5）代表方剂 桑菊饮。

5. **肺热炽盛证** 指火热炽盛,肺失清肃所表现的实热证候。多由风热入里,或风寒入里化热,蕴结于肺所致。

（1）临床表现 咳声洪亮,气带息粗,甚则鼻翼翕动,鼻息灼热,胸痛,或咽喉红肿疼痛,壮热口渴,大便干结,小便短赤,舌红苔黄,脉洪数。

（2）病机概要 肺热炽盛,气逆于上,故见咳嗽、气喘,甚则鼻翼翕动,鼻息灼热;邪气郁于胸中,阻碍气机,则胸痛;肺热上熏于咽喉,气血壅滞,故咽喉肿疼痛;里热蒸腾,向外升散,则发热较甚;热盛伤津,则口渴欲饮、大便干结,小便短赤;舌红苔黄,脉洪数,为邪热内盛之征。

（3）治疗原则 清泻肺热,止咳定喘。

（4）辨证要点 以咳喘气粗与火热症状共见为辨证依据。

（5）代表方剂 麻杏石甘汤,千金苇茎汤。

6. **燥邪犯肺证** 指外感燥邪侵袭肺卫,肺失宣降所表现的证候,简称肺燥证,有温燥和凉燥之分。多因秋季感受燥邪,耗伤肺津,或风温之邪化燥伤津及肺而成。

（1）临床表现 干咳无痰,或痰少而黏,不易咳出,甚则胸痛,甚或咯血,喉痒,口、鼻、咽、唇、皮肤干燥,小便少,大便干结,常兼头身酸楚,微有恶寒发热,舌淡苔薄白或薄黄,少津,脉浮数或浮紧。

（2）病机概要 燥邪犯肺,肺失滋润,清肃失职,故干咳无痰,或痰少而黏,不易咳出;咳甚损伤血络,而见胸痛、咳血;燥易伤津,清窍,皮肤失于滋润,则为口、鼻、咽、唇、皮肤干燥,苔薄而干燥少津;津伤液亏,则小便短少;肠道失润,则大便干燥;燥袭卫表,表卫失和,故恶寒发热。秋初,燥与热合,多为温燥,腠理开泄,则见出汗、脉浮数;深秋,若燥与寒并,多见凉燥,寒主收引,腠理闭塞,故表现为无汗、脉浮紧。

（3）治疗原则 清肺润燥。

（4）辨证要点 以干咳痰少、鼻咽口舌干燥等为辨证依据。

（5）代表方剂 桑杏汤、清燥救肺汤。

7. **痰热壅肺证** 指痰热交结,内壅于肺,肺失清肃所表现的证候。多由肺热炽盛,炼液成痰,或宿痰内盛,郁而化热,痰热互结,壅阻于肺所致。

（1）临床表现 咳嗽喘促,甚者鼻翼翕动,咳痰黄稠而量多,喉中痰鸣,或咳吐脓血腥臭痰,胸闷,胸痛,发热口渴,烦躁不安,小便短黄,大便干结,舌红苔黄腻,脉滑数。

（2）病机概要 热壅于肺,肺失清肃,气逆上冲,则咳嗽喘促,甚者鼻翼翕动;痰热互结,随肺气上逆,邪热熬炼津液为痰,则咳痰黄稠而量多,喉中痰鸣;若痰热阻滞肺络,热壅血瘀,血败肉腐,则见咳吐脓血腥臭痰;痰热内盛,壅塞肺气,见胸闷、胸痛;里热蒸腾则壮热烦躁,口渴;热灼伤津,则小便短黄,大便干结;舌红苔黄腻,脉滑数,为典型的痰热内盛之证。

（3）治疗原则 清热化痰宣肺。

（4）辨证要点 以发热、咳喘、痰多黄稠、舌红苔黄腻,脉滑数等为辨证依据。

（5）代表方剂 清金化痰汤。

8. **寒痰阻肺证** 是指寒饮或痰浊停聚于肺,肺失宣降所表现的证候。多因素有痰疾、罹感寒邪,或因外感寒湿,或脾阳不振,聚湿成痰,上干于肺所致。

（1）临床表现 咳嗽,胸闷或见气喘,痰多,色白质稀易咳,或喉间有哮鸣声,喉中有痰声,畏寒肢冷,身重肢困,大便稀溏,舌质淡苔白腻或白滑,脉弦或滑。

（2）病机概要 痰浊阻肺,肺失宣降,肺气上逆,则咳嗽、呼吸急促;寒饮停肺,肺气上逆,则痰色白质清稀、量多易咯;痰气搏结,上涌气道,故喉中痰鸣;痰浊或寒饮凝闭于肺,肺气不利,故胸部满闷;寒性凝滞,阳气被郁而不能外达,形体四肢失于温煦,故见畏寒肢冷;舌淡、苔白腻或白滑,脉弦或滑,为寒饮痰浊内停之征。

（3）治疗原则　燥湿化痰,理气止咳。

（4）辨证要点　以咳喘、痰白量多质稀易咳等为辨证依据。

（5）代表方剂　二陈汤。

（二）肺病护理措施

1. 病情观察　注意观察咳喘、咳痰、咳血及呼吸的变化。记录咳喘、咳血的持续时间、程度、性质及有无诱因。观察痰的颜色、性质、量、是否挟有血丝以及气味。注意观察呼吸的频率、深度,检查呼吸道是否通畅,以便为辨证施护提供依据。

2. 生活起居护理　肺主一身之表,性娇嫩而不耐寒热,易受外邪侵袭,故肺病患者应重视气候变化,嘱其慎起居,避风寒,同时随天气变化增减衣被。对风寒犯肺者,应多保暖,病室温度宜适当高些;邪热犯肺者,病室温度宜低;对阴虚肺燥者则要在病室内适量洒水使空气凉润,室温宜低;对自汗、盗汗或服发汗药后汗水过多湿衣者,宜用干毛巾擦干汗液后避风更衣,忌汗出当风,以免外邪内袭。

肺主气,司呼吸,开窍于鼻。为避免寒冷空气及异味刺鼻之气吸入,病室内保持温湿度适宜,空气新鲜,严禁在室内吸烟。室内严禁摆放奇花异草。扫地前洒适量的水,防止灰尘和特殊气味的刺激。在家中特别注意避免油烟、煤味、汽油、油漆等气味刺激。每日开窗通风,通风换气时要避免冷空气直接吹袭患者。外出活动时须戴口罩,以防外邪侵袭。系痨虫致病者,应采取隔离措施。

3. 情志护理　避免情志刺激,情绪宜保持开朗、平衡、对病势绵绵,日久难愈,又迫于咳喘、胸闷、痛苦异常者,应加强情志护理,采取安慰、诱导、暗示、转移等方法。

4. 辨证施食　饮食宜清淡、易消化如新鲜蔬果、水果等。忌食辛辣、刺激、油腻黏滞、肥甘厚味、煎炙动火之品,忌烟酒。

1）肺气虚者宜常食红枣、糯米粥、瘦肉、猪肺、鸡汁、禽蛋等以补肺气,同时注意培土生津,可食莲子、黄芪、黄豆、山药、鲜河鱼等以健脾益胃。

2）肺阴虚者宜滋补肺阴,可食梨、枇杷、蜂蜜、百合、芝麻、银耳等,忌食辛辣、煎炸炙薄之品,禁烟、酒。可食糯米阿胶粥(阿胶 10 g 烊化后加入糯米粥 1 碗,服食);沙参山药粥(沙参 30 g,山药 60 g,粳米适量,煮粥服食)。

3）风寒束肺者饮食宜辛温、清淡,多食葱白、生姜、芫荽等;忌食生冷、油腻、肥甘厚味、酸味食物。可用白萝卜一个切片,甜杏仁 10 g(去皮尖)捣碎,一起蒸熟食用。

4）风热犯肺者饮食宜清淡可口,多食梨、枇杷、萝卜、荸荠等,忌食辛辣、香燥、油腻等食物。可食枇杷叶粥(鲜枇杷叶 15 g,粳米适量,煮粥服食)。

5）燥邪犯肺者饮食宜清凉滋润,多食藕、梨、西瓜、罗汉果、菠菜等,忌食辛辣温燥之品,禁烟酒。可用川贝 10 g,桑叶 3 g,冰糖 15 g,研为细末,开水冲服。

6）肺热壅盛者饮食宜清淡,凉润,可多食枇杷、梨、荸荠、马齿苋、薏苡仁、蕨菜等,忌食辛辣、香燥之品。可食鲜芦根粥(鲜芦根 30 g,粳米适量,煮粥服食)。烦热不适时可予果汁及清凉饮料。

5. 对症护理　咳喘呼吸困难者取半卧位或端坐位,绝对卧床休息。根据病情及时给氧,并指导患者和家属,使其了解用氧时的正确呼吸方法及注意事项,氧流量根据症情而定。

痰多者雾化吸入每日 2 次,每次 20 分钟,每天空心拳拍背 2～3 次,由外到内,由下而上,每次15分钟,以利痰液排出,同时指导患者做好体位引流,并将头侧向一侧,慎防痰堵窒息。痰多排出困难时可予电动吸痰,但应注意抽吸时间不宜过长,宜10～15秒,间隔3～5分钟一次,并经常转动吸痰管以防损伤气道黏膜。

胸痛甚者可遵医嘱给服玄胡粉,郁金粉各15 g调服,或耳穴埋籽,取穴肺、膈、神门、敏感点等,按揉3～5分钟,并观察效果及反应。

咯血时应绝对卧床休息,保持情绪稳定。有血块阻在喉部时,鼓励患者轻轻咳出,以防窒息。应避免用力咳嗽,恢复期也不宜剧烈活动。如有咯血中断,自觉胸闷、呼吸急促、唇甲青紫等窒息先兆时,应立即报告医生进行急救处理。咯血后及时用温水漱口,保持口腔清洁。遵医嘱给予服用三七、白药粉各15 g。用藕汁或梨汁调服以清肺止血。大出血时及时给用止血药,同时做好输血准备,以防血脱。

6. **适度运动** 平时宜加强身体锻炼,以增强肺卫的御邪能力。

（三）大肠病辨证

大肠职司传送糟粕,以排出体外,又主津液的进一步吸收,肺与大肠互为表里,肺气的肃降有助于大肠传导功能的发挥。故大肠有"传导之官"之称。大肠的病变主要表现为传导失司所致的便秘与泄泻。主要病证有大肠湿热证、肠燥津亏证等。

1. **大肠湿热证** 指湿热内蕴,阻滞大肠致传导失司所表现的证候。多因夏秋之季,感受湿邪,或饮食不洁或不节,湿热秽浊蕴结肠道而成。

（1）临床表现 腹痛腹胀,下利脓血,赤白黏冻,里急后重,口渴,寒热,或腹泻不爽,暴泄如水,或粪色黄褐而臭,肛门灼热,小便短赤,舌质红,苔黄腻,脉滑数或濡数。

（2）病机概要 湿热蕴结肠道,阻碍气机,则腹痛腹胀;湿热内蕴,损伤肠络,肉腐成脓,则下利脓血;火性急迫而湿性黏滞,湿热疫毒侵犯,肠道气机阻滞,则腹痛阵作而欲泻,却大便滞下不爽,肛门滞重,呈里急后重之象;湿热侵袭肠道,气机紊乱,清浊不分,水液下趋,则暴泻如水;湿热下注,则粪色黄褐而臭,肛门灼热;湿热蒸达于外,则身热;热邪伤津,泻下耗液,则口渴、小便短赤;舌质红,苔黄腻,脉滑数或濡数为湿热内蕴之象。

（3）治疗原则 清热化湿。

（4）辨证要点 以腹痛、下利脓血或暴泻如水、粪色黄褐而臭、苔黄腻、脉滑数为辨证依据。

（5）代表方剂 白头翁汤。

2. **肠燥津亏证** 指津液亏损,肠失濡养,传导失司所表现的证候。多因素体阴亏,或汗、吐、下、温、热病后期、女性产后出血过多、久病等耗伤阴液所致。

（1）临床表现 大便干结如羊屎,艰涩难下,数日一行,腹胀作痛,于左少腹触及包块或口臭,或头晕,口干咽燥,舌红少津,苔黄燥,脉细涩。

（2）病机概要 多种原因损伤阴液,大肠失于濡养,则大便干结如羊屎,排除困难,数日一行;燥屎内停,气机阻滞,则腹胀作痛,或于左少腹触及包块;腹气不通,浊气上逆,则口气臭秽,甚则干扰清阳而见头晕;阴液亏损,不能上润,则口干咽燥、舌红少津、苔黄燥;津亏脉道失充,故脉细涩。

（3）治疗原则 益肺生津、增液润肠。

（4）辨证要点 以大便干结与津亏症状共见为辨证依据。

（5）代表方剂 麻仁丸或增液承气汤。

3. **肠虚滑泻** 是指大肠阳气虚衰不能固摄所表现的证候。多由久泄久痢伤及脾肾,以致脾虚不运,中气下陷,命门火衰,温煦失职,肾气不固所致。

（1）临床表现 便泄无度甚则大便失禁或脱肛,腹部隐痛,喜热喜按,舌淡苔白滑,脉沉弱。

（2）病机概要　阳气虚衰，大肠失固，则便泄无度甚则大便失禁或脱肛；阳虚内寒，寒凝气滞，则腹部隐痛，喜热喜按；舌淡苔白滑，脉沉弱均为阳虚证之证。

（3）治疗原则　温补脾肾、涩肠固脱。

（4）辨证要点　利下无度、大便失禁与阳虚之象共见为辨证依据。

（5）代表方剂　真人养脏汤。

（四）大肠病护理措施

1. 病情观察　观察患者腹痛的程度、性质、持续时间，腹泻情况及大便的性状、次数、颜色，必要时留取粪培养。注意排泄物、便具的严格消毒。

2. 生活起居护理　泄泻者保持肛门及会阴部清洁，便后用软纸擦拭，用温水或洁尔阴洗净，亦可用温水坐浴，肛门坠胀不适或有滑脱者，用消毒纱布涂黄连油膏轻轻托上。

3. 饮食护理　宜食流质忌油腻荤腥，生冷瓜果及坚硬难消化之品。

4. 对症护理　便秘者，每晨空腹饮蜜麻汤（蜂蜜10～15 ml，麻油少许，温开水冲调即可）。

腹冷痛者，应注意保暖，可给予腹部热敷、热饮。里急后重，痢不爽时，遵医嘱服用槟榔丸10 g，以行气导滞。

（五）肺与大肠病健康教育

1. 环境适宜　保持病室空气新鲜、无异味，定时开窗通风，避免迎头当风。室内忌放奇花异草。

2. 了解发病的诱因　气温骤变，外感风、寒、暑、湿之邪或空调温度调得过低；异味、花粉、药物、发物、香烟、灰尘刺激；起居失常，劳累过度；情志不畅，忧思太过；过食辛辣、肥甘厚味、海腥发物、煎炸之品、过多饮酒。

3. 自我调护　根据气候变化，及时增减衣被。外出时戴口罩，少去或不去公共场所，减少交叉感染。咳嗽时可少量饮水润喉或口含西瓜霜润喉片，也可用舌尖顶上颚以减轻咳嗽。痰多时用空心拳自下而上，由外向内拍背，促进痰液排出。咳前先深吸气，再用力咳出气管深部的痰液。咯血时绝对卧床休息，头偏向一侧，避免情绪紧张，咽喉部有血必须轻轻咳出，切忌屏气或用力吸气剧烈咳嗽。遇见咯血伴胸闷、气急、呼吸困难、烦躁不安时立即报告医生，慎防窒息。便秘者每日早晚饮淡盐水一杯。腹泻者，保持会阴部清洁。腔穿刺前排空大、小便，穿刺时保持正确的体位，不能咳嗽，不能深呼吸，不能随意转动身体，以防刺破肺脏。

4. 饮食调养　饮食宜清淡，易消化，富有营养之品，忌食辛辣刺激、油腻、煎炸之品。风寒咳嗽可饮姜茶，阴虚燥咳可用雪梨、川贝和冰糖蒸服，亦可食枇杷、荸荠、萝卜等。腹泻者忌食生冷滑肠之品，咯血期间暂时禁食。

5. 了解主要药物的不良反应　如氨茶碱可出现心慌、胸闷、恶心、呕吐等，地高辛可出现心率骤快或缓慢，黄绿视，恶心呕吐等，速尿可出现全身乏力等。

6. 吸氧的处理　吸氧时不能随便调节氧流量，做好防热、防火、防震、防油工作，病室内严禁吸烟。

7. 适当活动　可在室内或病区内散步，也可学气功、打拳。

8. 消毒处理　固定痰杯，定时消毒，杯内应放消毒液。痰液必须经消毒处理后方可倾倒。

三、肝与胆病的辨证护理

（一）肝病辨证

肝位于腹腔，横膈之下，右胁之内，其华在爪，开窍于目，在志为怒，在液为泪。胆附于肝，足厥阴肝经与足少阳胆经相互属络于肝与胆，构成表里关系。肝藏血，主疏泄，具有储藏血液、调节血量、防止出血，疏泄胆汁，为脾散精，舒畅气机，调畅情志等功能。

肝的病变范围较广,主要有肝失疏泄,肝气郁结,肝不藏血,阴血亏虚,筋脉失养以及厥阴肝经不利等方面,肝开窍于目,故多种目疾都与肝有关。肝的病证范围较广且复杂,如胸胁少腹胀痛、窜痛,情志活动异常,眩晕头痛,肢体震颤,手足抽搐,以及目疾,月经不调,睾丸胀痛等。

肝的病证有虚实之分,以实证多见。虚证多见肝血、肝阴不足,实证多见气郁火盛以及寒邪、湿热等侵犯,而肝风内动证、肝阳上亢证,则本虚标实。

1. **肝血虚证**　指肝脏血液亏虚,肝系组织器官失于濡养所表现的证候。多因脾肾亏虚,生血不足,或慢性病耗伤肝血,或失血过多所致。

(1) 临床表现　头晕目眩,面白无华,爪甲不荣,夜寐多梦,视力减退或维生素 A 缺乏症,或见肢体麻木,关节拘急不利,手足震颤,女性常见月经量少、色淡、甚则经闭,舌淡苔白,脉弦细。

(2) 病机概要　肝主藏血,肝血不足,不能上荣头目,故头晕目眩,面白无华,爪甲不荣;血不足以安魂定志,故夜寐多梦;目失所养,故视力减退或维生素 A 缺乏症;肝主经,血虚经脉失养,则见肢体麻木,关节拘急不利,手足震颤;女性肝血不足,血海空虚,故月经量少、色淡、甚则经闭;舌淡苔白,脉弦细为肝血不足之征。

(3) 治疗原则　补益气血。

(4) 辨证要点　以眩晕、肢麻、视力减退、经少色淡及血虚症状为辨证依据。

(5) 代表方剂　十全大补丸。

2. **肝阴虚证**　指肝脏阴液亏虚,阴不制阳所表现的证候。多由情志不遂,气郁化火,内灼肝阴,或温热病后期、慢性疾病耗伤肝阴,或肾阴不足,水部涵木所致。

(1) 临床表现　头晕耳鸣,两目干涩,视力减弱,面部潮热,胁肋隐痛,口咽干燥,手足蠕动,或见五心烦热、潮热盗汗、舌红少津,脉弦细数。

(2) 病机概要　肝阴不足,不能上荣头目,则头晕耳鸣,两目干涩,视力减弱;虚火上炎,则面部潮热;虚火内灼,肝络失养,则见胁肋隐痛;阴液虚亏不能上濡,则口咽干燥;筋脉失养,则见手足蠕动;五心烦热、潮热盗汗、舌红少津,脉弦细数,均为阴虚内热之征。

(3) 治疗原则　滋补肝阴。

(4) 辨证要点　以两目干涩、眩晕耳鸣、手足蠕动及阴虚症状为辨证依据。

(5) 代表方剂　补肝汤。

3. **肝气郁结证**　指肝失疏泄,气机郁滞所表现的证候。多因情志抑郁,或精神突然受刺激,以及病邪侵扰,阻遏肝经,致使肝气失于条达而发病。

(1) 临床表现　情志抑郁、易怒,胸闷喜叹息,胸胁少腹胀闷窜痛,咽部梅核气,或见颈部瘿瘤,或胁下癥块,女性经前乳房、少腹胀痛,月经不调,痛经,舌苔薄白,脉弦。

(2) 病机概要　肝失疏泄,不得条达,则情志抑郁、易怒;肝气郁结、经气不利,则胸胁、少腹、乳房胀闷窜痛;气郁生痰,痰随气逆,循经上行,搏结于咽成梅核气,积聚于颈部则成瘿瘤;气聚血结,可酿成癥;气病及血,气滞血瘀,冲任不调,则月经不调,痛经;舌苔薄白,脉弦为肝气郁滞之象。

(3) 治疗原则　疏肝解郁。

(4) 辨证要点　以情志抑郁,胸胁、少腹等肝经所过之处胀闷疼痛以及女性月经不调等为辨证依据。

(5) 代表方剂　柴胡疏肝散。

4. **肝火上炎证**　指肝火炽盛,气火上逆所表现的证候。多由情志不遂,肝郁化火,或火热之邪内侵,累及肝胆所致。

(1) 临床表现　头目胀痛,面红目赤,口苦咽干,急躁易怒,不眠或噩梦纷纭,胸胁灼痛,便秘尿黄,耳鸣如潮,甚则突发耳聋,吐血衄血,舌红苔黄,脉弦数。

(2)病机概要 火性上炎,肝火炽盛循经上攻头目,故见头目胀痛,面红目赤;如夹胆气上逆,则口苦咽干;肝失条达柔顺之性,则急躁易怒;火热内扰,神魂不安,以致失眠或噩梦纷纭;肝火内积,壅滞经脉则胸肋灼痛;热盛耗津,故便秘尿黄;肝热移胆,上冲于耳,则耳鸣如潮,甚则突发耳聋;肝火灼伤血络,血热妄行,可见吐血衄血;舌红苔黄,脉弦数,为肝经实火炽盛之征。

(3)治疗原则 清肝泻火。

(4)辨证要点 以头目胀痛、急躁易怒、目赤耳鸣等与火热症状共见为辨证依据。

(5)代表方剂 龙胆泻肝汤。

5.肝阳上亢证 指肝肾阴虚,致使肝阳亢于上所表现的上盛下虚证候。多因情志过极,化火伤阴,肝阴不足,阴不潜阳,或年老阴亏,或房劳太过,致肝肾阴虚,水不涵木所致。

(1)临床表现 眩晕耳鸣,头目胀痛,面红目赤,急躁易怒,腰膝酸软,失眠多梦,头重脚轻,心悸健忘,舌红少津,脉弦有力。(临床上常见的肝火上炎、肝阴虚及肝阳上亢三证皆表现为热象,因此应多加以鉴别,见表10-8)

(2)病机概要 肝肾之阴不足,肝阳亢逆无制,气血上冲,则眩晕耳鸣,头目胀痛,面红目赤;肝失疏泄,则急躁易怒;腰为肾之腑,肝肾阴虚,肾腑经脉失养,故腰膝酸软;阴虚心失所养,神不得安,则见失眠多梦;阴亏于下,阳亢于上,上盛下虚,故头重脚轻;心悸健忘,舌红少津,脉弦有力为肝肾阴虚、肝阳上亢之征。

(3)治疗原则 平肝潜阳。

(4)辨证要点 以眩晕耳鸣、目赤烦躁、腰膝酸软、头重脚轻等为辨证依据。

(5)代表方剂 杞菊地黄丸。

表10-8 肝火上炎、肝阴虚、肝阳上亢三证鉴别表

证候	性质	共同点	鉴别点
肝火上炎	实热证	均有肝经循行部位(头、目、耳、胁)的热性症状	病程较短,以肝经实火炽盛症状为主,虚性症状不明显
肝阴虚	虚热证		病程较长,以肝经失养及虚火内扰症状为主
肝阳上亢	本虚标实		既有眩晕耳鸣、头目胀痛、急躁易怒等上盛症状;又有腰膝酸软、头重足轻等下虚表现

6.肝风内动证 指在疾病过程中,患者出现眩晕欲扑、震颤、抽搐等动摇不定症状的证候。因其病因病机不同,临床上有肝阳化风证、热极生风证、血虚生风证、阴虚生风证4种(表10-9)。

表10-9 肝风内动四证鉴别表

证候	性质	主症	兼症	舌象	脉象
肝阳化风	上实下虚	眩晕欲仆,头摇肢颤,语言不利,或猝然昏仆,不省人事,偏瘫	手足麻木,步履不正,腰膝酸软	舌红苔白或腻	脉弦有力
热极生风	实热	手足抽搐,颈项强直,两目上视,角弓反张,牙关紧闭	高热,神昏,烦躁	舌红或绛	脉弦数
血虚生风	虚	手足震颤,肌肉瞤动,肢体麻木	眩晕耳鸣,面色无华,爪甲不荣	舌淡苔白	脉细
阴虚生风	虚热	手足蠕动,眩晕耳鸣	两颧潮红,五心烦热,口燥咽干,形体消瘦	舌红少津	脉弦细数

(1) 肝阳化风证　指肝阳升动,亢逆无制所表现的动风证候。多因肝肾阴亏,无以制约肝阳而致。

1) 临床表现:眩晕欲仆、头胀而痛、项强头摇、肢体震颤、手足麻木、步履不正、语言不利、舌红苔白或腻,脉弦有力,严重者猝然昏仆,舌强不语,口眼歪斜,半身不遂,称为卒中。

2) 病机概要:肝肾阴亏于下,肝阳亢盛于上,肝阳化风上扰头目则眩晕欲仆、头胀而痛;肝肾阴虚筋脉失养则肢体震颤、手足麻木;上盛下虚则步履不正;风阳暴升,气血逆乱,肝风夹痰上蒙清窍故猝然昏仆,不省人事;风痰阻滞舌络,则舌强不语;风痰流窜脉络,经气不利,可见口眼歪斜,半身不遂;舌红脉弦有力为肝阳上亢之象;苔白或腻为肝风夹痰之证。

3) 治疗原则:滋阴潜阳、平肝熄风。

4) 辨证要点:以眩晕欲仆、肢体震颤、手足麻木、口眼歪斜、半身不遂为辨证依据。

5) 代表方剂:镇肝熄风汤。

(2) 热极生风证　指热邪亢盛引起肝风所表现的证候。多由邪热亢盛,燔灼肝经,闭扰心神所致。

1) 临床表现:高热,神昏,躁扰如狂或手足抽搐,颈项强直,两目上视,甚则角弓反张,牙关紧闭,舌红或绛,脉弦数。

2) 病机概要:热邪蒸腾,充斥内外,故高热;热入心包,内扰心神,则见神昏、躁扰如狂;热灼肝经,筋脉失养,引动肝风,而见手足抽搐,颈项强直,两目上视,甚则角弓反张,牙关紧闭等筋脉挛急的表现;舌红或绛,脉弦数为肝经火热之征。

3) 治疗原则:清热熄风。

4) 辨证要点:以高热,神昏,抽搐,项强为辨证依据。

5) 代表方剂:羚羊钩藤汤。

(3) 血虚生风证　指由于肝血亏虚,筋脉失养所表现的动风证候。多由久病血虚,急慢性出血过多所致。

1) 临床表现:手足震颤,肌肉瞤动,关节拘急不利,肢体麻木,眩晕耳鸣,面色无华,爪甲不荣,舌淡苔白,脉细。

2) 病机概要:肝主藏血,肝血不足,不能上荣头目,故头晕目眩,面白无华;肝主经,血虚经脉失养,则见肢体麻木,关节拘急不利,手足震颤;爪为筋之余,肝血不足,则爪甲不荣;舌淡苔白,脉细为血虚之征。

3) 治疗原则:养血熄风。

4) 辨证要点:以眩晕、震颤、肢麻及血虚症状为辨证依据。

5) 代表方剂:四物汤加味。

(4) 阴虚生风证　指阴液亏虚,筋脉失养所表现的虚风证候。多因外感热病后期,阴液耗损,或内伤久病,阴液亏虚所致。

1) 临床表现:手足蠕动,眩晕耳鸣,两颧潮红,五心烦热,口燥咽干,形体消瘦,舌红少津,脉弦细数。

2) 病机概要:肝阴亏虚,筋脉失养,虚风内动,故见手足蠕动;阴虚不能上滋,则眩晕耳鸣;阴不制阳,虚热内生,故见两颧潮红,五心烦热;阴液不能上承,则口燥咽干;阴液津亏,肌肤失养,故形体消瘦;舌红少津,脉弦细数,为肝阴不足、虚热内炽之征。

3) 治疗原则:潜阳熄风,滋养肝肾。

4) 辨证要点:手足蠕动,眩晕耳鸣,两颧潮红及阴虚症状为辨证依据。

5) 代表方剂:二甲复脉汤。

115

7. **寒滞肝脉证**　指寒邪凝滞肝脉所表现的证候。多因外感寒邪内侵,凝滞肝经所致。

(1)临床表现　少腹牵引睾丸坠胀冷痛,或小腹剧痛或巅顶冷痛,或阴器收引,遇寒痛甚,得热痛缓,并见形寒肢冷,呕吐清涎或干呕,舌苔白滑,脉沉紧或弦紧。

(2)病机概要　肝经绕阴器,抵少腹,上巅顶,寒凝肝脉,气血凝滞,则见少腹牵引睾丸坠胀冷痛,或小腹剧痛或巅顶冷痛;寒性收引,筋脉拘急,可致阴囊收缩引痛;寒则气血凝涩,热则气血流通,故疼痛遇寒加剧,得热痛缓;舌苔白滑,脉沉紧或弦紧为阴寒凝滞肝脉所致。

(3)治疗原则　温经暖肝。

(4)辨证要点　以少腹牵引睾丸坠胀冷痛,阴囊收缩引痛、巅顶冷痛。

(5)代表方剂　暖肝煎。

8. **肝胆湿热证**　指湿热蕴结肝胆,疏泄失常所表现的证候。多由外感湿热之邪,或脾胃失健,湿浊内生,郁而化热,湿热内蕴肝胆所致。

(1)临床表现　胁肋胀痛、口苦纳呆、腹胀、呕恶欲吐,口干,寒热往来、身目发黄、大便不调、小便短赤或阴囊湿疹、睾丸红肿热痛,女性带下色黄臭秽,外阴瘙痒。舌红苔黄腻,脉弦数。

(2)病机概要　湿热蕴结肝胆,肝失疏泄,故胁肋胀痛;肝木横逆乘土,脾胃纳运、和降失司,故纳呆,呕恶欲吐;热伤津液,则口干;胆气上逆,可见口苦;正邪相争故发热,少阳枢机不利,则见寒热往来;胆汁不循常道而外溢肌肤,则身目黄染;湿热内蕴,肠道传到失司,故大便不调;膀胱气化失司,则小便短赤;肝经绕阴器,湿热循经下注,则见阴囊湿疹、睾丸红肿热痛,女性带下色黄臭秽,外阴瘙痒;舌红苔黄腻,脉弦数均为湿热内蕴肝胆之征。

(3)治疗原则　清泻肝胆湿热。

(4)辨证要点　以发热、胁肋胀痛、厌食腹胀、身目黄染、阴部瘙痒、带下黄臭等与湿热内蕴症状共见为辨证依据。

(5)代表方剂　大柴胡汤。

(二)肝病的护理措施

1. **病情观察**　严密观察患者情志、眩晕、头痛、胁痛、黄疸、痉厥等主症的变化情况,记录患者头痛、眩晕、抽搐的程度,发作时间和缓解时间,注意观察黄疸的色泽变化,区别阴黄和阳黄。黄色晦暗如烟熏属阴黄;黄色鲜明如橘皮属阳黄。

2. **生活起居护理**　保持环境安静、光线适宜、温湿度适宜。肝阴(血)虚及肝阳上亢、肝火上炎的患者多喜凉爽,所以病室温度宜低,且节制房事,以免耗阴动火。而对寒滞肝脉的患者病室温度可适当偏高。做到劳逸得当,起居有常,保证患者充足的休息和睡眠,根据病情指导患者适当的活动,如散步、打太极拳、练气功等。

3. **情志护理**　肝为刚脏,性喜条达疏畅,忌抑郁恼怒,所以肝病患者的心理护理是很重要的。医护人员要体贴安慰患者,了解患者的心理状态,协同家属给予心理疏导。一方面劝说患者少生气动怒,要保持精神舒畅,心情愉快,注意解除患者的忧虑、恐惧、消极悲观等情绪;另一方面,尽量避免外界不良刺激,以免七情过极,使疾病反复发作与加重。可运用语言开导法,以情制情等精神护理法,使患者心旷神怡,气机疏利。对肝阳上亢等阴虚阳亢患者,更应注意情志调摄,慎防暴怒、烦劳而诱发卒中。要注意观察患者面色、神志、血压的变化,注意询问有无肢体麻木及活动障碍,注意有无口角歪斜、语言塞塞等。

4. **辨证施食**　肝的疏泄功能直接影响脾胃的运化,饮食不当在损伤脾胃的同时,也加重肝脏负担,所以肝病的患者饮食宜清淡,禁食油腻,忌辛辣刺激及动火之品,忌烟酒,郁怒之时不宜进食,以免气食交阻。

肝气郁结者饮食宜清淡、素爽,常食金橘饼、金针菜汤、丝瓜、茄子、菠菜等;避免食用土豆、南瓜、红薯等食物。可使柴橘粥(柴胡 15 g,陈皮 10 g,水煎取药汁,另以粳米 60 g 水煮,待粥将成时加入药汁,煮熟后服用)。

肝火上炎者,要保护肺阴,以防木火刑金,可多食梨子、百合等养阴之品,忌食羊肉、狗肉、龙眼肉、韭菜、大蒜等生热动火之品,宜饮决明子茶(取决明子煎汤代茶饮),具有清肝明目之功。

肝风内动者宜多饮菊花茶(取茶花适量泡菜饮)并多食海带、萝卜、荸荠、冬瓜、丝瓜等,忌食公鸡、老鹅、动物翅膀、猪头肉等动风之品。

肝血不足者多食补血之品如动物肝脏、红枣及血肉有情之品。

肝胆湿热者多食清淡素食,多食水果或多汁蔬菜,如西瓜、芹菜、茄子、冬瓜、黄瓜、绿豆、田螺、泥鳅等具清热利湿通便之品,忌食甜食、辛辣、肥腻之品,平素须多饮水。

肝肾阴虚者可多食绿豆汤、梨、藕、荸荠等新鲜水果及百合莲子粥、鲜芦根、石斛煎汤代茶饮,忌辛辣煎炸之品。

对肝病患者除以上饮食宜忌外,还应忌食碍胃并易引起气滞的食物,如糯米、红薯等,同时应注意保护脾胃,可进食些豆制品;水产动物多有健脾益气之功,可适当进食。饮食定时定量,饥饱有度,软烂适中,使脾胃强健,以免土虚木贼。

5. 对症护理 梅核气者可针灸天突、膻中、足三里、期门、丰隆穴,采用平补平泻法。按摩取拇指或示指,力量适中,每穴 3～5 分钟,也可用代代花泡茶饮。

神昏、抽搐者立即针刺人中,合谷等穴,取平卧位,去除假牙,头偏向一侧,切忌随意搬动患者,必要时多人协作轻移。及时给氧,保持呼吸道通畅,必要时吸痰,防止痰液阻塞气道。上下牙齿之间放牙垫,防止舌头咬伤。勿强压肢体,以免损伤筋骨,肢体保持功能位置。四肢不温时注意保暖。床两侧加防护栏,慎防意外发生。

鼻衄时用冷毛巾敷额头,卧床休息。凉服藕汁或白茅根汤。用棉球蘸适量云南白药粉、黑山栀粉填塞鼻部。用手指压迫鼻两侧。禁剧烈运动,禁热毛巾湿敷。

寒滞肝脉引起少腹胀痛,阴器收缩引痛时,可在腹部取神阙穴艾灸或隔姜片艾柱灸 3～5 壮;也可用热水袋或附子 2～3 片加盐 250～500 g 炒热装布袋,热熨小腹 0.5～1 小时。

外阴湿疹、瘙痒时可选用具有清热解毒、除湿消肿功效的马齿苋 60～120 g,加水 3 000～6 000 ml,煎煮 20～30 分钟,过滤后外洗、湿敷,每天 2 次,每次 15～20 分钟,要注意水温适当,防止烫伤。无新鲜的马齿苋可用干品替代。

(三)胆病辨证

胆居六腑之首,位于右胁下,附于肝之短叶间。胆与肝通过经脉相互属络,构成表里关系。胆储藏排泄胆汁,以助消化,并于情志活动有关,因而有"胆主决断"之说。胆的病变主要表现为胆汁疏泄失常和胆怯易惊等情绪异常,多由情志内伤,化火灼津为痰,痰热互结,或湿热内侵肝胆所致。

胆郁痰扰证指由于痰热内扰,胆失疏泄所表现的证候。多因情志忧郁,气郁化火,灼津为痰,痰热互结,内扰心胆,致胆气不宁,心神不安所致。

(1)临床表现 胆怯易惊,头晕目眩,惊悸不宁,耳鸣,失眠多梦,烦躁不安,口苦,恶心,呕吐,胸胁胀闷,舌红,苔黄腻,脉弦数。

(2)病机概要 少阳胆脉行头目入耳,痰热循胆经上扰,故头晕目眩,耳鸣;痰热内扰,胆气不宁,故见惊悸失眠,烦躁不安;胆失疏泄,气机郁滞,则见胸胁胀闷;热蒸胆气上溢,则口苦;胆热犯胃,胃失和降,则恶心,呕吐;舌红,苔黄腻,脉弦数为痰热内蕴之征。

(3)治疗原则 清热化痰,调气解郁。

(4)辨证要点 以心悸失眠,烦躁,口苦,苔黄腻为辨证依据。

（5）代表方剂　黄连温胆汤。

（四）胆病的护理措施

1. 生活起居护理　保持病室环境安静，避免噪音或其他因素的突然刺激，室内光线不宜太强，让患者充分休息。急性发作期卧床休息，恢复期适当休息。

2. 情志护理　体贴安慰患者，了解患者心理状态，协同家属给予心理疏导，帮助患者转移注意力，排除不愉快的情绪。精神刺激而致惊恐，可采用"惊平之"、"思胜恐"等方法。

3. 饮食护理　饮食有节，宜清淡，忌暴饮、暴食和饮酒，应少食肥甘厚味、刺激煎炸之品及蛋黄。

4. 对症护理　胆小易惊，睡眠不宁可穴位注射维生素 B_{12} 0.5～1 ml，选百会、关元等穴。

5. 导管的护理　胆管引流过程中，注意观察引流液的颜色、性质、量并做好记录。妥善固定引流管，使患者翻身活动有余地，交代患者和家属在床上活动时防止引流管折叠、扭曲、脱落。如有堵塞，可反复向下挤压或用生理盐水低压冲洗及抽吸。每日更换引流袋，严格无菌操作，如引流管不慎脱落移位，立即报告医生，协同处理。教会患者下床活动时固定引流管的方法。在引流期间如发现引流液色鲜红或伴见血块，应立即进行急救处理。

（五）肝与胆病健康教育

1. 环境适宜　保持病室安静、清洁、整齐、空气新鲜、温湿度适宜。避免不良因素的刺激。

2. 了解发病的诱因　起居无常、过度劳累、起居无规律；情志不畅、恼怒忧郁；饮食不节、暴饮暴食、嗜酒无度、过食肥甘厚味；病毒感染，病情加重。

3. 自我调护　生活规律，避免劳累，适当进行体育锻炼，增强抗病能力。保持心情舒畅，忌情绪波动。注意口腔卫生，饭后及时漱口。注意个人卫生，经常修剪指甲，防止抓伤皮肤造成感染。注意皮肤、会阴部清洁，每天用温水清洗。保持大便通畅，养成定时排便的习惯。传染期进行隔离，不去公共场所。

4. 饮食调养　饮食宜清淡素爽，低脂肪，忌食动物内脏、高脂肪、油炸煎烤之品，平素多吃新鲜蔬菜和水果，急性发作期，恶心、呕吐、腹痛加剧时应禁食。有腹腔积液者适当控制钠盐的摄入量，每日在 1～2 g 以下，禁食咸肉、咸鱼、泡菜等高钠食物，有肝昏迷前驱期临床表现时暂给低蛋白饮食，伴有消化道出血时应禁食。

5. 及时就医　自觉疼痛加剧，恶心呕吐加重，出现黄疸，头晕，心慌，甚则心前区疼痛时，应立即报告医护人员。

6. 其他　急性发作期应卧床休息，恢复期适当运动、以增强体质。

四、脾与胃病的辨证护理

（一）脾病辨证

脾位于中焦，左膈之下，胃的左方，形如刀镰。脾与胃以膜相连。脾在体合肌肉而主四肢，在窍为口，其华在唇，在志为思，在液为涎。足太阴脾经与足阳明胃经相互属络于脾与胃，构成表里关系。脾在五行属土，为阴中之至阴，与长夏之气相通，旺于四时。脾的主要生理功能是主运化，主升，统摄血液，其气以升为健，其性喜燥恶湿。

脾的病变主要以运化、升清功能失职，以及脾不统血为主要病理改变。临床上以腹胀腹痛、食欲不振、纳少、水肿、困重、内脏下垂、慢性出血、便溏等为主要症状。

脾病的证候有虚实之分，以虚证为多。虚证多因饮食、思虑过度、劳倦所伤，或病后失调所致的脾阳虚、脾气虚、脾气下陷、脾不统血等证（表 10-10）；实证多由饮食不节，或外感湿邪，或寒湿所致的湿热蕴脾、寒湿困脾等证。

表 10-10 脾虚四证鉴别表

证型	共有症状	不同症状
脾阳虚证	食少腹胀	腹痛喜温喜按、小便不利、白带清稀量多及阳虚见证
脾气虚证	便溏乏力	腹部胀满,纳呆食少,食后益甚,大便溏薄
脾气下陷证	舌淡脉弱	脘腹重坠作胀、时有便意、肛门外脱、小便混浊如米泔、内脏下垂
脾不统血证		出血症状如便血、尿血、肌衄、鼻衄、女性月经过多、崩漏

1. 脾阳虚证 指脾阳虚衰,阴寒内生所表现的虚寒证候。多由脾气虚发展而成,或因过食生冷、外寒直中,或肾阳不足、火不生土所致。

(1)临床表现 腹胀纳少,腹痛喜温喜按,畏寒怕冷,四肢欠温,口淡不渴,大便溏泄,甚者完谷不化,或周身水肿,小便短少,或白带量多质稀。舌淡胖,苔白滑,脉沉迟。

(2)病机概要 脾阳虚衰,运化失权,则为腹胀纳少,大便溏泄,甚者完谷不化;阳虚失运,寒从内生,故腹痛喜温喜按;脾阳虚衰,温煦失职,故畏寒怕冷,四肢欠温;脾阳虚衰,水湿不化,泛溢肌肤,则为周身水肿,小便短少;水湿下注,带脉失约,则为白带量多质稀;舌淡胖,苔白滑,脉沉迟为阳虚失运所致。

(3)治疗原则 温中健脾。

(4)辨证要点 以食少便溏、腹胀腹痛、喜温喜按、四肢不温为辨证依据。

(5)代表方剂 理中汤。

2. 脾气虚证 指脾气虚弱失于健运,或升举无力而反下陷,或不能统摄血液所表现的证候。多因劳倦过度,或忧思日久,损伤脾土,或禀赋不足,素体虚弱,或大病初愈,调养失慎等所致。

(1)临床表现 腹胀纳少,食后尤甚,大便溏薄,肢体倦怠,形体消瘦,全身乏力,气短懒言,或见肥胖水肿,面色萎黄,舌淡苔白,脉缓弱。

(2)病机概要 脾气虚弱,脾失健运,故见腹胀纳少;食后脾气愈困,故腹胀愈甚;脾虚失运,清浊不分,水湿下注肠道,故见大便溏薄;脾虚化源不足,不能充达肢体、肌肉,故肢体倦怠,形体消瘦;脾气虚,气血化生不足,脏腑功能衰退,故见全身乏力,气短懒言;脾气虚弱,水湿不运,泛溢于肌肤,则见形体肥胖水肿;气血不能上荣于面,故面色萎黄;舌淡苔白,脉缓弱为脾气虚弱之征。

(3)治疗原则 补气健脾。

(4)辨证要点 以食少纳呆、腹胀便溏、体倦神疲、舌淡脉弱为辨证依据。

(5)代表方剂 参苓白术散。

3. 脾气下陷证 指脾气虚弱,中气下陷,升举无力所表现的证候,又称中气下陷证。多由脾气虚进一步发展而成,或因旧泻旧痢,或劳累过度,或女性孕产多,产后失于调护等损伤脾气所致。

(1)临床表现 脘腹重坠作胀,食后益甚;或肛门便意频数且坠重不适,甚则脱肛;或久泄不止,或子宫下垂,或小便混浊如米泔,伴见气短神疲,声低懒言,食少便溏,面白无华,舌淡苔白、脉缓弱等。

(2)病机概要 脾气虚衰,升举无力,气坠于下,则见脘腹重坠作胀,食后益甚;中气下陷,内脏失于托举,故肛门意频数且坠重不适,甚则脱肛;或久泄不止,或子宫下垂;脾阳不升,则见小便混浊如米泔;脾气虚弱,健运失职,故少食便溏;化源亏乏,脏腑功能减弱,故见气短神疲,声低懒言,面白无华,舌淡苔白、脉缓弱等。

(3)治疗原则 益气举陷,补中健脾。

第二军医大学出版社

（4）辨证要点　以脘腹重坠、内脏下垂与气虚症状共见为辨证依据。

（5）代表方剂　补中益气汤。

4. 脾不统血证　指脾气虚弱，不能统摄血液，以各种慢性出血为主要表现的虚弱证候。多由劳倦过度，损伤脾气，或久病气虚，以致统血无权所致。

（1）临床表现　便血、尿血、肌衄、鼻衄、齿衄、吐血、紫斑或女性月经过多，崩漏等，常伴食少便溏，神疲乏力，少气懒言，面色无华，舌淡脉弱等症。

（2）病机概要　脾气亏虚，统血无权，血溢脉外，而见各种慢性出现症状；脾气虚弱，运化失职，故食少便溏；化源亏少，头面失于儒养，功能减退，则见神疲乏力，少气懒言，面色无华；舌淡脉弱为脾气虚弱、气血两虚之征。

（3）治疗原则　健脾摄血。

（4）辨证要点　以各种慢性出现与气血两虚共见为辨证依据。

（5）代表方剂　归脾汤。

5. 湿热蕴脾证　指湿热内蕴中焦，脾失健运所表现的证候。多由外感湿热之邪，或嗜食辛辣刺激肥甘厚味，酿成湿热内蕴脾胃所致。

（1）临床表现　脘腹痞闷、呕恶厌食，尿黄或面目肌肤发黄，黄色鲜明如橘子皮，口干而苦，便溏或肢体困重，皮肤瘙痒或身热不扬，舌红苔黄腻，脉濡数。

（2）病机概要　湿热阻滞中焦，纳运失健，升降失常，则脘腹痞闷、呕恶厌食；熏蒸肝胆，胆汁外溢，则见尿黄或面目肌肤发黄，黄色鲜明如橘子皮；上蒸于口，则口干而苦，渴不多饮；湿热下注，大肠传导失司，则便溏而不爽；脾为湿困，气机不畅，则肢体困重；湿遏热伏，郁蒸于内，故身热不扬；舌红苔黄腻，脉濡数均为湿热内蕴之征。

（3）治疗原则　清利湿热。

（4）辨证要点　以脘腹痞闷、纳呆、便溏不爽、身重、苔黄腻、脉濡数等为辨证依据。

（5）代表方剂　茵陈蒿汤。

6. 寒湿困脾证　指寒湿内盛，脾失温运所表现的证候。多因饮食失节，过食生冷，或嗜食肥甘厚味，湿浊内生，困阻中阳，或淋雨涉水所致。

（1）临床表现　脘腹痞闷胀痛，食少纳呆便溏，泛恶欲吐，头身困重或见面色萎黄或肌肤身目发黄，而其色泽晦暗如烟熏或肢体水肿、小便短少，或女性白带量多，口淡不渴，舌苔白腻，脉濡缓。

（2）病机概要　寒湿内盛，脾阳受困，运化失职，故见脘腹痞闷胀痛，食少；脾失健运，湿滞气机，则纳呆；水湿下渗，则大便稀溏；脾失健运，胃失和降，则泛恶欲吐；湿为阴邪，遏郁清阳，则头身困重；影响肝胆疏泄，胆汁外溢，则见面色萎黄或肌肤身目发黄，而其色泽晦暗如烟熏；水湿不运，泛溢肌肤，可见肢体水肿，小便短少；寒湿下注，损伤带脉，女性可见白带量多；口淡不渴，舌苔白腻，脉濡缓为寒湿内盛之征。

（3）治疗原则　健脾化湿。

（4）辨证要点　以脘腹痞闷、纳呆、便溏、身重、舌苔白腻等为辨证依据。

（5）代表方剂　胃苓汤。

（二）脾病的护理措施

1. 病情观察　严密观察腹胀、腹痛、呕吐、二便、苔脉等情况，对脾不统血出血者注意观察出血的性质，颜色，量及患者的神色、血压、脉象的变化，并注意观察有无出血先兆。大出血者做好应急抢救工作。

2. 生活起居护理　应注意起居有节，动静结合，寒温适宜，保持环境舒适，空气新鲜，呕吐物及排泄物应及时清除,并开窗通风。脾阳虚衰及中气不足的患者应注意休息,避免劳累,脾阳虚患者最好住在朝阳处。寒湿困脾者需注意保暖,室温宜略高而燥,并在脐部用毛巾被裹紧,或加用热敷。

3. 情志护理 "忧思伤脾",故脾病患者应注意精神护理,劝慰患者要性格开朗、善于克服情志影响,掌握患者的心理变化,对"苦思难释"者应注意转移其注意力。郁怒悲伤时暂停进食。

4. 辨证施食 "饮食自倍,脾胃乃伤",脾胃病患者的饮食护理是一个重要内容,对疾病的发生、转归有着重要的意义。进食一定要定时、定量、有节制,不可暴饮暴食。饮食宜少量多餐,以清淡素食,软、烂、热、易消化为宜,以不觉胃胀为度,纠正不良的饮食习惯。根据不同的病证,注意营养及饮食宜忌,辨证施食。

脾胃虚弱者宜食益气健脾的食物,如山药、红枣、莲子、茯苓饼、栗子、焦米茶、蛋类、瘦肉等,忌食油腻、生冷、壅滞气机之品;脾血虚者宜选食生血养血之品,如动物肝脏、骨髓、鱼类、牛肉、红枣、苋菜等,忌食烟酒、辛辣煎炸厚味之品,以免伤阴耗血;湿热蕴脾者宜选食清热除湿之品,如赤豆、绿豆、冬瓜、黄瓜、芹菜、荠菜、海带、葫芦等;忌食酒、辛辣、海腥、油腻甘肥厚味之品,以免助湿生热困脾;寒湿困脾宜选用健脾化湿之品,如山药、扁豆、黄实、薏米,泻泄量多者宜增加饮水量,可多饮姜糖水、浓茶等,饮食宜温,可在菜中适当加些花椒、胡椒、生姜及生大蒜等温热之品,忌食生冷瓜果及油腻之品,少食含纤维素较多的蔬菜。

5. 服药护理 注意服药的方法,按时服下。一般药宜温服,服后安卧。呕吐(吐血)、腹痛甚时暂缓服汤药,呕吐较轻需服汤药者可采取浓煎,少量多次频服,鲜姜汁(片)滴(擦)舌,针刺内关穴等方法。呕血渐止服药者注意汤药宜偏凉服或温服,以免过热刺激导致出血。

6. 对症护理 便血、吐血多时,应绝对卧床休息、禁食、稳定患者情绪,消除恐惧心理,临时给服止血粉1包(三七、白芨、乌贼骨粉组成),温开水或藕汁调服,必要时予输血。患者暴泻不止时,应注意观察有无亡阴、亡阳之变,如眼窝凹陷、口干舌燥、皮肤干燥、弹性消失,为亡阴表现,应给予淡盐水、西洋参汤频服;若汗多肢冷、脉微弱为亡阳表现,立即注射参附针4 ml,并汇报医生处理。脱肛者每次便后用软纸擦肛门,便后用温水清洗后并轻轻托上,外朴松花粉,嘱其卧床休息,同时做提肛运动,每日2次,每次20下。对呕吐、泄泻患者的呕吐物及粪便应妥善处理,防止交叉感染。指导患者适当锻炼身体,学习有关保健知识和医学常识,平时可按摩或艾灸足三里、脾俞、胃俞等穴。让患者了解本病发病的原因,在生活中注意避免。脾病往往迁延日久,中年以上患者要定期检查,以防病情加重。

(三)胃病辨证

胃与脾同居中焦,以膜相连,胃与脾通过经脉相互属络,构成表里关系。胃为水谷之海,与脾互为表里,合为后天之本。胃的主要生理功能是主受纳和腐熟水谷,生理特性是主通降,其气以降为顺,其性喜润恶燥。

胃能受纳和腐熟水谷。胃病以受纳、消化功能的异常,胃气不和以及上逆为主要病理改变,常见胃脘痞胀疼痛、恶心、呕吐、嗳气、呃逆等症。

胃病常因饮食不节,外邪犯胃,或温热病后期损伤为阴而成。常见胃阴虚、寒滞胃脘、胃热炽盛、食滞胃脘等证。胃病以实证常见。

1. 胃阴虚证 指胃阴亏虚,失于儒养所表现的证候。多因热病后期,或气郁化火,或吐泻太过,耗伤胃阴所致。

(1)临床表现 胃脘嘈杂,隐隐灼痛,轻则绵绵不止,重则拘急剧痛,遇寒加剧,得温则减,或痞胀不舒,饥不欲食,呃逆呕吐,泛吐清水,口淡不渴,大便干结,小便短少,舌淡、苔白滑、脉弦或迟。

第二军医大学出版社

(2) 病机概要　胃阴不足,虚热内生,气失和降,则胃脘嘈杂,隐隐灼痛,或痞胀不舒;虚热扰动,胃失滋润,则饥不欲食;胃气上逆,则见呃逆呕吐,泛吐清水;阴液不能上滋,则口燥咽干;下不能滋润肠道,则大便干结,小便短少;舌苔白滑、脉弦或迟,为阴液内盛之征。

(3) 治疗原则　滋阴益胃。

(4) 辨证要点　以胃脘嘈杂,饥不欲食,舌红少苔,脉细数等为辨证依据。

(5) 代表方剂　养胃汤。

2. 胃寒证　指寒邪袭胃,阻滞气机所表现的证候。多因过食生冷或脘腹受冷,寒凝胃肠所致。

(1) 临床表现　胃脘冷痛拒按,痛势急暴,遇寒加剧,得温痛减,恶心呕吐,口淡不渴,或口泛清水,腹泻清晰,恶寒肢冷,面白,舌苔白滑,脉弦紧。

(2) 病机概要　寒邪犯胃,凝滞气机,故见故胃脘冷痛拒按,痛势急暴,遇寒加剧;寒邪得温则散,故疼痛得温痛,减遇寒加剧;胃气上逆,则恶心、呕吐;寒不耗阴,故口淡不渴;寒伤胃阳,水饮不化,则口泛清水;寒邪阻遏,阳气不能外达,则恶寒肢冷、面白;舌苔白滑,脉弦紧为阴寒内盛之征。

(3) 治疗原则　温胃散寒。

(4) 辨证要点　以胃脘冷痛、痛势急暴、得温痛减、苔白滑,脉弦紧为辨证依据。

(5) 代表方剂　厚朴温中汤。

3. 胃热炽盛证　指火热亢盛,胃失和降所表现的证候。多因过食辛辣刺激,化火生热,或情志不遂,气郁化火,或邪热内侵所致。

(1) 临床表现　胃脘灼痛拒按,消谷善饥,泛酸嘈杂,口臭,牙龈肿痛溃烂,喜渴冷饮,大便秘结,小便短黄,舌红苔黄,脉滑数。

(2) 病机概要　火热之邪熏灼,阻滞不通,则见胃脘灼痛拒按;胃火炽盛,功能亢进,则消谷善饥;肝经郁火,横逆乘土,则泛酸嘈杂;浊气上冲,则口臭;胃经经脉络于龈,胃火循经上炎,则牙龈肿痛溃烂;热盛伤津,则喜渴冷饮,大便秘结,小便短黄;舌红苔黄,脉滑数为火热内盛之征。

(3) 治疗原则　滋阴益胃。

(4) 辨证要点　以胃脘灼痛、消谷善饥、口臭、大便秘结、舌红苔黄、脉滑数为辨证依据。

(5) 代表方剂　养胃汤。

4. 食滞胃脘证　指饮食停积于胃肠所表现的证候。多因饮食不节,暴饮暴食,或因素体脾胃虚弱,稍有饮食不慎,即食停难化而成。

(1) 临床表现　脘腹胀痛,疼痛拒按,厌食,嗳气或呕吐酸腐食臭,或肠鸣矢气,大便不爽,苔厚腻、脉滑。

(2) 病机概要　暴饮暴食,或饮食不慎,食滞胃肠,阻滞不通,故脘腹胀痛,疼痛拒按;食积于内,拘于受纳,故厌食;胃中未消化食物夹腐浊之气上逆则嗳气或呕吐酸腐食臭;食滞肠道,阻塞气机,则肠鸣矢气,腐败食物下注,则泻下之物酸腐秽臭;胃肠秽浊之气上蒸,则苔厚腻,脉滑为邪实之征。

(3) 治疗原则　消食导滞。

(4) 辨证要点　以脘腹胀痛、呕泻酸腐食臭之物为辨证依据。

(5) 代表方剂　保和丸。

(四) 胃病护理措施

1. 病情观察　观察胃痛的性质、时间、程度、部位以及诱发因素。对出血者注意观察出血的性质、量、颜色及患者神色、血压、脉象的变化,并注意观察有无出血先兆。大出血者做好应急抢救工作。反复出血者警惕恶变。

2. 辨证施食　"饮食自倍,脾胃乃伤",脾胃病患者的饮食护理是一个重要内容,对疾病的发生、转归有着重要的意义。进食一定要定时、定量、有节制，不可暴饮暴食。饮食宜少量多餐，清淡素食为宜，以软、烂、热、易消化为宜，以不觉胀为度，纠正不良的饮食习惯。根据不同的病证，注意营养及饮食宜忌，辨证施食。胃脘痛时常拒食，不必勉强，待痛止后再渐进食。

　　胃阴虚或胃热者可适当多吃水果、梨汁、蔗汁等，也可用石斛、麦冬煎汤代茶饮，胃阴虚者也可适当进食莲肉、山药、白扁豆等；胃寒者宜注意保暖，可于脐部热敷或葱熨法、盐熨法或艾灸足三里、中脘等穴。饮食宜温，忌食生冷瓜果，可饮姜韭牛奶羹(韭菜、生姜、牛奶)或生姜红糖茶，做菜时调料中可适当多加生姜、胡椒等；胃实证往往有吞酸现象，应食易消化蛋白质、脂肪食品和含碱面食，因蛋白质能与胃酸中和，脂肪能抑制胃酸分泌，应忌食山楂、话梅等酸性食物及糯米、甜食等；气滞者忌食南瓜、土豆、山芋等壅阻气机的食物，可用玫瑰花代茶饮；每于饥饿疼痛者，可在饥饿时稍进食物，如糕点、饼干等。

　　3. 服药护理　　服用健胃药时，用于开胃者宜饭前服，用于消导者宜饭后服。止酸药宜饭前服，通便药宜空腹、半空腹服。

　　4. 对症护理　　呃逆和(或)嗳气者可针刺合谷、阳陵泉、太冲、内关，留针15～20分钟，或给沉香粉5g温水冲服。呕吐时选双侧耳穴的胃穴进行耳穴埋籽，按压的时间为3～5分钟，以患者出现痛、胀、麻等感觉，力度适中，以耐受为度；一般双手同时按压，耳穴埋籽时须注意严格消毒耳郭，慎防软骨炎。

　　(五)脾与胃病的健康教育

　　1. 环境适宜　　保持病室内空气新鲜，呕吐物、排泄物及时清理并开窗通风，光线宜暗。

　　2. 了解诱因　　起居失常：感受寒凉、劳倦过度。情志失调：忧思郁怒。饮食不节：过食生冷、辛辣、硬固之品及烟酒等，暴饮暴食，饥饱无度，食物不洁。

　　3. 自我调护　　注意保暖，防止腹部受凉，可用狗皮护胃兜或在胃脘部热敷。注意休息，减少活动。急性期需卧床休息，不宜剧烈活动和负重。调畅情志，保持情绪稳定，勿忧患、悲伤、恼怒。胃痛时可在胃脘部自上而下顺时针方向按摩1～2次，每次3～5分钟。呕血时应将头偏向一侧，以防窒息。便血期间要锻炼床上排便，不可下床入厕，以防加重出血或引起跌仆损伤。泄泻者便后用软纸擦肛门，并用温水清洗。保持内裤清洁，如有脱肛，则用黄连油纱布轻托入。

　　4. 饮食调护　　平时饮食以软、烂、热、少量多餐为原则，注意就餐环境和心情。发作期宜食清淡而富有营养的流质或半流质饮食，如牛奶、藕粉、蒸鸡蛋、肉末、菜泥、米汤、稀饭、面条等，恢复期逐渐改为软饭或面食。忌食辛辣刺激、生冷、硬固、煎炸之品及海腥发物，忌食不清洁、馊腐、变质的食物。呕吐势急或食滞内伤或呕血便血时，予禁食。胃阴不足者宜食清淡凉性食物如绿豆汤、梨汁、藕粉、酸梅汤；肝气郁结者忌食壅阻气机食品，如山芋、土豆、蚕豆等；脾胃虚寒者可多食莲子、芡实、扁豆、薏仁等健脾之品。

　　5. 掌握正确的服药方法　　吗丁啉、西沙比利等胃动力药及理气和胃药宜在饭前服用。呕吐者服药前，在舌上滴少许姜汁，药宜少量频服。

　　6. 及时就医　　如自觉胃痛剧烈、头晕、眼花、心慌或发现呕吐咖啡色物，解柏油样大便应立即报告医务人员。

　　7. 定期检查　　胃病日久反复发作，中年以上患者要定期检查，以防癌变。

五、肾与膀胱病辨证护理

　　(一)肾病辨证

　　肾居腰部，左右各一，与膀胱互为表里。肾在体合骨，生髓，其华在发，开窍于耳及二阴，在志为恐，在液为唾。足少阴肾经与足太阳膀胱经相互属络于肾与膀胱，构成表里关系。肾在五行属

123

水，为阴中之阴，与自然界冬气相通。肾主生长发育与生殖、主水、主纳气、生髓充脑化血，濡养温煦各脏腑、主骨。由于肾藏先天之精，主生殖，为人体生命之本原，肾精化肾气，肾气分阴阳，肾阴与肾阳能资助、促进、协调全身脏腑之阴阳，故称肾为"先天之本"、"水火之脏"、"阴阳之根"。

肾藏元阴元阳，为人体生长发育之根，脏腑功能活动之本，故肾之精气只宜封藏，不宜耗泻，故肾多虚证。

肾的病变主要表现在生长发育、生殖功能、水液代谢的异常和脑、髓、骨以及某些呼吸、听觉、大小便的异常等，临床常见症状有腰膝酸软而痛、耳鸣耳聋、发白早脱、牙齿松动、男性阳痿、遗精、精少不育，女性经少经闭、不孕，以及水肿、呼吸气短而促、二便异常等。

1. 肾阳虚证 指肾脏阳气虚衰，机体失于温煦所表现的虚寒证候。多由素体阳虚，或年高肾亏，或久病伤肾，以及房劳过度，阴损及阳所致。

(1) 临床表现 腰膝酸软而痛，面色㿠白或黧黑，形寒肢冷，腰膝以下尤甚，男子阳痿、冷精不育，女子宫寒不孕，小便清长，夜尿多或尿少水肿，腰以下肿甚，按之没指，舌淡胖或舌边有齿痕，苔白滑，脉沉弱。

(2) 病机概要 腰为肾之腑，肾主骨，肾阳虚衰，不能温养腰腑及骨骼，则见腰膝酸软而痛；阳虚温运无力，气血不能上荣于面，故面色㿠白；甚则阴寒内盛，气血运行不畅，可见面色黧黑；肾阳亏虚，不能温煦肌肤，则形寒肢冷；肾阳不足，命门火衰，生殖功能减退，男性则阳痿、冷精不育，女性宫寒不孕；肾阳不足，则膀胱气化失司，故小便清长，夜尿多或尿少水肿；舌淡胖或舌边有齿痕，苔白滑，脉沉弱均为肾阳虚衰之证。

(3) 治疗原则 温补肾阳。

(4) 辨证要点 以腰膝酸软、形寒肢冷、全身功能低下、性功能障碍为辨证依据。

(5) 代表方剂 金匮肾气丸。

2. 肾阴亏虚证 指肾脏阴液不足，虚热内生所表现的证候。多由禀赋不足，或久病伤肾，或房劳过度，早婚产育过多，或年高肾亏，或过食温燥劫阴之品，或情志内伤暗耗肾阴所致。相当于西医中的肺结核，肾结核，糖尿病，甲状腺功能亢进，慢性肾炎，高血压病，艾迪生病，神经症，绝经期前后诸证，无排卵性功能性子宫出血，泌尿系感染。

(1) 临床表现 腰酸腿软而痛，头昏耳鸣，少寐健忘，失眠多梦，或有男性遗精、早泄；女性经少、经闭或崩漏，形体虚弱，五心烦热或骨蒸潮热，两颧潮红，口干，尿黄便干，舌红少苔，脉细。

(2) 病机概要 肾阴不足，髓海、骨骼失养，故见腰酸腿软而痛，头昏耳鸣，少寐健忘；肾水亏虚，水火失济，心火偏盛，故失眠多梦；阴不制阳，扰动精室，故男性遗精、早泄；肾阴亏则经血不足，故女性经少、经闭；阴虚生内热，虚热迫血妄行，可致崩漏；肾阴亏虚，失于濡养，故形体虚弱，口干；五心烦热或骨蒸潮热，两颧潮红，口干，尿黄便干，舌红少苔，脉细为阴虚内热之证。

(3) 治疗原则 滋养肾阴。

(4) 辨证要点 以腰酸腿软、遗精早泄、经少经闭与阴虚内热症状共见为辨证依据。

(5) 代表方剂 六味地黄丸。

3. 肾气不纳证 指肾气虚衰，气不归元所表现的证候。多因久病咳喘，肺虚及肾，或年势高肾气衰弱，或劳伤肾气所致。见于中医的喘证，哮证，肺胀；西医的支气管哮喘，慢性喘息性支气管炎，肺气肿，心脏病性哮喘。

(1) 临床表现 久喘不止，呼多吸少，气不得续，动则喘息更甚，咳嗽吐痰稀薄，甚或尿随咳出，自汗神疲，声音低怯，耳鸣失聪，腰膝酸软，舌淡胖，苔白滑，脉沉细无力。喘息严重者，可见冷汗淋漓，肢冷面青，脉浮大无根；亦有见气短息促，颧红心烦躁扰不宁，咽干口燥，舌红少津，脉细而数者。

(2) 病机概要 肾气虚则纳摄无权，气不归元，故呼多吸少，气不得续，动则喘息更甚；肾虚骨骼失养,故腰膝酸软;元气不足,功能活动减弱,则神疲,声音低怯;固摄失司则自汗;若阳气亏虚欲脱,则喘息严重,可见冷汗淋漓,肢冷面青;虚阳外浮,则脉浮大无根。

（3）治疗原则　补肾纳气。

（4）辨证要点　以久喘不止,呼多吸少,气不得续,动则喘甚及肾气虚共见为辨证依据。

（5）代表方剂　都气丸。

4. 肾气不固证　指肾气亏虚,封藏、固摄功能失职所表现的证候。多因年幼肾气未充,或房事过度,或久病伤肾,或年高肾气亏虚所致。

（1）临床表现　腰酸、膝软、神疲、耳鸣、小便频数而清或尿后余沥不尽,或遗尿,或小便失禁,或带下清稀而多,或胎动易滑,或大便失禁,滑泄不止等或畏冷肢凉,腰膝为甚,舌淡脉弱。

（2）病机概要　肾气亏虚则机体活动功能减退,精气不能充耳,则神疲、耳鸣;肾腑失养,则见腰酸、膝软;肾气虚,膀胱失约,故小便频数而清或尿后余沥不尽,或遗尿,或小便失禁;肾气不足,则精关不固,出现滑精早泄;肾虚而冲任亏虚,下元不固,故见带下清稀而多,或胎动易滑;舌淡脉弱为肾气亏虚之征。

（3）治疗原则　固摄肾气。

（4）辨证要点　以腰酸、膝软、神疲、耳鸣、尿频滑精,带下清稀,胎动易滑等为辨证依据。

（5）代表方剂　大补元煎。

5. 阳虚水泛证　指肾阴亏虚,水液泛滥所表现的证候。多由外邪深入,损伤肾阳,或久病内伤,肾阳愈弱,或因水湿痰饮伤及肾脏所致。中医见于水肿、心悸、痰饮,西医见于慢性肾炎、充血性心力衰竭、肝硬化腹腔积液等。

（1）临床表现　小便短少不利、肢体水肿,腰以下为甚,按之没指,腹胀满、腰酸、肢冷、畏寒,心悸,喘促痰鸣,舌淡胖,苔白滑,脉沉细或沉弦无力。

（2）病机概要　肾阳虚衰,肾气亦损,以致膀胱气化无权、水湿内停,气机阻塞,泛滥肌肤,故小便不利;肾阳虚弱,水无所主,泛滥肌肤而肢体水肿,水湿之性下流且下焦虚冷,故以腰以下为甚,按之没指说明气虚而有水液稽留;水气犯脾,脾失健运,水聚腹中,则气机阻滞故腹胀满;肾虚腰膝无以温养而腰酸;阳虚则寒盛故肢冷,畏寒;水气上凌心肺,则心悸气短、喘促痰鸣;舌淡胖为阳虚之象,苔白滑为寒水之征,肌肤有水而阳虚故脉沉细。

（3）治疗原则　温肾助阳,化气利水。

（4）辨证要点　以身体水肿、腰以下尤甚与肾阳虚证共见为辨证依据。

（5）代表方剂　金匮肾气丸。

表 10-11　肾精不足、肾阴虚、肾阳虚、阳虚水泛证鉴别表

证候	病机	相同症	不同症
肾精不足证	肾精亏虚,发育、生殖障碍		发育障碍:小儿迟缓,智力低下 生殖低下:女性不孕,男性不育。舌淡,脉弱
肾阴虚证	阴虚,虚热内生		五心烦热或骨蒸潮热,盗汗,男性遗精、早泄、女性经少经闭,舌红少苔,脉细
肾阳虚证	阳虚,失于温煦	腰膝酸软,耳鸣耳聋	形寒肢冷,精神委靡,男性阳痿,女性宫寒不孕,舌淡胖或舌边有齿痕,苔白滑,脉沉弱
阳虚水泛证	阳虚,气化失权		肢体水肿,腰以下为甚,肢冷畏寒,淡胖,苔白滑,脉沉细或沉弦无力

第二军医大学出版社

表 10–12 肾气不纳、肾气不固鉴别表

证候	病机	相同症	不同症
肾气不纳证	肾气虚弱,纳气无权	腰膝酸软,神疲乏力,气短懒言,舌淡脉弱	久喘不止,呼多吸少,气不得续,动则喘息更甚,自汗
肾气不固证	肾气虚弱,封藏失职		小便频数而清,尿后余沥不尽,或遗尿失禁,滑精早泄,带下清稀,胎动易滑,

（二）肾病护理措施

1. **病情观察** 注意观察面色、体温、脉搏、呼吸、血压以及水肿、小便等变化情况,记录 24 小时出入量,发现异常及时与医生联系,协同处理。

2. **生活起居护理** 肾系疾病患者一般机体抵抗力差,故病室特别要求注意卫生洁净,通风,冷暖适宜。肾阳虚者应注意保暖,病室温度宜略高,随天气变化增减衣服,严防感冒。肾阴虚者,阴虚火旺者病室温度宜略低,空气宜湿润,肾不纳气者病室内空气宜新鲜,避免烟雾、灰尘及异味刺激。要注意休息,避免劳累,节制房事,以免进一步损伤真元。

少去或不去公共场所,防止感受外邪。外出时应增添衣服、戴好口罩,并避免与感冒者接触。病室每天用紫外线消毒 1～2 次,每次 30～60 分钟。

坚持"五送一煎",加强口腔、皮肤、头发、会阴部的护理,生活用品放置于易取之处。陪送患者做各项检查,满足患者生活基本需求。对高度水肿者,慎防皮肤破损。长期卧床者,要防止褥疮发生,对已发褥疮者要做好褥疮护理。

3. **情志护理** 做好心理护理,与他们亲切交谈,做好心理疏导。讲清病因,解除忧虑,消除恐惧。发现厌世情绪及时与家属及单位联系,必要时专人陪护,尽量消除不良情绪的刺激。主动与家属、亲友、单位交谈勾通,在情感上、经济上关心善待患者,在治疗过程中取得配合和支持,消除患者的后顾之忧。

4. **辨证施食** 肾病患者应做好饮食调护,饮食以营养丰富的食物为主,或以血肉有情之品补养为佳。"咸入肾",宜少食或忌食盐,对酸辣太过刺激之品要禁忌。

肾阴虚者可食甲鱼、胎盘、猪、牛、羊的脊髓及筋等补肾填精,可食莲子粉粥（莲子肉去皮带心 50 g,磨粉后用水调成糊状,放入沸水中,加桂圆肉 30 g,煮成糊状,加冰糖适量,每晚临睡前服一小碗）忌辛燥苦寒之品,以免伤阴;阴虚火旺者可多食荠菜、苦瓜、丝瓜等寒凉性蔬菜及甲鱼、蛋类等滋阴降火之品;肾不纳气者可食核桃、芝麻、蛤蚧、动物肾脏以补肾纳气,也可用麻雀肉与冰糖炖服或食虫草鸭（老雄鸭 1 只,约 1 500 g,冬虫夏草 5 g,生姜、葱各 10 g,精盐 6 g,肉汤 1 500 g,把虫草插入鸭脯,姜葱放入鸭腹,用大碗盛鸭,放入肉汤和盐,大火上笼蒸 3 小时即成,食鸭饮汤）。

阳虚水泛者可适当进食大蒜、川椒、生姜等以温化通阳,忌食生凉食物,可食薏米鸡汤（净鸡 2 000 g、薏米 500 g、党参 30 g、生姜 20 g、葱 15 g、精盐 6 g。以上诸物放入砂锅,加水 3 000 ml,大火烧开,打去浮沫,改用小火,至鸡肉炖烂为度,每服适量,每日 2～3 次）;乳糜尿者忌食脂肪、蛋白质类食物。

5. **针灸治疗** 腰痛者可针灸肾俞、命门、腰阳关等穴。

（三）膀胱病辨证

膀胱位于小腹中,与肾互为表里,有储存和排泄尿液的功能。膀胱的病变一般只反映为排尿异常以及尿液的改变,临床上常见尿频、尿急、尿痛、尿闭及遗尿、尿失禁等症状。

1. **膀胱湿热证** 指湿热侵袭,蕴结膀胱,以小便频急、灼涩疼痛及湿热症状为主要表现的证

候。多因外感湿热之邪，侵袭膀胱；或饮食不节，嗜食辛辣，化生湿热，下注膀胱所致。相当于中医的淋证、癃闭；西医的肾盂肾炎，膀胱炎，泌尿系结石，乳糜尿，尿潴留。

（1）临床表现　尿频、尿急、尿道灼痛、尿色黄赤短少，或有腰痛，或尿血，或尿中有砂石，或口渴，发热，舌红苔黄腻，脉数。

（2）病机概要　湿热郁蒸，膀胱气化不通，下迫尿道，故尿频、尿急、小便灼热涩痛；湿热煎熬，津液被灼，故见尿短少而色黄；湿热伤及血络，迫血妄行，则尿血；若湿热久恋，煎熬尿浊结成砂石，则尿中有砂石；湿热蕴结下焦，经气不利，故见腰部、小腹胀痛；湿热郁蒸，热淫肌表，则发热；舌红苔黄腻，脉数为湿热内蕴之征。

（3）治疗原则　清热利湿。

（4）辨证要点　以尿频、尿急、尿痛、小便短涩黄赤为辨证依据。

（5）代表方剂　八正散。

（四）膀胱病护理措施

1. 病情观察　注意观察体温变化及小便的颜色、性质、量的变化，发现异常及时留取标本送检。

2. 生活起居护理　保持病室空气新鲜、温湿度适宜。注意个人卫生，保持会阴部清洁，每日用温开水清洗外阴，更换内裤。急性期发热者应卧床休息，避免劳累。

3. 饮食护理　饮食宜清淡富有营养，多吃新鲜水果，忌食辛辣及烟酒。多饮水或绿茶，每天1 000～1 500 ml或食青小豆粥（通草5 g水煎取汁去渣，加入青小豆50 g，小麦50 g，煮成粥，作早餐食用）。另外还可以根据结石的成分，注意饮食的选择。如尿结石为磷酸盐成分者，可以食用酸度高的食物，及含钙少或碱价低的蔬菜，如豌豆、龙须菜、芸苔属、南瓜等，忌食含钙高的食物如牛奶、蛋黄、虾米皮、豆腐、菠菜、苋莱等。若结石成分为尿酸及草酸盐结合的，应选用碱性食物，如蔬菜、水果等。发热者每次饭后用生理盐水或甘草银花水漱口，保持口腔清洁。

4. 服药护理　服用八正散时水药量宜偏大，分头煎、二煎频频饮服，以增加尿量，加强利尿通淋之功，药宜偏凉服，服后安卧，以助药效。

5. 针灸对症护理　针刺足三里、中极、三阴交、阴陵泉等穴，反复捻转提插，强刺激，可治疗小便不通或尿点滴而下；取肾俞、膀胱俞、三阴交、阿是穴（沿输尿管寻找压痛点），取50%葡萄糖溶液进行穴位注射，能利水排石，用于石淋；用双手大拇指按压利尿穴（神阙与耻骨联合上缘连线的中点），压力逐渐加大，持续5～15分钟，治疗小便不通。

（五）肾与膀胱健康教育

1. 环境适宜　保持病室内空气新鲜，定时开窗通风，温湿度适宜，避免当头吹风。每天紫外线消毒1次，每小时1次。

2. 了解本病发病的原因　气温骤变，不慎感受外邪。起居失常，受凉、劳累。情志失调，忧思郁怒过度。饮食不节，不遵守肾病饮食宜忌，多吃盐碱及易致过敏的食物，或饮水、摄食不足，或饮食结构不合理，过食辛辣刺激之品、过食含糖食物或海腥发物。用药不当，使用肾毒药物。

3. 自我调护　随天气变化增减衣被，避免外邪侵袭，预防感冒。减少探陪人员，防止交叉感染。注意休息，避免劳累。重症者卧床休息；轻者可适当活动、如散步、打太极拳、下棋等，以不疲劳为度。保持口腔，皮肤及会阴部的清洁。饭后及时漱口，定时洗澡，每日清洗会阴部。保持良好的心情，勿恐惧忧思，要心态平衡，淡忘一切。

4. 饮食调护　饮食宜清淡易消化，以低盐或无盐低脂为主，忌食辛辣刺激、肥甘厚味、油腻及海腥发物。有食物过敏史者严禁食易敏食物。高血钾者忌食香蕉、桔子、红枣等含钾多的食物；高磷低钙血症忌食虾类；水肿明显和血透患者适当控制饮水量；淋证者多饮水。

5. 掌握正确的服药方法　按时服药,坚持治疗。了解主要药物的不良反应:服利尿剂时注意有无四肢乏力,双眼睑无力上抬等低钾反应或腹胀、厌食等高钾表现;服降压药时有无头昏,血压下降等低血压表现;使用钙剂时观察有无胸闷,心慌抽搐等情况。水药宜温服,呕吐时浓煎少量频服。

6. 腹膜透析的注意事项　进入腹透室,戴好口罩、帽子、换鞋,腹透操作前后必须洗手,严格执行无菌操作腹透时温度为37～38℃,速度为每2 000 ml腹透液在10分钟灌注完毕,正确记录透出液的颜色、性质、量。忌盆浴,还要了解引起腹膜透析效能降低的原因是感染、透析管堵塞,透析液在体内停留弥散时间过短等。

7. 血液透析后的注意事项　卧床休息。穿刺处压迫止血6小时,保持局部皮肤清洁干燥,控制饮水量,两次透析之间体质量增长少于2 kg。了解水、电解质失衡的临床表现,如恶心、呕吐、焦虑、烦躁、嗜睡、昏迷、肌痉挛。

8. 股静脉插管的注意事项　插管后应卧床休息,防止脱落,保持局部皮肤清洁。

9. 动-静脉造瘘术注意事项　术后第2天,造瘘肢体用三角巾悬吊于胸前,局部肿胀、疼痛、出血多时报告医生,每日自测造瘘肢体血流是否正常,如血流缓慢或不畅及时告诉医生。造瘘肢体易负重,不在该肢体测血压及各种穿刺。

10. 及时就医　自觉胸闷气喘加重,尿少、口中有尿味,血尿量多,腹透液进出速度慢或腹透过程中腹痛、发热、泄泻等应立即告诉医生。

本章小结

八纲是从各种具体证候的个性中抽象出来的带有普遍规律的共性,八纲辨证是通过四诊所取得的资料后,根据病位的深浅,病邪的性质及盛衰,人体正气的强弱等多方面的情况,加以分析,归纳为八类不同的证候。它是中医辨证方法中最基本、最常用的方法。掌握了八纲辨证,就能将错综复杂的证候表现加以概括,并对疾病做出初步诊断,且在疾病过程中随病变发展而不断变化,因此,临床辨证时不仅要注意八纲基本证候的识别,更应把握八纲证候之间的相互关系,将表、里、寒、热、虚、实、阴、阳八纲联系起来对病情做综合分析考察,这样才能对证候有比较全面、正确的认识,从而为治疗和护理指明方向。脏腑辨证,是以藏象学说为基础,根据脏腑的生理功能和病理特点,对疾病所反映的临床症状、体征等进行综合分析,从而推断出疾病所在的脏腑病位、病因、病机及其具体病理性质,邪正盛衰情况的一种辨证方法。因此,护理过程中应以脏腑病位为纲,结合八纲辨证对疾病进行辨证,在此基础上确定落实相应的护理原则、护理措施,这是中医临床各种实施辨证护理的基础,也是中医护理的重要内容之一。

思考题

1. 何谓辨证?
2. 八纲中8个辨证纲领证候常见的临床表现有哪些?
3. 八纲辨证的辨证要点是什么?
4. 心病辨证时临床常见的虚实证候有哪些?
5. 肝火上炎、肝阴虚、肝阳上亢三证如何鉴别?

第十一章 中医整体护理

1) **掌握** 中医整体护理的概念。
2) **熟悉** 中医整体护理的程序。
3) **了解** 中医整体护理的病历书写要求。

教学内容

中医在数千年的临床实践中,积累了丰富的诊治疾病和护养患者的经验,并形成了独特的理论体系,其基本特点则是整体观和辨证论治。因中医历来医护不分家,强调"三分治,七分养"。因而,中医基本理论同样是中医护理工作的指导思想,其与现代的整体护理模式有着十分相似的内涵。我们将现代的护理观与中医的基本理论有机地结合起来,创建具有中医特色的整体护理。

第一节 中医整体护理的概念

护理是一门不断发展的科学,是诊断和处理人类现存的或潜在的健康问题的反应。护理工作与人类的需要、社会的发展是息息相关的。因此,护理作为一个概念应是开放性的,这就是说,护理与人类的需要相互关联,不可能也不会停留在某一阶段上。原来单一以疾病护理为中心的护理理念已跟不上社会的发展了,一个新的概念,即以整体人的健康为中心的观念已经形成。从整体的观点出发,护理人员必须掌握人的心理状态、情绪变化、性格特征及社会背景等方面在治疗和护理中的影响,有计划地进行。

中医整体护理是以中医基本理论及现代护理观为指导,以患者为中心,视患者为生物、心理、社会多因素构成的开放性有机整体,以满足患者身心需要、恢复健康为目标,运用护理程序的理论和方法,实施系统、计划、全面护理的护理思想和护理实践活动。中医整体护理强调护理人员在观察判断病情和护理疾病时,应注意把人体的局部病变与机体整体病理变化统一起来,并重视周围环境对人体的影响,运用中医理论,通过中医四诊将收集的病史、症状体征、影响因素等资料综合考虑加强辨证,做出护理诊断从而对患者进行辨证施护。

第二节 中医整体护理的程序

护理程序是一个科学的确认问题和解决问题的工作方法,是一个综合的、动态的、具有决策和反馈功能的过程,是在临床护理工作中,指导护理人员以满足护理对象身心需要、恢复或增进健康为目标,运用系统方法实施计划性、连续性、全面整体护理的一种理论与实践模式,其基本步骤为评估、诊断、计划、实施和评价。

一、评估

评估是指有计划、有系统地收集、整理资料,以了解患者目前的健康状态。评估是整个护理程序的基础,是确定护理问题、制定护理计划的依据,其根本目的是找出要解决的护理问题。中医护理的评估方法需在掌握中医基本理论的基础上,通过"望、闻、问、切"的手段,收集与病因、病位、病性有关的资料,为辨证施护提供依据。例如:患者表现神昏烦躁、面色红赤、口渴欲饮、手足烦热、大便干结,则属热证,病位在心;表现纳呆腹胀、面色苍白、口淡不渴、四肢厥冷、大便溏薄,则属寒证,病位在脾胃。在评估出疾病的寒、热、虚、实后,护理计划也有了依据。

1. 望诊 是护理人员通过视觉观察患者的神、色、形、态等全身情况,结合局部望诊,特别是舌诊,以了解患者的病情、获取资料的方法。护理人员接触患者,也就意味着望诊的开始,除了观察患者的以上情况,还必须注意观察患者的心理反应及所处的环境状况,以便发现一些不明显的、潜在的护理问题。如果患者是3岁以下的婴幼儿,还可通过望小儿指纹帮助病情的评估。

2. 闻诊 是护理人员通过听觉、嗅觉了解患者的声音、气味的变化,以辨别疾病及其寒热虚实的方法。听:包括听患者的语言、呼吸、咳嗽的声音;嗅:包括患者的身体、口腔、呼吸、各种排泄物、分泌物的气味。

3. 问诊 是护理人员对患者、患者的家属、亲友进行有目的询问、交谈的一种方法,包括询问患者的一般情况、寒热、饮食、口渴、二便、睡眠、汗出等症状,在这个过程中,护理人员应注意运用沟通技巧,体贴关心患者,并与患者建立起相互信任的关系。

4. 切诊 是护理人员用手触按患者的身体皮肤、肌表、胸腹及脉搏等,以了解患者的整体健康状况。

5. 阅读 包括阅读病历、各种医疗记录、护理记录,以及有关的书籍、资料等。

二、诊断

(一)护理诊断的定义

护理诊断是指在全面了解患者有关情况的基础上,以整体观念和辨证分析的理论做指导,总结、归纳出需要通过护理手段来解决或部分解决患者身心存在的或潜在的健康问题。护士运用评判性思维,分析和综合护理评估获得的资料,以确定健康问题,做出护理诊断,是护士为达到预期结果选择护理措施的基础,这些结果应由护士负责,即必须在护士职责范围内能解决或缓解的问题。护士在对所收集整理的资料进行辨证分析,确定病因、病性、病位,发现健康问题,提出护理诊断,同时应注意是否有潜在性的护理问题存在。

(二)护理诊断的组成

护理诊断为护理程序的第二个阶段,中医护理诊断的类型、组成形式以及陈述方式主要是参照西医护理诊断的模式,但由于中医学有其独特性,通用的西医护理诊断名称并不完全适宜在中医临床护理中使用,因而,目前一般以中西医结合的方式来描述中医护理诊断或提出健康问题,一般由名称、定义、诊断依据和相关因素四部分组成。中医护理诊断或健康问题的陈述方式有二段式陈述法和三段式陈述法两种,在大部分情况下,使用二段式陈述法。

1. 二段式陈述 病情表现为第一部分,原因为第二部分。病情表现主要用症状、体征术语描述。原因多用病因、病机和辨证用语描述。具体陈述方式:症状加原因——如咳嗽,与风寒袭肺有关;体征加原因——如半身不遂,与风痰阻络,络脉痹阻有关。

2. 三段式陈述 健康问题为第一部分,病情表现为第二部分,原因为第三部分。具体陈述方式如下:

1) 健康问题加症状加原因——如舒适改变,恶心呕吐,与胃失和降有关。

2) 健康问题加体征加原因——如生活自理能力下降,半身不遂,与风痰阻络有关。

3) 潜在的护理问题,只说明原因即可——如潜在咯血,与肝火犯肺,肺络受损有关。

（三）形成中医护理诊断的过程

形成中医护理诊断的过程就是辨证的过程。辨证是中医认识和诊断疾病的方法，是进行护理或提出护理问题的过程，是从整体观出发，运用中医理论，将四诊所收集的病史、症状、体征等资料进行综合分析，判断疾病的病因、病变的部位、体质和正邪盛衰以及各种病变间的关系，从而做出护理诊断或提出护理问题的过程。

三、计划

护理计划是护理过程中的具体决策，是对患者实施护理的行动指南，护理计划是将护理诊断、目标、措施等各种信息按一定规格组合而形成的护理文件。

1. 确定护理目标　护理目标是护理活动预期的结果，是针对护理诊断而提出的。护理目标应有针对性、可行性等特点，它属于护理工作范畴。护理目标不是护理行动，但能指导护理行动，并能在工作结束进行效果评价时有个可遵循的标准。现存的或有危险的护理诊断应有护理目标。

2. 制定护理措施　护理措施是护士协助患者实现护理目标的具体方法和手段，规定了解决健康问题的护理方式和步骤。护理措施可分为依赖性护理措施和独立性护理措施。依赖性护理措施是护士执行医嘱的具体方法。独立性护理措施是护士对所收集的资料进行辨证分析后所作出的决策。护理措施的内容主要包括病情观察、基础护理、针灸、推拿、检查、手术前后的护理、心理护理、饮食护理、功能锻炼、症状护理、执行医嘱、健康宣教等。健康宣教的内容包括教给患者必要的医学知识和自我护理训练技术，教育非正式护理人员（如家属、护工、家庭照顾者等）掌握必要的护理技术。护理计划一般都制成表格。各医院的规格不完全相同，具体表格见后。

四、实施

实施是将护理计划付诸行动，实现护理目标的过程。从理论上讲，实施应在护理计划之后，但在实际工作中，特别是在抢救危重患者时，实施常先于计划之前。

（一）实施的内容

1) 将计划内的护理措施进行分配、实施。

2) 执行医嘱，将医疗和护理有机地结合起来，保持护理与医疗活动协调一致。

3) 解答患者及家属的咨询问题，进行健康教育，指导他们共同参与护理计划的实施活动。

4) 及时评估计划实施的质量、效果，观察病情变化，处理突发事件。

5) 继续收集患者的资料，及时、准确地完成护理记录，不断补充、修正护理计划。

6) 与其他医护人员保持良好、有效的合作关系，尽可能提高护理工作效率。

（二）实施方法

1) 分管护士直接为护理对象提供服务。分管护士不在班时，其他医务人员应为护理对象提供服务。

2) 进行健康宣教，教育护理对象及其家属共同参与护理。

3) 与其他医务人员合作完成护理措施。

（三）实施步骤

1) 准备包括进一步审阅计划，分析实施计划所需要的护理知识与技术，预测可能发生的并发症及如何预防，安排实施计划的人力、物力与时间。

2) 执行在执行护理计划过程中，要充分发挥患者及家属的积极性，与其他医务人员合作配合，熟练运用各项护理操作技术，特别是中医护理的针灸、推拿技术，密切观察病情、执行计划后的反应，看有无新的护理问题出现，及时收集资料，处理新的问题。

131

3）记录护理措施实施以后,应准确进行记录,也称护理病程记录或护理记录。护理记录的目的:便于其他医护人员了解患者的健康问题及其进展情况;作为护理工作效果与质量检查的评价依据;为护理科研提供资料、依据;如有医疗纠纷,可为其提供依据。内容:实施护理措施后患者和家属的反应及护士观察到的效果;患者出现的新的健康问题与病情变化;所采取的临时性治疗、护理措施,患者身心需要及其满足情况;各种症状、体征、器官功能的评价;患者的心理状态等。

五、评价

评价是将实施护理计划后所得到的患者健康状况的信息与预定的护理目标一一对照,按评价标准对护士执行护理程序的效果、质量作出评定的过程。评价贯穿于患者住院的全过程。

（一）评价的标准

（1）护理程序的评价标准　包括资料的准确性、完整性、系统性;护理诊断的准确性、完整性、规范性;护理目标的可行性、可测性、规范性;护理措施的针对性、全面性、可行性、有效性;护理记录的及时性、准确性、完整性。

（2）护理效果的评价　包括执行医嘱是否及时、准确;对病情的观察是否细致、及时、有预见性;对患者心理活动的观察是否及时、正确,对策是否得当;患者及家属对保健知识的了解程度,对护理活动的参与、合作水平;护理目标是否按计划实现,健康问题是否得到有效解决;各项护理操作是否安全、有效、舒适;患者及家属对护士的工作态度、工作质量是否满意等。

（二）评价的方法

1）将患者接受护理后的反应与预期目标相比较。

2）在评价的基础上准确地、恰当地计划新的护理措施。

3）再次评估患者的需要。

4）评价护理目标的进展情况,是否对护理目标进行适当调整。

5）从患者和家属中得到反馈,确定患者的需要是否得到了满足。

（三）评价的方式

1）护士自我评价。

2）护理教员的评定。

3）护士长的检查评定。

4）在护理查房中进行评定。

5）医院质量督查组的检查评定。

第三节　护理病历

在临床实践过程中,有关患者的健康资料、护理诊断、护理目标、护理措施、护理记录、健康宣教等,都要有书面记录,这些记录就构成护理病历。

1. 入院评估表　主要内容包括患者的一般资料、四诊情况、心理状况、社会状况。

2. 辨证施护表　包括对疾病的辨证分析;病因、病位、病性;施护要点。

3. 护理记录表　护理记录是有关患者健康状况的变化和护理内容的记录。一般以 P、I、O 的形式记录。P——问题,I——措施,O——结果。

4. 护理计划单　护理计划单是护理人员对患者实施整体护理的基本依据。包括护理诊断、护理目标、护理措施、效果评价等内容。

5. 出院护理记录单　主要包括健康教育、出院指导、出院小结。护理病历记录单、评估单,以及健康教育表等详见附录。

本章小结

中医整体护理是以中医基本理论及现代护理观作指导,以患者为中心,视患者为生物、心理、社会多因素构成的开放性有机整体,以满足患者身心需要、恢复健康为目标,运用护理程序的理论和方法,实施系统、计划、全面护理的护理思想和护理实践活动。强调护理人员在观察判断病情和护理疾病时,应注意把人体的局部病变与机体整体病理变化统一起来,并重视周围环境对人体的影响,运用中医理论,通过中医四诊将收集的病史、症状体征、影响因素等资料综合考虑加强辨证,做出护理诊断从而对患者进行辨证施护。

思考题

1. 中医整体护理的概念是什么?
2. 中医整体护理程序的基本步骤有哪些?

第二军医大学出版社

第十二章 中医一般护理原则

1) **掌握** 顺应四时调阴阳患者住院环境的要求;劳逸适度的护理内容;情志护理的原则;食调护的原则;食复、劳复的概念。
2) **熟悉** 患者顺应四时调阴阳;情志护理的方法;常见疾病饮食宜忌;病情观察的要求。
3) **了解** 病证后期的护理方法。

第一节 生活起居护理

《内经》中提倡"起居有常"、"生活有节"。健康的生活方式,可以祛病延年,是人们保持健康的重要因素。从疾病发病因素来说,中医认为生活方式对于疾病往往起诱发作用,还可导致疾病恶化:起居不慎,可以受邪;饮食不慎,可以致病。所以为了提高治疗效果,有利于患者的康复,应该从以下几个方面来加强生活起居护理。

一、顺应四时调阴阳

中医有"天人相应"的学说,认为人在自然界中生活,各种自然因素必然对机体产生影响,人体生命的活动规律必须符合自然界的阴阳消长规律。自然界中有春生、夏长、秋收、冬藏的自然规律。人秉天地之气而生,因此患者的起居也要适应四时气候变化。春夏季节,气候由寒转暖,由暖转热,宇宙万物充满了新生繁茂的景象,人们也应早些起床,在室外散步活动,使人之阳气更加充沛。秋冬之际则气候逐渐转凉,万物都趋于收藏状态,人们应该防寒保暖,调整作息时间,使阴精潜藏于内,阳气不致外泄。总之,患者起居要遵循"春夏养阳、秋冬养阴"的原则。

二、环境适宜避外邪

六淫即风、寒、暑、湿、燥、火六种外感病邪的统称。风、寒、暑、湿、燥、火原本是自然界中 6 种不同的气候变化,在正常情况下,称为"六气"。一般不会导致人体发病。只有气候变化过于急骤,加上人体正气的不足,抵抗力下降时,六气才能成为致病因素,伤及人体而发生疾病。因此护理工作应主动掌握四时气候变化的规律,做到春防风,夏防暑,长夏防湿,秋防燥,冬防寒。注意通风良好和阳光充足,保持安静,注意环保,防止有害化学、物理、粉尘污染,为患者创造良好的治疗及护理环境。

1. 病床安置 应根据病证性质不同而定。如寒证、阳虚证者,多有畏寒怕风,宜安置在向阳温暖的病室内,使患者感到舒适;热证、阴虚证者,多有恶热喜凉之求,可集中在背阴凉爽病室内,使患者感到凉爽、舒适、心静,利于养病。

2. 病室环境 安静的环境有助于患者休养。噪声的刺激常使患者心烦意乱,尤其是心气虚的患者常因突然的声响而心悸不已。护理人员应设法消除嘈杂之声(不能超过 40～60 分贝)。病室内常有各种排泄物等秽浊之气,影响患者食欲和休息。因此,要经常通风换气,保持室内空气新鲜。通风要根据四时气候和病证不同而异,但切忌对流风。

3. 病室的温、湿度要适宜　普通病室温度 18～22℃,阴虚证、热证患者 16～20℃,者老年病房、新生儿、沐浴者、阳虚证、寒证患者以 20～28℃为宜。湿度在 50%～60%为宜,但应根据气候和不同证型进行调节。如湿盛患者,湿度宜低;燥证患者,湿度可略高些。阴虚者多热而偏燥,湿度宜高;阳虚患者多寒而偏湿,湿度宜低。

4. 光线适宜　一般病室内要求阳光充足,使患者感到舒适愉快。但不宜让日光直射患者面部。但不同病证对光线要求也不一样。如热证、阳亢患者,神经症患者等光线宜偏暗;痉证、癫狂证者,强光可诱发痉厥,应用黑窗帘遮挡。

三、劳逸适度

劳逸适度是指在病情允许的情况下,凡能下地活动的患者都要保持适度的休息与活动。适度的活动有利于通畅气血,活动筋骨,增强体质,健脑强神;必要的休息,可以消除疲劳,恢复体力和脑力,是调节身心必不可少的方法。如果劳逸过度,就会内伤脏腑,成为致病因素。如劳力、劳神过度,则耗气伤血;房劳过度,则耗伤肾精;过度安逸,可致气血运行不畅,脾胃功能低下等。根据病情的轻重和患者体质的强弱,做到"动静结合","形劳而不倦"。如对于病情危重或处于急性期的患者,要让其静卧休息或随病情好转在床上做适当的活动,如翻身、抬腿。对慢性病或恢复期患者,可做户外活动,如打太极拳、散步等,以达到舒筋活络、调和气血、提神爽志、增强抵抗外邪的抗病能力。

第二节　情志护理

人的情志状态,对疾病的发生、发展、愈后,转归与治疗有很大的影响,不管是急性病,慢性病,还是疾病的不同阶段,情志上都有不同程度的改变。不同的情志变化,又可直接影响脏腑的功能,导致病情的加重,如何消除患者的紧张、恐惧、忧虑、烦恼、愤怒等不良情志的刺激,帮助患者树立战胜疾病的信心,以提高整体护理质量。

一、情志护理原则

(一)诚挚体贴，一视同仁

患者的情志状态和行为不同于正常人,常常会产生各种心理反应,如依赖性增强,猜疑心加重,主观感觉异常,情绪容易激动、焦虑、恐惧等。此时,就迫切需要医护人员给予关怀和温暖,设身处地为患者着想。孙思邈在《备急千金要方》的"大医精诚"篇中指出:"凡大医治病,必当安神定志,无欲无求,先发大慈恻隐之心,誓愿普救含灵之苦……华夷愚智,普同一等,皆如至亲之想",要"见彼苦恼,若己有之"。表明了医者应当处处体谅患者的心情,以仁慈之心爱护患者,以济世救人作为自己的行为准则。

(二)避免刺激，稳定情绪

可根据患者的具体病情,及时提醒探视患者的亲朋好友不要给患者以不必要的刺激,危重患者应尽量谢绝探视。病历应严格管理,不能让患者及家属随便翻阅,以免增加患者的精神负担。轻、重患者要尽量分开安置,一方面便于重患者的治疗与护理;另一方面避免给轻患者造成心理负担。

135

（三）评估情志，因人施护

护士通过观察，交谈等方法收集患者心理健康资料。心理评估的内容包括情感、动机、精神状态、人格类型、思想、应对能力和应激水平。找出患者现存的和潜在的心理健康问题，针对原因采取措施。《灵枢·寿夭刚柔》中指出："人之生也，有刚有柔，有强有弱，有短有长，有阴有阳。"由于人的体质有强弱之异，性格有刚柔之别，年龄有长幼之殊，性别有男女之分，疾病的性质和病程的长短各异，因此，对同样的情志刺激，则会有不同的情绪反应。正是基于对个体特异性的认识，护理人员在为患者提供护理时应根据患者的遗传禀赋、性别年龄、自然条件、社会环境、精神因素等不同特点区别对待，做到因人而异，有的放矢，以减轻患者患病后的心理压力，有利于身体康复。

二、情志护理的方法

情志变化可以直接影响人体脏腑的变化，如《素问·汤液醪醴论》中所述："精神不进，志意不治，故病不可愈"。因此，加强情志护理对疾病的康复起着积极的促进作用。情志护理方法多种多样，临床运用可根据具体的病情适当选择合适的方法，以取得较好的效果。

（一）说理开导法

说理开导即指通过正面的说理，使患者认识到情志对人体健康的影响，从而使患者能自觉地调和情志，提高战胜疾病的信心，积极配合治疗，使机体早日康复。这也要求护理人员必须取得患者的信赖，态度真诚，有责任感及同情心，对患者也要因人而异，做到有的放矢，动之以情、晓之以理、喻之以例、明之以法，从而起到改变患者精神状态与躯体状况的目的。

（二）释疑解惑法

释疑解惑是指根据患者存在的心理疑虑，通过一定的方法，解除患者对事物的误解、疑惑，去掉思想包袱，恢复健康。心存疑惑是患者较普遍的心理现象，特别是性格抑郁、沉默寡言的患者更为突出，"杯弓蛇影"便是典型的案例。对于此类患者，护理人员应向患者介绍与其病情相关的医学知识，为其阐明真相，剖析本质，从根本上解除患者的心理负担，使患者从迷惑中解脱出来。

（三）移情易性法

移情易性即转移患者对疾病的注意力，从而达到减轻乃至消失不良情绪的目的。患者在住院期间，他们看到、听到、接触到的都是与疾病有关的信息，都属不良刺激，极易产生过度的思虑、忧虑、悲观、恐惧等不良情绪。因此，医护人员可开展一些有益身心健康的活动来充实患者的空暇时间，如进行各种形式的保健科普宣教，宣传当今先进的医疗科技成果，增强战胜疾病的信心。还可以因地制宜地组织一些文化娱乐活动，以调节患者单调的住院生活，分散其注意力。《内经》中曾指出"移情变气"的方法，即转移患者的精神，以调整逆乱之气机，从而达到治病的目的。

（四）宣泄解郁法

宣泄解郁是让患者把抑郁于胸中的不良情绪宣达、发泄出去，从而尽快恢复正常情志活动，维系愉悦平和心境的方法。古人云："郁则发之。"患者只有将内心的苦闷吐露出来，郁结的气机才能得以舒畅。作为护理人员对此类患者应适当地加以引导，通过谈心、疏导等方法，使患者将心中的郁结宣泄出来，以达到化郁为畅、疏泄情志的目的。由于患者性格多种多样，病情也各有轻重，有时单凭说教，难以消除患者紧张不安的情绪。因此，疏导工作就显得尤其重要。医护人员应主动并经常与患者谈心，鼓励患者讲出导致不良心情的原因，并耐心倾听，使他们充分得到发泄，以缓解不良情绪。在此基础上，讲解情志与疾病内在的因果关系，保持良好情志对医疗康复的重要性，介绍一些治疗成功的病例，让患者树立勇气和信心，充分调动他们的主观积极性，取得患者对医护人员的信任并且得到积极的配合。

（五）以情胜情法

以情胜情是指有意识地采用一种情志抑制另一种情志，达到淡化，甚至消除不良情志，以保持良好的精神状态的一种情志护理方法。

以情胜情的疗法源于《黄帝内经》，《素问·阴阳应象大论》中指出："怒伤肝，悲胜怒"、"喜伤心，恐胜喜"、"思伤脾，怒胜思"、"忧伤肺，喜胜忧"、"恐伤肾，思胜恐"。情胜情疗法主要包括采用悲哀、喜乐、惊恐、激怒、思虑等情志刺激，以纠正相应所胜的情志，但应注意临床运用并不能完全按照五行制胜的原理简单机械地生搬硬套，而是应根据具体情况具体分析。

（六）顺情从欲法

顺情从欲是指顺从患者的意志、情绪，满足患者的身心需要。患者在患病过程中，情绪多有反常，对此，先顺其情，从其意，有助于身心健康。对于患者心理上的欲望，在护理中应注意分析对待。若是合理的，条件又允许，应尽力满足之所求或所恶，如创造条件以改变其环境，或对其想法表示同情、理解和支持等，但是对那些不切实际的想法、欲望，自然不能一味地迁就和纵容，而应当善意地、诚恳地采用说服教育等方法处理。

三、七情致病与预防

中医很早就重视人的精神活动和思想变化，这些因素在《素问·阴阳应象大论》中被归纳为五志，以后人们又把五志衍化为七情，即喜、怒、忧、思、悲、恐、惊。在正常情况下，七情是精神活动的正常表现，并不成为致病因素，但是如果长期过度的精神刺激，则可以引起人体的阴阳失调、气血紊乱、经络脏腑功能失常而发生疾病。如《内经》说"怒则气上，喜则气缓，思则气结，悲则气消，恐则气下，惊则气乱，劳则气耗"。怒则气上，使肝气上逆；喜则气缓，使心气涣散；悲则气消，悲伤消耗肺气；恐则气下，恐主要伤害肾气；惊则气乱，突然的惊吓会致气机逆乱；思则气结，忧思不解则伤脾，使脾气运化不及，久则气血生化受到影响。由此可知，精神因素与疾病关系密切。因此，要预防七情致病，就必须做到保持精神乐观，调和情绪变化，避免七情过激。作为护士应设法消除患者的紧张、恐惧、忧虑、烦恼、愤怒等情志因素的刺激，帮助患者树立战胜疾病的信心，保持积极乐观的情绪，以提高治疗效果。

第三节　饮食护理

饮食营养是人类生存中必不可缺的物质，是人体气、血、精和津液的重要来源。而食物则是人体五脏六腑、四肢百骸得以濡养的源泉。《千金药方·食治》中说："不知食宜者，不足以存生也。"这说明每一种食物都有其不同的性能，在维持人体健康过程中起着不同的作用，它不仅可营养身体，还有着治疗意义，起到补益正气、促进健康的作用。

一、食物的性味

中医认为药食同源、药食同性、药食同效，在古代原始社会人们寻找食物的过程中就发现，食物与药物一样有着不同的性味和功效。食物虽为养人之具，然亦于人之脏腑有宜，有不宜。所以，中医强调运用中药的四气、五味及药物归经等学说来分析食物，这也就是中医饮食护理的特点。

1."四气"　如药物一样，我们将食物分为寒、热、温、凉4种不同的性能。根据食物所具有的基本特性，加上中医"寒者热之；热者寒之"的理论，我们将食后能起到清热、泻火，甚至解毒功效的食物称为寒性或凉性食物。进食后能起到温中补虚、祛寒之功效的食物,称为热性或温性食物,遇有寒证或阳虚证者可食。

2."五味" 是指食物的酸、辛、甘、苦、咸。中医认为,五味入五脏:酸入肝、苦入心、甘入脾、辛入肺、咸入肾。饮食要注意调和,将食物的性味与五行、五脏相配,使五脏各得其味而维持正常功能。

"味"与食物的功能有很大关系,性味不同的食物具有不同的作用。酸涩食物有收敛、固摄、生津作用;辛味行散,能行气血,适用于表证、气血阻滞等证;甘味食品能补益和中缓急、滋补强壮,用于五脏气血不足的虚证。另外,甘味还可缓解拘急疼痛之证;苦味能泻、能燥、能坚,可除热证、湿证、气逆等证;咸味能软坚散结、亦能泄下,可治疗热结、痰核等。

二、饮食调养基本原则

人体是一个统一的整体,与自然界相统一,饮食五味则是人与自然最为密切的联系,人体靠饮食来取得整体的统一,以及人体内部阴阳、气血、五脏之间的平衡和统一,同样靠饮食使人体与自然界相统一。《内经》说:"五味入口……以养五气,气和而生,津液相成,神乃自生。"在中医辨证施护的思想指导下,要辨证施"食",做到因人、因证、因地、因时而施食。

1. 饮食宜有节 古人云"善养生者,先饥而食,食不全饱;先渴而饮,饮不令过""大饥不大食,大渴不大饮"。也就是说饮食要有节制,每次进食要适时、适量,过饥或过饱均会伤害脾胃之功能。水谷是气血生化之源泉,过饥则气血得不到足够的补充,久之气血亏损而为病;过饱过量超出机体的消化功能,损伤脾胃,使营血不和而发生其他疾病,或使病情加重。因此,清·龙绘堂《蠢子医》也说:"纵然适口莫乱食,只食八分便已是。"除饮食量要有节制以外,食物软硬、冷热都必须相宜。食物过硬,不宜消化,易损伤脾胃;食物过软,则会影响食欲。食物过冷、过热也会伤及脾胃,导致运化失司、升降失常。食物过热,易烫伤消化道,致糜烂溃疡,日积月累易致癌变;过冷易伤脾胃阳气,发生胃痛、腹泻等不适。食物的冷热还必须根据病情的不同而选择,如热证的患者喜食冷饮;寒证的患者喜食热饮。因此,在护理中,我们要随患者的病情,做好饮食护理,以免饮食不当而导致病情反复。

2. 饮食宜随和 《内经》上说:"五谷为养,五果为助,五畜为益,五菜为充。"人体营养来源于各类食品,所需营养成分也须多样化。因此,饮食必须调和,保证各脏腑的需要而维持正常功能。《金匮要略》也提到"所食之物,有与病相宜,有与身为害,若得宜则补体,为害则成疾"。若饮食偏嗜,体内营养成分比例失调,容易产生疾病。例如,偏嗜辛辣,可致脾胃积热,上则口腔破溃、齿龈出血,下则大便硬结或成痔疾。因此我们在选择食物时要注意食物组成的合理性、完整性、整体性。

3. 饮食宜卫生 《金匮要略》记载"秽饭绥肉臭鱼,食之皆伤人",即提醒大家食物要新鲜、干净,当日的食物当日吃完,最好不要隔夜,尤其夏季季节天气炎热,食物多易变质,黄梅季节则应谨防霉变。俗话说"病从口入",饮食不洁或误食有毒食物,易引起胃肠道疾病,如腹痛、吐泻,甚至中毒而危及生命。华佗在谈到饮食卫生时还提到"饱食即卧,乃生百病",鼓励人们饭后散散步,帮助脾胃运化,使"谷气得消,病不自生"。

4. 饮食宜定时 进食不定时,不但容易造成过饱过饥,而且会使胃肠功能紊乱,影响消化吸收。因此,患者住院期间,要合理安排好治疗、检查、护理操作的时间,保证患者能按时就餐。进餐时间可根据病情而定,尤其应注意脾胃强弱问题,如《景岳全书》所言:"不欲食者,不可强食,强食则生邪;新愈之后,胃气初醒,尤不可纵食。"

三、常见疾病饮食宜忌

食物的重要性不言而喻,饮食强调随和,不可偏嗜。食物有寒热温凉之性、酸辛甘苦咸之味,疾病亦有寒热虚实之辨、阴阳表里之别。食物的性味必须与疾病的性质相适宜,否则会影响疾病的康复。因此,我们将与疾病不相宜的食物称为"禁口"、"忌口"。另外根据中医五味入五脏的理论,在护理脏腑病变者时也应注意饮食宜忌,忌食与五脏相克制的食物,如心病忌咸、肝病忌辛、肺病忌苦、脾病忌酸、肾病忌甘,以免更伤五脏。

1. 肺系病证　包括中医所指的咳嗽、哮喘、肺痈、肺痨、悬饮等病证,临床多以咳嗽、咯痰为主证。涉及现代医学的急、慢性支气管炎、哮喘、肺脓疡、肺结核、胸膜炎等疾病。

饮食原则:宜多食清淡素食、水果,忌食辛辣、油腻、甜黏食物。咳嗽、痰黄的肺热盛者宜食萝卜、橙子、梨、枇杷等清热化痰食物;痰中带血者宜食藕片、藕汁清热止血;痰白、清稀的肺寒者应忌食生冷水果;久病者当以瘦肉、鸡蛋等补充营养;恢复期为肺阴虚者,宜选用百合、银耳、稀粥、新鲜蔬菜、水果等;高热伤津者可以食梨汁、荸荠汁、西瓜汁等清热生津,忌食油腻、煎炸、辛辣之品,以防伤阴动火,损伤脾胃。同时要多饮水,以免痰液黏稠不易咳出。

2. 心系病证　包括中医所指的心悸、胸痹、失眠等证,涉及现代医学的心血管系统疾病:功能性或器质性心脏病、高脂血症、高血压病、动脉硬化、冠心病等,若心力衰竭出现喘咳、咯血、水肿等症状者,要分别把肺系、肾系病证的饮食宜忌也同时考虑进来。

饮食原则:以心悸为主证者,结合血脂检验值区别对待,血脂正常者,一般营养食品均适宜;血脂增高者,以清淡素食为主,少食瘦肉、鱼类食品,忌食动物脂肪、内脏,以及烟、酒、浓茶、咖啡、辛辣刺激食品等,多食富含维生素 B、维生素 C 的食物及豆制品类。

3. 脾胃系病证　此系病证多指胃脘痛、呕吐、噎嗝、泄泻、便秘等病证,主要是由于脾胃运化、受纳功能失常、肠道传导失司所致。涉及现代医学的消化系统的部分疾病,包括急、慢性胃炎,肠炎,食管癌,胃癌等。

饮食原则:应进食营养丰富,烂、软、热、易于消化的食物,忌食生冷、煎炸、硬固类,以及壅滞阻气的食品。脾胃有寒者,宜食姜汤等热饮;胃热者可以酌情吃些水果;胃酸过多,可食含碱的面食;胃酸缺乏者,饭后可食少量醋或山楂片;腹泻者以少量半流或软饭为宜,忌食苋菜、茄子、生冷瓜果等寒性润滑的食物;急性胃炎发作期必须禁食或进食清淡流质;胃下垂的患者需进食易消化富含营养的食物,少量多餐,进食后平卧半小时;胃癌及食管癌患者,根据吞咽情况,给予适当的饮食类别,除忌食辛辣刺激食品外,一般无特殊禁忌,以营养丰富易消化的荤、素菜搭配为宜。

4. 肝胆系病证　包括中医所指黄疸、臌胀、眩晕、卒中、癫痫、郁证等病证,与肝的疏泄功能失常有关。涉及现代医学多系统疾病,如急、慢性肝炎,肝硬化,胆囊炎,胆石症,高血压病,脑溢血,癫痫,神经症等。

饮食原则:宜进食清淡、营养丰富的易消化食物,多食瘦肉、鸡、鱼、豆制品等优质蛋白质以及新鲜蔬菜、水果,忌食烟酒辛辣刺激之品,少食动物脂肪。肝胆疾病急性期以素食为宜,缓解期或恢复期可进荤食;肝、脾肿大者,宜选用甲鱼、淡菜;牙龈、鼻出血者宜食藕汁、橘子;肝硬化腹腔积液时应控制钠盐的摄入;肝性脑病时要控制蛋白类食物;高血压病、脑溢血参照心系病证饮食原则,但脑溢血昏迷期应给予流质素食或禁食于鼻饲饮食,3～5 日后仍未清醒时,应适当加牛奶、瘦肉汤等荤汤,清醒后酌情给予半流质饮食。

5. 肾系病证　包括水肿、淋证、消渴、癃闭、阳痿、遗精、痿证等病证。涉及现代医学的急、慢性肾炎、肾盂肾炎、尿路结石、乳糜尿等疾病。

饮食原则:饮食宜清淡,进食营养丰富以及多种动物补益类食物,忌盐、碱过多和酸辣太过

第二军医大学出版社

的刺激品。有水肿时应低盐、高蛋白,选用芥菜、冬瓜、葫芦、赤豆、薏米仁、鲫鱼、黑鱼等利尿消肿的食物;肾虚者可选用动物肉制品、蛋类等补养品;若专力于补肾填精可选用甲鱼、胎盘、动物脊髓、筋类食物;用于补肾壮阳则选用虾、海参、羊睾、狗肾等食物;肾炎宜控制钠盐;乳糜尿忌脂肪、蛋白类食物;糖尿病需控制糖类的摄入,主食以粗粮为主,果蔬可食黄瓜、番茄、猕猴桃等。

6. 时感温热病证 这里所指的是因外感时邪而致的时令病,临床以发热为主证,如感冒、风温、春温、湿温、中暑、霍乱、痢疾等病证。涉及现代医学的肺炎、伤寒、流脑、乙脑、菌痢等,这类病证常伴有肺、脾二系的症状,热退后饮食宜忌分别参照肺系和脾胃系饮食。

饮食原则:宜于清淡素净、易消化饮食及新鲜水果汁,忌食辛辣、油腻食物。时病初期,发热不高,可进素半流质或少油荤半流质饮食;高热期,宜于素流质及清凉饮料,如米汤、藕汁、绿豆汤、西瓜汁等;热退初期,宜素半流质饮食,食欲渐增,肠胃消化功能逐渐恢复,可改荤半流质饮食,但以少油、少量为宜;恢复期病情日渐好转,可改软饭或普食,仍以清淡为主。

第四节　病情观察

一、病情观察的重要性

中医护理对病情观察具有独特之处,有一套完整的辨证护理的方法。中医护理在病情观察过程中,护理人员运用望、闻、问、切四诊收集病情资料,并运用辨证方法对疾病的各种表现进行归纳、综合和分析,为正确作出护理诊断、制订护理计划及提出护理措施提供依据。

二、病情观察的要求

（一）运用中医基础理论指导病情观察

1. 病情观察的内容既有重点又要全面 护理人员在进行病情观察时,应以中医基础理论为指导,运用整体观念和审证求因的原则,通过望、闻、问、切四诊的方法,收集患者的病情资料,及时、准确、细致地进行病情观察,掌握疾病变化规律。在治疗过程中还应观察效果和用药的反应,病情是好转还是恶化等。

2. 病情观察的方法科学有效 病情观察是护理人员的基本功,病情观察的方法正确与否,将直接影响病情的判断,以及护理措施落实的有效性和科学性。护理人员应熟练掌握四诊法及其他方法,利用和患者接触的所有机会观察病情,及时、准确地发现患者的病情变化。

3. 结果记录客观真实 对观察结果及时进行细致、准确的记录。由于中医症状及病情变化主要以文字形式描述,不宜拘泥于量化指标,要善于发挥中西医各自的优势进行互补。尽可能使用计量表示要记录的具体数量,如体温、尿量等;对不能量化的症状和体征的描述要客观、真实。

（二）掌握证候转变规律

1. 根据中医阴阳关系和五行关系 可知人体脏与脏、腑与腑、脏与腑之间的生理和病理互相影响。了解证候的表里、寒热、虚实和阴阳动态变化,掌握脏腑之间病情的转变规律,指导调整治疗和调护方案。例如,心与肺之间病变的相互影响,在临床上,心气血功能失常,可以导致肺气郁滞,宣降失司,而见咳喘不得平卧。肺病日久,吸清呼浊功能异常,气病及血,可至肺气胀满、心血瘀阻,发生心悸、胸闷、口唇爪甲青紫等症。

2. 坚持整体观念和辨证施护是中医理论精髓 通过对"望、闻、问、切"四诊所获得的病情资料,运用辨证方法进行综合、归纳、分析,进一步判断与确定疾病性质和部位,通过辨证做出相应的护理计划和具体护理措施。西医学注重病名诊断,中医分析病情更注重证（证候）。就是说,是否落实到哪一个病种固然重要,但不是关键,关键是要知道该病属于什么证(证候),证(证候)才是发病或病变的根本所在。辨证是关键、前提和依据,辨证准确则护理或治疗得法,辨证有误则无法选择正确处理方法。

3. 注意观察经络的反映　由于经络循行起止有一定的部位,并络属相应的脏腑,内脏的疾病可通过经络反映于相应的形体部位。根据经脉的循行部位和所络属的生理病理特点来分析各种临床表现,可推断疾病发生于何经、何脏、何腑,并且可根据症状的性质和先后次序来判断穴位处,有明显的压痛,或有条索状、结节状反应物,或局部皮肤的色泽、形态、温度等发生变化。如足阳明胃经入上齿中,手阳明大肠经入下齿中,故胃肠积热可见齿龈肿痛,根据这些病理反应,可辅助病证的诊断和辨证,帮助护理人员制订相应的护理措施。

（三）及时修改施护措施

世界上任何事物都不是一成不变的,故在进行病情观察时,不仅要收集病情变化的资料,同时还应关注治疗与护理效果,全面监控患者的各种临床表现。若有新的症状出现,病情变化幅度大,常表示病情恶化,原定的护理计划已不适合,应立即修改。例如壮热患者,若体温逐步下降,说明病情好转,如骤然下降,甚至低于正常体温,说明邪气旺盛,正气虚衰,为亡阳危象,应修改原护理计划,以回阳救逆,扶正祛邪为原则重新制定护理措施。

第五节　病证后期调护

病证后期调护是指对处于正气渐复,邪气已衰,脏腑功能逐渐恢复,病情好转,已趋于痊愈时期患者的调护。在这个时期,由于脏腑功能尚未完全恢复,气血尚未平复,应该注意合理的调养和护理,以使病邪彻底清除,脏腑功能完全恢复。若调护不当,可使病邪复燃,使疾病复发。因此,做好病证后期的调护十分重要,患者应适当锻炼以增强体质,做到劳逸适度、顺应四时、合理饮食、调畅情志、防止五志过极。

一、防止因风邪复病

风邪,泛指六淫之邪。凡大病初愈之人,往往正气不足,气血未复,机体的卫外防御功能低下,常易感受六淫之邪而引起疾病的复发。

（一）扶正助卫

人体卫气分布于体表,具有抵御六淫之邪入侵的主要力量。卫气充盛,外邪难以侵入。卫气来源于脾胃运化的水谷精微,又依赖于肺气的宣发,其主要功能是抵御外邪的入侵。病后初愈时要扶助正气,增强体质,提高机体卫外抗病的能力。因卫气根于下焦阳气为水谷之气所补充,所以合理饮食,加强营养,补益脾肾是扶正助卫的根本措施,利用日光晒浴背部或全身,利用日光直补人之阳气。一般除冬季外,以晨起阳光温煦不烈为日光浴的最佳时间。机体通过与外界空气经常接触,使卫气得到锻炼,卫外开合功能更为灵敏。体育运动能使气血调和,关节功能灵活,如散步,做八段锦,打太极拳等以增强体质。制订合理的作息时间,春夏之季,天气由寒转暖、由暖转热,应早起床,广步于庭,使阳气更加充沛。秋冬之季,气候由热转凉而寒,应早卧晚起,使阳气内藏不致外泄。注意季节气候和天气的变化,在季节转换之际、气候突变之时,要随时增减衣被,预防感冒。

（二）谨避风邪

患者在病后恢复阶段,正元尚虚,气血未充,卫外功能低下,应注意防止虚邪贼风的侵袭。生活起居应做到顺应四时气候的变化,才能防止风复。如春季不可遇天气转暖而骤减衣被;春秋季注意预防传染病;夏天炎热,注意防暑降温,适当降低室温,服用避暑药预防中暑,但不可袒胸露腹、贪凉饮冷或骤入凉室,汗出当风;冬季严寒,外出应注意保暖,以免外感风寒,居室要定时开窗通气,保持空气新鲜,在感冒流行时可服药预防。保持居室内适宜的温度、湿度,室内清洁卫生,以防风邪挟杂它邪引起感染,预防虚邪贼风的侵袭。

二、防止因食复病

因食复病是指大病初愈,脾胃尚虚,因饮食不当,而导致疾病复发。脾胃为后天之本、气血生化之源。病后初愈,余邪未尽,脾胃虚弱,饮食不节极易导致疾病的复发,即所谓"食复"。《素问·热论》说:"病热少愈,食肉则复,多食则遗,此其禁也"。可见合理的饮食调护在病证后期的重要性。

(一) 合理施养

由于病后初愈者具有正虚邪恋的特点,应防止偏补太过与因补滞邪。饮食上要求做到饮食结构合理,营养科学搭配。食物宜清淡、易消化,做到少食多餐,进食不可过急过快,宜细嚼慢咽。避免生冷、炙热、不洁饮食。在饮食调补时,应防止偏补太过。注意辨证施养,如寒病者,偏于温养,但不宜过燥。热病者,宜清养,但应防其过寒;虚证者不宜大补等。

(二) 注意忌口

对于病后初愈之人,由于病邪余焰未熄,故凡能增邪伤正的饮食,皆应注意忌口,以免因食复病。如热病愈后忌食温燥辛辣之品;水肿者忌盐;泻痢者忌滋腻、添湿之物;隐疹者忌食鱼虾海鲜等。醇酒助热增湿,诸病愈后,皆不相宜。

三、防止因劳复病

劳复是指病后初愈,因形体劳倦、劳神、劳心及房劳过度等引起疾病的复发。

(一) 防形体劳倦

病后初愈之时,应量力进行必要的形体活动,使气血流畅,增进食欲,增强体质,有助于彻底康复,如散步、打太极拳等。患者既要坚持劳动或运动锻炼,又要避免体劳过度,应以"小劳不倦"为原则。

(二) 防劳神劳心

劳神、劳心过度,会伤及心脾两脏,耗尽气血,应避免用脑过度。患者应调整生活方式,适度的体力劳动和脑力劳动相结合,保持心情舒畅。

(三) 防房劳复病

房劳多累及肾,肾精耗损。大病之后,肾精本亏,再加房劳必令其更虚,故病后初愈,应分别对患者及配偶强调在身体完全康复之前宜静养,防止房劳耗伤肾精而致疾病复发。

四、防止因情复病

情志所伤,可致气机紊乱,脏腑气血阴阳失调,也可直接影响脏腑而发生疾病。在病证后期应注意心理的调养,防止五志过极,以免因情复病。

(一) 心情要舒畅

病证后期,脏腑功能恢复需要一段时间,患者容易出现急躁等不良情绪,这些情绪可以影响脏腑功能,而使病情加重。因此,要有针对性地进行心理疏导,使患者树立乐观情绪,保持心情舒畅,避免七情过度。根据性格和情趣怡情悦志,以益于身体健康。

（二）避免情志异常波动

七情变动影响脏腑气机,导致气机紊乱,损伤五脏。患者在休养期间,如果出现情志变动和过激,可使病情加重,或迅速恶化。因此,在病证后期,应使患者避免各种不良环境、精神因素的刺激。应使患者保持乐观情绪,胸怀开阔,树立信心,主动适应各种不适情况,以使五脏安和,气机调畅,促进疾病痊愈。

本章小结

护理工作是医疗过程中的重要环节之一,对患者的护理,应从全方位综合实施,在生活起居、病室环境、情志护理、饮食护理等各方面,都必须做到体贴入微,使患者能安心静养。中医护理,还须结合辨证施护的原则,发挥中医全面综合的特长,做好生活起居护理、调畅情志、加强病情观察、饮示指导及病证后期调护,以提高护理效果。

思考题

1. 对患者住院环境怎样做到顺应四时而调?
2. 对患者做好情志护理有哪些方法?
3. 饮食调养原则有哪些?
4. 护理人员应该如何做好病证后期调护?

第二军医大学出版社

第十三章 中医应用护理方法

教学目标

1）**掌握** 临床常用的中医应用护理方法的种类、操作方法及注意事项；临床常用各类中药的服法和护理。

2）**熟悉** 临床操作中常用穴位分布规律、选穴适应证及各中医应用护理方法操作不良反应的处理方法。

教学内容

第一节 毫针刺法

一、毫针的构造、规格和修藏

1. **毫针的构造和规格** 通常所说的针灸针即指毫针。目前临床上所用的毫针，多是用不锈钢制成，但也有用金、银或合金等为制针材料的。

毫针的结构可分为 5 个部分（图 13-1）。

（1）针尖 针的尖端锋锐部分称针尖，亦称针芒。其状似松针，是接触腧穴刺入机体的前锋。

（2）针身 针柄与针尖之间称为针身，亦称针体。

（3）针根 针身与针柄连接处称为针根。

（4）针柄 手持处称为针柄，是以铜丝或铝丝将针的一端呈螺旋形地紧密缠绕而成。是持针着力的部位。

（5）针尾 针柄的末端称针尾。一般是用铜丝或铝丝横行缠绕呈圆筒状，是温针装置艾绒的部位。

毫针的规格主要是指针身的粗细和长短。以往针身的长短都以寸为单位，现在则多以 mm 为单位。其对照见表 13-1。

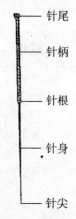

图 13-1 毫针的结构

表 13-1 毫针长短规格表

寸	0.5	1	1.5	2	2.5	3	3.5	4	4.5	5	6
毫米(mm)	15	25	40	50	65	75	90	100	115	125	150

2. **毫针的维修和保藏** 藏针的器具有针盒、针管和藏针夹等。若用针盒或藏针夹，可多垫几层消毒纱布。将消毒后的针具置于或插在消毒纱布上，再用消毒纱布覆盖以免污染，然后将针盒或针夹盖好备用。若用针管，应在针管置针尖的一端，塞上干棉球以免针尖损坏钩曲，然后将针置入，高压消毒后备用。取用时亦应小心，避免针尖受损。

144

二、针刺练习

针刺练习,主要是对指力和手法的锻炼。因此,掌握针刺练习,是初学针刺者的重要基本技能训练。

1. 纸垫练针法　选择柔软的纸张,折叠成长约 8 cm、宽约 5 cm、厚 2～3 cm 的纸块,用线如"井"字形扎紧,做成纸垫。练针时,左手平直纸垫,右手拇指、示指、中三指持针柄,如持笔状持 1.0～1.5 寸毫针,使针尖垂直地抵在纸垫上,然后右手拇指与示指、中指前后交替地捻动针柄,并渐加一定的压力,待针穿透纸垫后另换一处,以此反复练习。此法是锻炼指力和捻转的基本手法(图 13-2)。

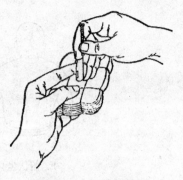

图 13-2　纸垫练针法

2. 棉团练针法　取棉花一团,外用布将棉花包裹,用线封口扎紧,做成直径 6～7 cm 的棉团。练针方法同纸垫练针法,不同之处是较纸垫松软,可以做提插、捻转等多种基本手法的练习(图 13-3)。

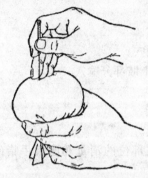

图 13-3　棉球练针法

值得一提的是,针刺纸垫或棉团与人体有根本的差异,为了体验不同的针刺手法所产生的不同作用,最好在自己身上进行练针,以便临床针刺施术时做到心中有数,提高针刺手法操作水平。

三、针刺前的准备

1. 针具的选择　现在多选用不锈钢所制针具,因其不仅具有较高的强度和韧性,针体挺直滑利,能耐热防锈,且不易被化学物品腐蚀,所以目前被临床上广泛采用。

在选择针具时,应根据患者性别的不同、年龄的差异、形体的胖瘦、体质的强弱、病情的虚实、病变部位的表里深浅以及所取腧穴所在的具体部位,选择长短、粗细适宜的针具。临床上选针常以将针刺入腧穴应至之深度,且针身还应露在皮肤上稍许为宜。

2. 体位的选择　临床上针刺时常用的体位有仰卧位、俯卧位、侧卧位、仰靠坐位、俯伏坐位、侧伏坐位等(图 13-4)。对初诊、精神紧张或年老体弱、病重的患者,应尽量采取卧位,以防患者感到疲劳或晕针等。

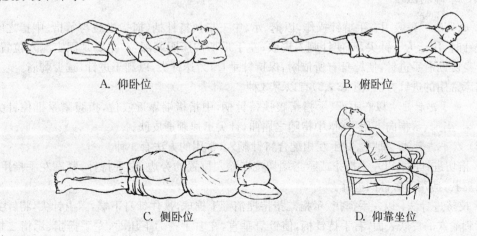

A. 仰卧位　　　　　　　　　　　B. 俯卧位

C. 侧卧位　　　　　　　　　　　D. 仰靠坐位

145

中医护理

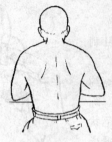 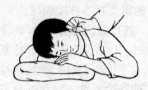

E. 俯伏坐位　　　　　　　　　F. 侧伏坐位

图 13-4　临床针刺的常用体位

(1) 仰卧位　适宜于取头、面、胸、腹部腧穴,和上、下肢部分腧穴。

(2) 俯卧位　适宜于取身体侧面少阳经腧穴和上、下肢的部分腧穴。

(3) 侧卧位　适宜于取头、项、脊背、腰尻部腧穴,和下肢背侧及上肢部分腧穴。

(4) 仰靠坐位　适宜于取前头、颜面和颈前等部位的腧穴。

(5) 俯伏坐位　适宜于取后头和项、背部的腧穴。

(6) 侧伏坐位　适宜于取头部的一侧、面颊及耳前后部位的腧穴。

3. 消毒　针刺前必须做好消毒工作,其中包括针具消毒、腧穴部位的消毒和医者手指的消毒。

(1) 针具消毒　将针刺用具分别用纱布包扎好,置于高压蒸汽锅内消毒,在 104 kPa 压力、120℃高温下 15 分钟,即可达到消毒目的。置针的用具和镊子等,可用 2% 来苏溶液或 1：1 000 的升汞溶液浸泡 1～2 小时后使用。

针具消毒不彻底可引起感染。目前,针灸针的使用已被国家药品监督管理局列入三类管理,使用一次性针灸针将是一个必然的趋势。针灸施治时,应做到一穴一针。

(2) 腧穴部位的消毒　在给患者需要针刺的腧穴部位消毒时,用 75% 乙醇棉球擦拭即可。在擦拭时应由腧穴部位自中心向四周螺旋擦拭。腧穴部位消毒后待干,切忌接触污染。

(3) 医者手指的消毒　施针前,医者应先用肥皂水将手刷洗干净,待干后再用 75% 乙醇棉球擦拭即可。施针者应尽量避免手指直接接触针体。如必须接触针体时,可用消毒干棉球作间隔物,以保持针身无菌。

四、毫针刺法

1. 进针法　一般用右手持针操作,以拇、示、中三指挟持针柄,拇指指腹与示指、中指之间相对。进针时,用指力于针尖,而使针刺入皮肤;左手爪切按压所刺部位,主要是固定腧穴位置,或挟持针身协助右手进针,使针身有所依附,保持针垂直,力达针尖,以利于进针,减少刺痛。

临床常用的进针方法(图 13-5)有以下 3 种。

(1) 单手进针法　以右手拇、示指指腹挟持针柄,中指指端靠近穴位,指腹紧紧抵住针尖和针身下端,当拇、示指向下用力时,中指随之屈曲,针尖迅速刺透皮肤。

(2) 双手进针法　即左、右手互相配合将针刺入,常用的方法有 4 种。

1) 指切进针法:以左手拇指或示指端切按在腧穴位置的旁边,右手持针,紧靠左手指甲,将针刺入皮肤,适用于短针的进针。

2) 挟持进针法:以左手拇指、示指二指持捏消毒干棉球,挟住针身下端,露出针尖,将针尖固定在所刺腧穴的皮肤表面,右手持针柄,使针身垂直,在右手指力下压时,左手拇指、示指二指同

146

Second Military Medical University Press

时用力,两手协同将针刺入皮肤,适用于长针的进针。

3) 提捏进针法:以左手拇指、示指二指将针刺腧穴部位的皮肤捏起,右手持针,从捏起部的上端刺入,适用于皮肉浅薄部位的进针。

4) 舒张进针法:用左手拇指、示指二指将所刺腧穴部位的皮肤向两侧撑开绷紧,右手持针,使针从左手拇指、示指二指的中间刺入,用于皮肤松弛部位腧穴的进针。

(3) 管针进针法 利用塑料等材料制成的针管协助进针的方法。针管长度约比毫针短5 mm,以便露出针柄,针管的直径,以能顺利通过针尾为宜。进针时左手持针管,将针装入管内。针尖与针管下端平齐置于腧穴上,针管上端露出针柄5 mm,用右手示指快速叩打或用中指弹击针管上端露出的针尾,使针尖刺入穴位,然后退出针管,再施行各种手法。

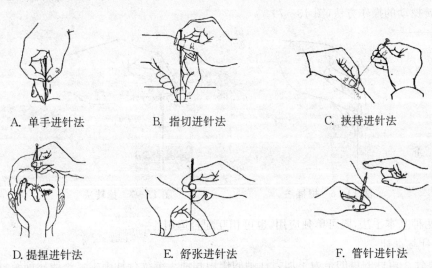

A. 单手进针法 B. 指切进针法 C. 挟持进针法

D. 提捏进针法 E. 舒张进针法 F. 管针进针法

图 13 - 5 临床常用进针方法

2. 针刺的方向、角度和深度 在针刺操作过程中,掌握正确的针刺角度、方向和深度,是增强针感,提高疗效,防止意外事故发生的重要环节。针刺方向、角度和深度,主要根据施术部位,患者体质、病情需要等具体情况而定。

(1) 针刺的方向 是指进针时针尖对准的方向。通常针刺时针尖应朝向病变的部位,以便使针刺的感应到达病变部位。如针刺背部脊柱两侧的腧穴,针尖要朝向脊柱。

(2) 针刺的角度 是指进针时针身与所刺部位皮肤表面形成的夹角,依腧穴所在部位的解剖特点和治疗要求而定。一般分为下列 3 种。

1) 直刺:针身与皮肤呈 90°角,垂直刺入,适用于人体大部分腧穴。

2) 斜刺:针身与皮肤呈 45°角,倾斜刺入,适用于肌肉较浅薄处或内有重要脏器或不宜直刺、深刺的腧穴,如胸、背部的腧穴。

3) 平刺:即横刺、沿皮刺。针身与皮肤呈 15°角,横向刺入,适用于皮薄肉少部位的腧穴,如头部的腧穴。

(3) 针刺的深度 每个腧穴的针刺深度,见腧穴各论。一般而言针刺深度与以下因素有关。

1) 体质:身体瘦弱,宜浅刺;身强体肥者,宜深刺。

2) 年龄:年老体弱及小儿娇嫩之体,宜浅刺,中青年身强体壮者,宜深刺。

3) 病情:阳证、新病宜浅刺;阴证、久病宜深刺。

4) 部位:头面和胸背等皮薄肉少处的腧穴,宜浅刺;四肢、臀、腹及肌肉丰满处的腧穴,宜深刺。

3. 行针与得气　得气亦称针感,是指将针刺入腧穴后,针刺部位所产生的一种特殊的感觉和反应。当这种针感产生时,医者会感到针下有徐和或沉紧的感觉;同时患者也会在针下出现相应的酸、麻、胀、重等感觉,这种感觉可沿着一定部位,向一定方向扩散传导。若不得气时,医者则感到针下空虚无物,患者亦无酸、麻、胀、重等感觉。

行针的基本手法有以下两种:

1) 提插法:是将针刺入腧穴的一定深度后,用右手拇指和示指、中指捏住针柄,使针在穴内进行上下进退的操作方法(图13-6)。

2) 捻转法:是将针刺入腧穴的一定深度后,以右手拇指和示指、中指持住针柄,进行一前一后来回旋转捻动的操作方法(图13-7)。

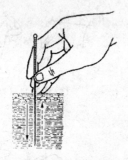
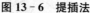
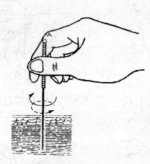

图13-6　提插法　　　　　　图13-7　捻转法

以上两种基本手法,既可单独应用,也可相互配合运用。

4. 留针与出针

(1) 留针　留针的目的是为了加强针刺的作用和便于继续行针施术。一般病证留针10～30分钟,亦可不留针,如小儿一般不留针。但对一些特殊病证,如急性腹痛、顽固性疼痛等,可适当延长留针时间。

(2) 出针　在行针施术或留针后即可出针。出针时一般先以左手拇、示指按住针孔周围皮肤,右手持针作轻微捻转,慢慢将针退至皮下,然后迅速将针起出,或将针轻捷地直接向外拔出。拔针后用消毒干棉球按压针孔,以防出血。出针后应核对针数,以防遗漏。

五、针刺异常情况的处理和预防

针刺治病,虽然比较安全,但如操作不慎,或针刺手法不当,或对人体解剖部位缺乏全面了解,也会出现一些异常情况,常见有以下5种。

1. 晕针　指针刺过程中患者发生的晕厥现象。

(1) 原因　多见于初次接受治疗的患者。患者体质虚弱、精神紧张、饥饿、疲劳或体位不当,或医者在针刺时手法过重,而致针刺时或留针过程中发生此症。

(2) 临床表现　患者突然出现精神疲倦、头晕目眩、面色苍白、心慌气短、恶心、呕吐、出冷汗、血压下降、脉象沉细,严重者出现四肢厥冷、甚至昏迷、扑倒在地、唇甲青紫、二便失禁、脉微细欲绝。

(3) 处理　立即停止针刺,迅速将针全部起出。使患者平卧,头部放低,松开衣带,注意保暖。轻者静卧片刻,给饮温开水或糖水后,即可恢复正常。重者在上述处理基础上,可指压或针刺水沟、内关、足三里等穴,亦可灸百会、关元等穴。若症状未缓解,伴出现呼吸细微,脉细弱者,可考虑配合其他治疗或采取急救措施。

（4）预防　对初次接受针刺治疗或精神过度紧张,身体虚弱者,应先做好解释,消除其对针刺的顾虑。选择舒适持久的体位,最好采用卧位。若饥饿、疲劳、大渴时,应先进食、休息、饮水后再予针刺。医者在针刺治疗过程中,要谨慎专一,随时注意观察患者的神色,询问患者的感觉,一旦有不适等晕针先兆,可及早采取处理措施。

2. 滞针　指在行针时或留针后医者感觉针下涩滞,捻转、提插、出针均感困难,而患者则感觉疼痛的现象。

（1）原因　患者精神紧张,当针刺入腧穴后,患者局部肌肉强烈收缩;或行针手法不当,向单一方向捻转太过,以致肌肉组织缠绕针体而成滞针。若留针时间过长,有时也可出现滞针。

（2）临床表现　针在体内,捻转不动,提插、出针均感困难,若勉强捻转、提插时,则患者痛不可忍。

（3）处理　若患者精神紧张,局部肌肉过度收缩时,可在滞针腧穴附近,进行循按或弹叩针柄,或在附近再刺一针,以宣散气血,而缓解肌肉的紧张。若行针不当,或单向捻针而致者,可向相反方向将针捻回。

（4）预防　对精神紧张者,应先做好解释工作,消除患者不必要的顾虑。注意行针的操作手法和避免单向捻转。

3. 弯针　指进针时或将针刺入腧穴后,针身在体内形成弯曲。

（1）原因　施针者进针手法不熟练,用力过猛、过速,以致针尖碰到坚硬组织;或患者在针刺或留针时移动体位;或因针柄受到某种外力压迫、碰击等。

（2）临床表现　针柄改变了进针或刺入留针时的方向和角度,提插、捻转及出针均感困难,而患者感到疼痛。

（3）处理　出现弯针后,不得再行提插、捻转等手法。如针系轻微弯曲,应慢慢将针起出。若弯曲角度较大时,应顺着弯曲方向将针起出。若由患者移动体位所致,应使患者慢慢恢复原来体位,局部肌肉放松后,再将针缓缓起出,切忌强行拔针,以免针断入体内。

（4）预防　医者进针手法要熟练,指力要均匀,并要避免进针过速、过猛;选择适当体位,在留针过程中,嘱患者不要随意更动体位;注意保护针刺部位,针柄不得受外物碰撞或压迫。

4. 断针　又称折针,是指针体折断在人体内。

（1）原因　针具质量欠佳,针身或针根有损伤剥蚀,进针前失于检查。针刺时将针身全部刺入腧穴。行针时强力提插、捻转,肌肉猛烈收缩。留针时患者随意变更体位,或弯针、滞针未能进行及时正确的处理等。

（2）临床表现　行针时或出针后发现针身折断,其断端部分针身或尚露于皮肤外,或断端全部没入皮肤之下。

（3）处理　施针者保持镇静,嘱患者切勿更动原有体位,以防断针向肌肉深部陷入。若残断部分针身显露于体外时,可用手指或镊子将针起出。若断端与皮肤相平或稍凹陷于体内者,可用左手拇、食两指按压针孔两旁,使断针暴露体外,右手持镊子将针取出。若断针完全深入皮下或肌肉深层时,应在X线下定位,手术取出。

（4）预防　针前仔细地检查针具,对不符合要求的针具,应严禁使用。避免过猛、过强的行针。在行针或留针时,应嘱患者不要随意更换体位。针刺时不宜将针身全部刺入腧穴,应留部分针身在体外,以便于针根断折时取针。在进针、行针过程中,如发现弯针时应立即出针,切不可强行刺入。对于滞针等亦应及时正确处理,不可强行硬拔。

5. 血肿　指针刺部位出现的皮下出血而引起的肿痛。

（1）原因　针尖弯曲带钩,使皮肉受损,或刺伤血管所致。

（2）临床表现　出针后，针刺部位肿胀疼痛，继则皮肤呈现青紫色。

（3）处理　若微量的皮下出血而局部小块青紫时，一般不必处理，可以自行消退。若局部肿胀疼痛较剧，青紫面积大而且影响到活动功能时，可先作冷敷止血后，再作热敷，以促使局部瘀血消散吸收。

（4）预防　仔细检查针具，熟悉人体解剖部位，避开血管针刺，出针时立即用消毒干棉球压迫针孔。

六、针刺注意事项

1）患者在饥饿、疲劳、精神过度紧张时，不宜立即进行针刺。对身体瘦弱、气虚血亏者，进行针刺时手法不宜过强，并应尽量选用卧位。

2）女性怀孕3个月者，不宜针刺小腹部的腧穴。若怀孕3个月以上者，腹部、腰骶部腧穴也不宜针刺。至于三阴交、合谷、昆仑、至阴等一些通经活血的腧穴，在怀孕期亦禁刺。女性行经时，若非为了调经，亦不应针刺。

3）小儿囟门未合时，头顶部的腧穴不宜针刺。

4）常有自发性出血或损伤后出血不止的患者，不宜针刺。

5）皮肤有感染、溃疡、瘢痕或肿瘤的部位，不宜针刺。

6）胸、胁、腰、背脏腑所居之处的腧穴，不宜直刺、深刺。肝、脾肿大和肺气肿患者更应注意。

7）针刺眼区和项部的腧穴以及脊椎部的腧穴，要注意掌握一定的角度，更不宜大幅度地提插、捻转和长时间地留针，以免伤及重要的组织器官，产生严重的不良后果。

8）对尿潴留患者，在针刺小腹部腧穴时，也应掌握适当的针刺方向、角度、深度等，以免误伤膀胱等器官，出现意外的事故。

第二节　灸　　法

灸法是用艾绒或药物为主要灸材，点燃后放置腧穴或病变部位，进行烧灼和熏熨，借其温热刺激及药物作用，温通气血、扶正祛邪，以防治疾病的一种外治方法。施灸的材料很多，但以艾叶为主。艾属湿草类菊科多年生草本植物，艾叶气味芳香，易燃，火力温和。

一、常用灸法

灸法的种类很多，常用的灸法有。

1. 艾炷灸　取纯净的艾绒放在平板上，用拇指、示指、中指捏成圆锥形，称作艾炷。每燃烧一个艾炷，称为一壮。艾炷灸可分为直接灸和间接灸两类。

（1）直接灸　将艾炷直接置放在皮肤上施灸的方法（图13-8）。又分为无瘢痕灸和瘢痕灸两种。

1）无瘢痕灸：又称非化脓灸。将艾炷放置于皮肤上，从上端点燃，当燃剩2/5左右，患者感到烫时，用镊子将艾炷挟去，换炷再灸，一般灸3～7壮，以局部皮肤充血、红晕为度，施灸后皮肤不起泡。此法适用于慢性虚寒性疾病。

2）瘢痕灸：又称化脓灸。将艾炷放置于皮肤上，从上端点燃，待艾炷燃尽后，除去灰烬，换炷再灸，可灸7～9

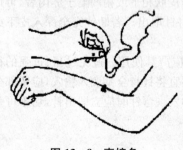

图13-8　直接灸

壮。之后灸处化脓并留下瘢痕。由于这种方法施灸时患者疼痛剧烈,灸后遗有瘢痕,故应谨慎使用。

（2）间接灸　又称隔物灸,即在艾炷与皮肤之间加隔垫施灸（图13-9）。常用的方法有隔姜灸、隔蒜灸、隔饼灸、隔盐灸。

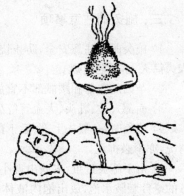

1）隔姜灸：将鲜生姜切成0.2～0.3 cm厚的薄片,中间以针刺（三棱针）数孔,放在腧穴或患部,上置艾炷灸之,当艾炷燃尽或感觉痛时再换艾炷施灸,灸至局部皮肤红晕而不起泡为度。多用于虚寒性呕吐、泄泻、腹痛等胃肠病及痹证。

2）隔蒜灸：将鲜蒜头切片,中间以针刺数孔,放于应灸部位,上置艾炷灸之,一般灸3～7壮。多用于结核病,初起的肿疡和虫蝎咬伤等。

图13-9　间接灸

3）隔附子饼灸：用附子末和酒做成硬币大的附子饼,中间穿孔,艾炷放在饼上施灸。多用于阳痿或疮疡久溃不敛等证。

4）隔盐灸：用细净食盐填敷脐窝,上置艾炷施灸。多用于寒证吐泻、卒中脱证等。施灸时不论壮数,灸至脉起,肢体回温,症状改善为止。

2. 艾条灸　即用桑皮纸包裹艾绒卷成圆筒形的艾条,将其一端点燃,对准穴位或患处施灸的方法。操作时,手持点燃的艾条,对准施灸部位,距离皮肤2～3 cm处进行熏烤,使患者局部有温热感而无灼痛为宜,一般每穴灸10～15分钟,以皮肤红晕为度（图13-10）。

3. 温针灸　是针刺与艾灸合并使用的一种方法。操作时先将毫针刺入穴位,行针得气后在针柄上穿置一段长约2 cm的艾条,或在针尾上捏上一小团艾绒,点燃施灸,直待燃尽,除去灰烬,再将针取出（图13-11）。

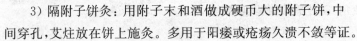

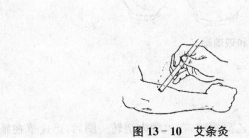

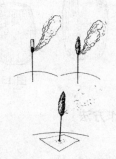

图13-10　艾条灸　　　　图13-11　温针灸

除以上三种灸法外,还有灯草灸、天灸等。

二、灸法的作用及适应证

艾灸是通过温热的刺激,作用于经络腧穴,它具有以下几种作用。

1. 温经散寒、舒筋活络　适用于寒湿痹痛和寒邪所致的胃脘痛、腹痛、泄泻、痢疾等。

2. 温通气血　适用于体质虚弱所引起的贫血、乳少、经闭、头昏等症。

3. 扶阳固脱、升提阳气　适用于昏厥、休克等脱症,以及中气不足、阳气下陷而引起的阳痿、遗尿、脱肛、子宫脱垂、崩漏等症。

4. 消瘀散结　对初起的乳腺炎、疔肿尚未化脓者,施行灸法也有一定疗效。

151

5. 防病保健　常灸足三里、关元、气海等腧穴,可以鼓舞人体正气,增强脏腑功能,起到防病保健的作用。

三、施灸的注意事项

1) 施灸时应注意安全,防止烧伤皮肤和衣物,用过的艾条应及时熄灭。未用完的艾条,应插入火筒灭火,以防复燃。

2) 孕妇的腹部和腰骶部不宜施灸。

3) 面部穴位、乳头、大血管等处不宜使用直接灸,以免烫伤形成瘢痕。

4) 施灸时,一般先上部、后下部,先腰背部、后胸腹部,先头身、后四肢,依次施灸。如遇特殊情况,亦不必拘泥。

5) 由于施灸过重,皮肤出现小水泡,不可将泡擦破,可任其自然吸收。如水泡较大,可用消毒的毫针刺破水泡,放出泡内液体,或用注射器将泡内液体抽出,涂以龙胆紫,并以消毒纱布包敷。如有化脓者,应用敷料保护灸疮,防止感染,待其吸收愈合。

第三节　拔　罐　法

拔罐,也称拔火罐,是一种以罐为工具,借助热力排去其中的空气,形成负压,使之吸着于皮肤上,造成被拔部位的皮肤充血或瘀血,以达到防治疾病目的的方法。临床常用的罐有竹罐和玻璃罐(图 13-12)。竹罐一般用直径 3～5 cm 的竹筒,一端留节作底,截成 8～10 cm 不同长度磨光而成。其优点是经济、易制和耐用。玻璃罐系用玻璃制成,形如球状,罐口平滑,分大、中、小三号。因其透明,可以观察皮肤充血、瘀血情况,但易破碎。

图 13-12　竹罐和玻璃罐

一、拔罐的操作方法

1. 拔罐法

(1) 闪火法　用镊子或止血钳挟住点燃的 95％乙醇棉球,在火罐内绕转一圈后,迅速罩在施术部位上。这种方法比较安全,是最常用的拔罐方法,但须注意点燃的乙醇棉球切勿将罐口烧热,以免烫伤皮肤(图 13-13)。

(2) 投火法　将乙醇棉球或纸片燃烧后投入罐内,立即将火罐罩在选定的施术部位上。这种方法因火球易落下烫伤皮肤,故宜在侧面横拔(图 13-14)。

2. 起罐法　起罐时先用左手夹住火罐,右手拇指或示指在罐口旁边按压一下,使空气进入罐内,即可将罐取下。切不可强行上提或旋转提拔(图 13-15)。

二、拔罐的应用

临床上根据不同病情,拔火罐可有以下几种用法。

1. 留罐　即拔罐后将罐吸拔留置于施术部位 10～15 分钟,然后将罐起下。此法最常用。

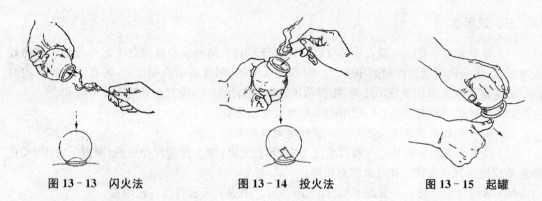

图 13-13　闪火法　　　　　图 13-14　投火法　　　　　图 13-15　起罐

2. 闪罐　将罐拔紧后，随即取下又拔，每次少许移动所拔部位，反复多次，拔至皮肤潮红为止。

3. 走罐　先在应拔部位的皮肤上涂一层润滑油，再将罐拔住，然后上、下、左、右推动罐子，以皮肤起红晕充血为度。一般用于腰背部、大腿部(图 13-16)。

4. 刺络拔罐　将皮肤消毒后，用三棱针点刺或皮肤针叩刺出血，再行拔罐，一般留置 10～15分钟。此法适应于急性扭伤或疮疡初起。

5. 留针拔罐　先针刺待得气后留针，再以针为中心点，将火罐拔上，留置 10～15 分钟，然后起罐起针(图 13-17)。

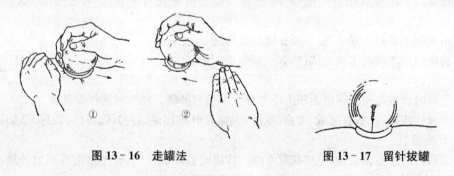

图 13-16　走罐法　　　　　　　　　图 13-17　留针拔罐

三、拔罐的适应证

拔罐具有温通经络、行气活血、消肿止痛、祛风散寒等作用，适用于某些急、慢性疼痛，如腹痛、颈肩痛、腰背痛、头痛、痛经等，还可用于感冒、咳嗽、哮喘、消化不良、胃脘痛、眩晕等脏腑功能紊乱方面的病证。

四、拔罐的禁忌证

患有以下疾病的患者请勿尝试拔罐，否则可能引起不良后果：①重度心脏病或身上佩戴金属物品；②有出血倾向的、出血史的、开放性骨折、败血症、血友症等；③全身水肿，急性外伤性骨折；④全身皮肤病或局部皮损(如皮肤过敏或溃疡破裂处)；⑤极度衰弱、消瘦、皮肤失去弹力者；⑥高热不退、抽搐、痉挛；⑦心尖区、体表大动脉搏动及静脉曲张部；⑧瘰疬、疝气处；⑨肝炎、活动性肺结核等传染病；⑩精神分裂症、抽搐、高度神经质及不合作者；⑪女性经期，4 个月以上之孕妇，6 岁以下儿童及 70 岁以上老人；⑫前后二阴。

153

五、效果鉴别

(1) 罐印紫黑而黯　一般表示体有血瘀,如行经不畅、痛经或心脏供血不足等,当然,如患处受寒较重,也会出现紫黑而黯的印迹。如印迹数日不退,则常表示病程已久,需要多治疗一段时间。如走罐出现大面积黑紫印迹时,则提示风寒所犯面积甚大,应对症处理以驱寒除邪。

(2) 罐印发紫伴有斑块　一般可表示有寒凝血瘀之症。

(3) 罐印呈散紫点且深浅不一　一般提示为气滞血瘀之证。

(4) 淡紫发青伴有斑块　一般以虚症为主,兼有血瘀,如在肾俞穴处呈现,则提示肾虚,如在脾俞部位则系气虚血瘀。此点常伴有压痛。

(5) 罐印鲜红而艳　一般提示阴虚、气阴两虚。阴虚火旺也可出现此印迹。

(6) 罐印灰白,触之不温　多为虚寒和湿邪。

(7) 罐印表面有纹络且微痒　表示风邪和湿症。

(8) 罐体内有水汽　表示该部位有湿气。

(9) 罐印出现水疱　说明体内湿气,如果水疱内有血水,是热湿毒的反映。

(10) 拔罐区出现水疱　水肿水气过多者,揭示患气症。

(11) 皮色不变、触之不温者　提示患虚症。

六、拔罐的注意事项

1) 拔罐均要在脱衣服后才能操作,所以治疗时应避免有风直吹,防止受凉,保持室内的温度。

2) 引火物不要掉入罐中,更不要在罐口处灼烧,以免烫伤。

3) 拔罐适用于肌肉丰满的部位,如肩、腰、腹、臀部等,而不适用于毛发较多、骨骼凹凸不平的部位。

4) 拔罐时要根据所拔部位面积大小选择大小适宜的罐。操作时动作要迅速。

5) 出血性疾病,皮肤有过敏、溃疡、水肿,大血管分布部位、心前区、眼睛、乳房、孕妇腰骶、腹部,均不宜拔罐。

6) 留罐时间不宜太长,以免皮肤起水疱。拔罐时若出现烫伤,较小水泡可不加处理,较大水泡,应用注射器抽出泡中液体,涂以龙胆紫,覆盖消毒敷料固定。

7) 起罐时,手法要轻缓,以一手抵住罐边皮肤,按压一下,使空气进入罐内,即可将罐取下,切不可硬行上提或旋转提拔,以防拉伤皮肤。

第四节　耳 针 疗 法

耳郭与人体各部存在着一定的生理联系,当人体患病时,往往在耳郭的相应部位出现反应点,耳针疗法是用针刺或其他方法刺激耳郭反应点以防治疾病的方法。

一、耳郭的表面解剖

耳郭的表面解剖如图 13 - 18。
(1) 耳轮　耳郭最外圈的卷曲部分。
(2) 耳轮脚　耳轮深入到耳甲的横行突起部。
(3) 耳轮结节　耳轮后上方稍突起处。

(4) 耳轮尾　耳轮向下移行于耳垂的部分。

(5) 对耳轮　在耳轮的内侧,与耳轮相对的隆起部,其上方有两分叉:向上分叉的一支称对耳轮上脚,向下分叉的一支称对耳轮下脚。

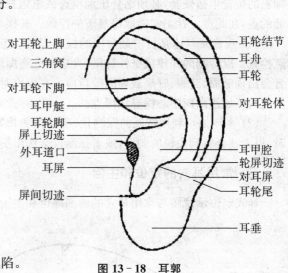

图 13 - 18　耳郭

(6) 三角窝　对耳轮上脚和下脚之间的三角形凹窝。

(7) 耳舟　耳轮和对耳轮之间的凹沟。

(8) 耳屏　耳郭前面的瓣状突起。

(9) 屏上切迹　耳屏上缘与耳轮脚之间的凹陷。

(10) 对耳屏　耳垂上方与耳屏相对的瓣状隆起。

(11) 屏间切迹　耳屏与对耳屏之间的凹陷。

(12) 耳垂　耳郭下部无软骨的部分。

(13) 耳甲　部分耳轮和对耳轮、对耳屏、耳屏及外耳道口之间的凹窝。由耳甲艇、耳甲腔两部分组成。

(14) 耳甲腔　耳轮脚以下的耳甲部。

(15) 耳甲艇　耳轮脚以上的耳甲部。

二、耳穴的分布和测定

耳穴是机体各个器官系统在耳郭上的投射区。当人体发生疾病时,常会在耳郭的相应耳穴上出现阳性反应点,这些反应点上常常会出现压痛、变形、变色、脱屑、充血、丘疹、结节、电阻降低等病理变化,针刺这些反应点,能治疗相应组织器官的疾病。

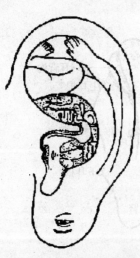

图 13 - 19　耳穴分布规律

1. 耳穴的分布规律　耳穴在耳郭的分布有一定规律,耳郭好像一个倒置的胎儿,头部朝下,臀部朝上(图 13 - 19)。耳垂部为头面区,对耳轮部为躯干区,耳舟为上肢区,三角窝周围为下肢区,耳甲腔为胸腔区,耳甲艇为腹腔区,消化道在耳轮脚周围环形排列。这一分区概念可供探寻反应点时参考。

(1) 上肢区　上肢的病痛多反应于耳舟区。

(2) 下肢区　下肢的病痛多反应于对耳轮上下脚。

(3) 躯干部　脊柱、胸腹部病痛多反应于对耳轮边缘及其高起处。

(4) 头面部　面部和五官病证多反应于耳垂及耳屏,头颅部病证多反应于对耳屏的外面。

(5) 胸腹腔区　心、肺病证多反应于耳甲腔中,消化道病证多反应于耳轮脚附近和耳甲艇中。

(6) 盆腔区　盆腔生殖器官病证多反应于三角窝部。

(7) 内分泌区　内分泌病证多反应于屏间切迹的底部。

2. 耳穴的探测方法　耳郭反应点须经过仔细的探寻才能确定。因为各人耳壳的形状不完全一致,病情又有不同,其反应点的出现就会有变异。临床上不能只依照耳穴分布图或模型上所

第二军医大学出版社

标志的位置生搬硬套,必须结合压痛检查或电阻探测等方法选定反应点。压痛点多数是电阻较低的点,在此点上针刺常能取得显著的疗效。其探寻方法如下。

(1)压痛法　这是目前最常用的探寻方法。患者先经过初步诊断,随后按其反应区进行痛点检查。以特制的探棒或毫针针尾、火柴棒等施加均匀的压力,耐心寻找,当探棒压迫痛点时,患者会出现皱眉、眨眼、呼痛或躲闪等反应。在探查时,手法必须轻、慢、均匀,在患者可能出现压痛反应的区域逐渐向中心探寻压痛点。

(2)电测法　利用特制的探测仪,手持探测棒在患者耳壳上进行探测。当电棒触及压痛点时,患者就会感到尖锐的刺痛,或者探测仪会作出提示。

三、常用耳穴的定位和主治

耳穴定位示意图与常用耳穴的解剖部位和主治列表如下(图13-20、表13-2)。

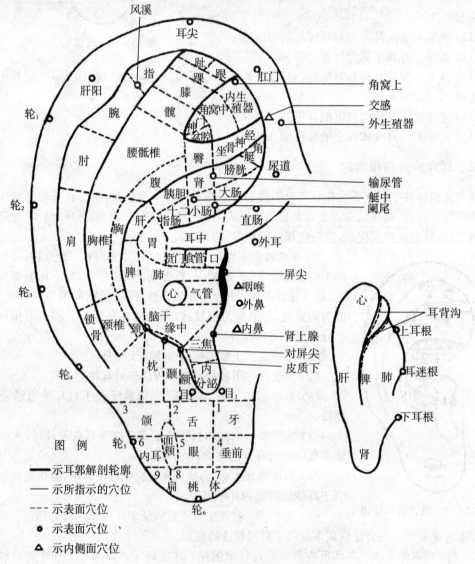

图13-20　耳穴定位示意图

表 13-2 常用耳穴解剖部位和主治表

分部	穴名	解剖部位	主治作用
耳轮脚	膈(耳中)	在耳轮脚上	呃逆、荨麻疹、皮肤瘙痒症、小儿遗尿
耳 轮	直肠	近屏上切迹的耳轮处,与大肠穴同水平	便秘、腹泻、痔疮、脱肛
	尿道	直肠上方,在与膀胱穴同水平的耳轮处	尿频、尿急、尿痛、尿潴留
	外生殖器	尿道上方,在与交感穴同水平的耳轮处	睾丸炎、附睾炎、外阴瘙痒
	肛门	在与对耳轮上脚前缘相对的耳轮处	痔疮
	耳尖	将耳轮向耳屏对折时耳郭上的尖端处	发热、高血压、急性结膜炎、睑腺炎
耳 舟	指	将耳舟分为6等分,自上而下,第1等分为指	相应部位疼痛
	腕	在耳舟的第2等分处	
	风溪	耳轮结节前方,指区与腕区之间	皮肤瘙痒症、过敏性鼻炎
	肘	在耳舟的第3等分处	
	肩	在耳舟的第4、5等分处	相应部位疼痛
	肩关节	在肩与锁骨之间	
	锁骨	在耳舟的第6等分处	
对耳轮上脚	趾	在对耳轮上脚的外上角	相应部位疼痛
	跟	在对耳轮上脚的内上角	
	踝	在跟、膝之间	
	膝	在对耳轮上脚的中1/3处	
	髋	在对耳轮上脚的下1/3处	
对耳轮下脚	臀	在对耳轮下脚的外侧1/3处	相应部疼痛
	坐骨神经	在对耳轮下脚的内侧2/3处	
	交感	在对耳轮下脚与耳轮内侧交界处	胃肠痉挛、心绞痛、胆绞痛、输尿管结石、自主神经功能紊乱
对耳轮	腹	在对耳轮上与对耳轮下脚下缘同水平处	腹痛、腹胀、腹泻
	胸	在对耳轮上与屏上切迹同水平处	胸胁疼痛、胸闷、乳腺炎
	颈	在屏轮切迹偏耳舟侧处	落枕、甲状腺肿
	腰骶椎	对耳轮的耳舟缘相当于脊柱,将屏轮切迹至对耳轮上下脚分叉处分为5等分,上2/5处	腰骶部疼痛
	胸椎	在对耳轮中2/5处	胸部疼痛、乳房胀痛、乳腺炎、产后泌乳不足
	颈椎	在对耳轮下1/5处	落枕、颈椎病
三角窝	角窝上	在三角窝前1/3的上部	高血压
	内生殖器	在三角窝前1/3处	月经不调、白带过多、痛经、盆腔炎、阳痿、遗精、早泄
	神门	在三角窝内,对耳轮上下脚分叉处稍上方	失眠、多梦、痛症、戒断综合征
	盆腔	在三角窝内,对耳轮上下脚分叉处稍下方	盆腔炎

157

（续表）

分部	穴名	解剖部位	主治作用
耳屏	外鼻	在耳屏外侧面正中稍前	鼻炎
	咽喉	在耳屏内侧面上 1/2 处	声音嘶哑、咽喉炎、扁桃体炎
	内鼻	在耳屏内侧面下 1/2 处	鼻炎、上颌窦炎
	屏尖	在耳屏上部隆起的尖端	发热、牙痛
	肾上腺	在耳屏下部隆起的尖端	低血压、风湿性关节炎、腮腺炎
	饥点	在外鼻与肾上腺穴连线的中点	肥胖症、甲状腺功能亢进
对耳屏	缘中	在对耳屏尖与屏轮切迹之间	遗尿、内耳眩晕症
	对屏尖	在对耳屏的尖端	哮喘、气管炎、腮腺炎、皮肤瘙痒症
	皮质下	在对耳屏的内侧面	痛症、神经症、近视
	枕	在对耳屏外侧面的后上方	头晕、头痛、神经症、哮喘、癫痫
	额	在对耳屏外侧面的前下方	头晕、头痛、失眠、多梦
	颞	在对耳屏外侧面的中部，枕穴与额穴之间	偏头痛
	脑干	在轮屏切迹处	眩晕、后头痛、假性近视
屏间切迹	目	在屏间切迹前下方	假性近视
	内分泌	在屏间切迹底部	痛经、月经不调、更年期综合征
耳轮脚周围	口	在耳轮脚下方前 1/3 处	口腔炎
	食管	在耳轮脚下方中 1/3 处	食管炎、食管痉挛、癔症
	贲门	在耳轮脚下方后 1/3 处	贲门痉挛、神经性呕吐
	胃	在耳轮脚消失处	胃痛、呃逆、呕吐、消化不良、牙痛
	十二指肠	在耳轮脚上方后 1/3 处	胆道疾患、十二指肠溃疡
	小肠	在耳轮脚上方中 1/3 处	消化不良、心悸
	大肠	在耳轮脚上方前 1/3 处	痢疾、肠炎、腹泻、便秘、痤疮
	阑尾	在小肠和大肠之间	单纯性阑尾炎
耳甲艇	艇角	在对耳轮下脚下方前部	前列腺炎、尿道炎
	膀胱	在对耳轮下脚的下缘、大肠穴直上方	膀胱炎、尿潴留、遗尿
	肾	在对耳轮下脚的下缘、小肠穴直上方	泌尿生殖、妇科疾病，腰痛、耳鸣、神经症
	输尿管	在肾区与膀胱区之间	输尿管结石绞痛
	胰（胆）	在肝穴与肾穴之间	胰腺炎、糖尿病、胆道疾患
	肝	在耳甲艇的后下部，胃穴和十二指肠穴的后方	胁痛、眩晕、经前期紧张综合征、月经不调、更年期综合征、高血压、假性近视

（续表）

分部	穴名	解剖部位	主治作用
耳甲腔	脾	在耳甲腔的后上方	消化系统疾病
	心	在耳甲腔中心	心脏疾病、神经症、癔症、口舌生疮
	肺	在心穴的周围	咳喘、痤疮、皮肤瘙痒症、便秘、戒断综合征
	气管	在外耳道口与心穴之间	咳喘
	三焦	在耳甲腔底部内分泌穴上方	便秘、腹胀
耳垂	牙	1区	牙痛
	舌	2区	舌炎、口腔炎
	颌	3区	牙痛、颞颌关节功能紊乱
	垂前	4区	神经症、牙痛
	眼	5区	急性结膜炎、睑腺炎、假性近视
	面颊	5、6区交界线周围	周围性面瘫、三叉神经痛、痤疮
	内耳	6区	耳鸣、听力减退、中耳炎
	扁桃体	8区	咽炎、扁桃体炎

为使定位方便起见，将耳垂划分成"井"字形的九等分，由内向外，由上到下，分别为1、2、3区，4、5、6区，7、8、9区，如图13-20所示。

四、耳穴的临床应用

1. 耳穴的适应证

（1）疼痛性疾病　如各种扭挫伤、头痛和神经性疼痛等。

（2）炎性疾病及传染病　如急、慢性结肠炎、牙周炎、咽喉炎、扁桃体炎、胆囊炎、流感、百日咳、菌痢、腮腺炎等。

（3）功能紊乱和变态反应性疾病　如眩晕综合征、高血压病、心律不齐、神经症、荨麻疹、哮喘、鼻炎、紫癜等。

（4）内分泌代谢紊乱疾病　如甲状腺功能亢进或低下、糖尿病、肥胖症、更年期综合征等。

（5）其他　如催乳、催产、预防和治疗输血、输液反应、美容、戒烟、戒毒、延缓衰老、防病保健等。

2. 选穴原则　耳针治疗的穴位是根据以下方面选用的。

（1）按病变相应部位选穴　就是根据病变的内脏、肢体在耳郭上的相应部位选穴。如胃痛选胃穴，肩痛选肩穴。

（2）按脏象、经络学说选穴　如根据"肺主皮毛"的理论，皮肤病常选肺穴；"心与小肠相表里"，心律不齐可选小肠穴；又如少阳经行于头侧面，故偏头痛可选胆穴。

（3）根据现代医学生理、病理知识选穴　如月经不调选内分泌穴，胃肠疾病选交感穴等。

（4）按临床经验选穴　如急性结膜炎选用耳尖穴。

第二军医大学出版社

耳针治疗选穴举例：

1) 胃痛：胃、交感、神门、脾、皮质下。

2) 腹泻：大肠、小肠、交感、脾。

3) 便秘：大肠、直肠下段、交感。

4) 输液反应：肾上腺、平喘。

5) 扭伤及术后切口痛：相应部位、神门、皮质下。

6) 引产、催产：子宫、膀胱、内分泌、皮质下。

7) 带状疱疹：相应部位、肺、肝、肾上腺、内分泌。

8) 急性结膜炎：眼、肝、耳尖。

9) 晕车、晕船：皮质下、脑点、枕、胃。

10) 中耳炎：肾、内耳、内分泌、枕。

3. 耳针治疗的操作方法　耳穴治疗疾病的刺激方法很多，以下介绍几种常用的方法。

(1) 毫针刺激法　利用毫针针刺耳穴，其操作程序如下。

选穴：在明确诊断的基础上，选好穴位，尽可能在选好的穴区内找准反应点针刺。选穴力求少而精，一般用同侧，少数取对侧或双侧。

体位：一般采用坐位，如年老体弱、病重或精神紧张者宜采用卧位。

消毒：用 2.5% 碘酒消毒耳穴，再用 75% 乙醇脱碘，待乙醇干后施术。

进针：左手固定耳郭，右手持 0.5 寸或 1 寸毫针刺入，深度以达软骨后毫针站立不摇晃为准，不能透过对侧皮肤。多数患者进针时有疼痛和热胀感，也有少数患者感酸、重，甚至有某些特殊的感觉如麻、凉、暖流等沿着一定的路线传导。一般有这些反应者疗效都较好。

留针：针刺后一般留针 15～30 分钟，慢性病可留针 1～2 小时或更长时间。留针期间，可间隔 5～10 分钟捻针以加强刺激。

出针：起针时用消毒干棉球压迫针孔，防止出血。

(2) 电针刺激法　用毫针法针刺获得针感后，接上电针仪，具体操作参照电针疗法。

(3) 埋针刺激法　使用一种呈图钉形的揿针，也称皮内针，针身长 2～3 mm，针柄呈环形(图 13 - 21)。将皮内针埋入耳穴，起到持续刺激的作用，适用于慢性疾病和疼痛性疾病。使用时，左手固定常规消毒后的耳郭，右手用镊子挟住皮内针针柄，轻轻刺入所选耳穴，再用胶布固定。一般埋患侧耳郭，必要时埋双耳，每日自行按压 3 次，留针 3～5 日。

图 13 - 21　皮内针

(4) 贴压法　是在耳穴表面贴敷压丸替代埋针的一种简易疗法。压丸所选材料通常为王不留行籽或磁珠，亦可用油菜籽、小米、白芥子、绿豆等。应用时将王不留行籽贴附在 0.6 cm×0.6 cm 大小胶布的中央，用镊子挟住贴敷在耳穴上，每日自行按压 3～5 次，每次每穴按压 30～60 秒，1～3 日更换 1 次，双耳交替。

4. 耳穴治疗的注意事项

1) 严格消毒，防止感染。耳郭冻伤和有炎症的部位应禁针。如见针眼发红，患者又觉耳郭胀痛，可能有轻度感染，应及时涂以 2.5% 碘酒。

2) 有习惯性流产史的孕妇，不宜采用耳针治疗。对年老体弱的高血压病、动脉硬化患者，针刺前后应适当休息，以防意外。

3) 耳针治疗时也有可能发生晕针，须注意预防和及时处理。

4) 对扭伤及肢体活动障碍的患者，进针后，待耳郭充血发热时，嘱患者适当活动患部，有助于提高疗效。

第五节 头针疗法

头针疗法,是针刺头部经络腧穴,以治疗全身病证的方法。因头部肌肉浅薄、血管丰富,在临床上常采用沿皮刺透穴的方法,并结合捻转、提插等手法施术。

一、头针刺激部位

头针常以国际通用的头针标准治疗线(图13-22)为刺激部位,沿皮透刺。

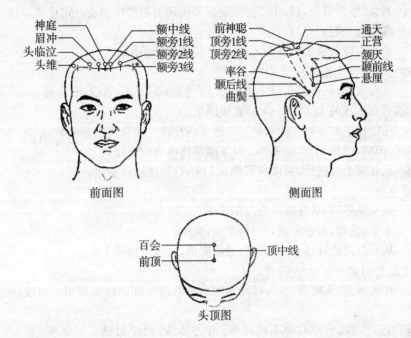

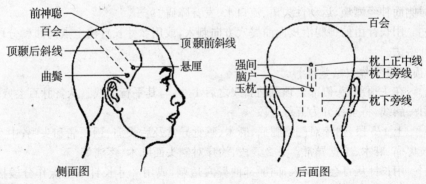

图13-22 头针治疗线

(一)额中线

[部位] 在额部正中发际内,自发际上5分处即神庭穴起,向下刺1寸(3 cm)。

[主治] 头痛,头晕,目赤肿痛,癫痫。属督脉。

[刺法] 沿皮向下刺1寸,行快速运针手法。

第二军医大学出版社

（二）额旁 1 线（胸腔区）

[部位]　在额部，位于额中线外侧，直对眼内角（目内眦），自发际上 5 分处即眉冲穴起，向下刺 1 寸（3 cm）。

[主治]　过敏性哮喘，支气管炎，心绞痛，风湿性心脏病（对心慌、气短、水肿、尿少有一定的效果），阵发性室上性心动过速。属足太阳膀胱经。

[刺法]　从眉冲穴刺入，沿皮向下刺入 1 寸，行快速运针手法。

（三）额旁 2 线（胃区、肝胆区）

[部位]　在头前部，从胆经头临泣穴向下引一直线，长 1 寸（3 cm）。

[主治]　对急、慢性胃炎，胃、十二指肠溃疡等疾病引起的疼痛有一定疗效，对肝胆疾病引起的右上腹部疼痛也有一定的疗效。

[刺法]　从头临泣穴沿皮向下刺入 1 寸，行快速运针手法。

（四）额旁 3 线（生殖区、肠区）

[部位]　在头前部，从胃经头维穴内侧 0.75 寸起向下引一直线，长 1 寸（3 cm）。从额角向上引平行于前后正中线的 1.33 寸（4 cm）直线即是。

[主治]　功能性子宫出血。配双侧足运感区治疗急性膀胱炎引起尿频、尿急，糖尿病引起烦渴、多饮、多尿，阳痿，遗精，子宫脱垂等。对下腹部疼痛有一定疗效。

[刺法]　从此线上端进针，沿皮向下刺入 1 寸，行快速运针手法。

（五）顶中线

[部位]　在头顶部，即从督脉百会穴至前顶穴之段。

[主治]　头痛，眩晕，卒中失语，昏厥，癫狂，痫症。

[刺法]　从百会穴进针，向前沿皮刺，透至前顶，行快速捻针手法。

（六）顶颞前斜线（运动区）

[部位]　在头顶部、头侧部，从头部经外穴前神聪至颞部胆经悬厘引一斜线，并将其分为五等分段。

[主治]　上 1/5 段，治疗对侧下肢瘫痪：中 2/5 段，治疗对侧上肢瘫痪；下 2/5 段（言语一区），治疗对侧面神经瘫痪、运动性失语、流口水、发音障碍。

[刺法]　用长针由前神聪沿皮向曲鬓穴方向刺入，或用 2 寸长针由上点向曲鬓分段接力刺，行快速运针手法。

（七）顶颞后斜线（感觉区）

[部位]　在头顶部、头侧部。顶颞前斜线之后 1 寸，与其平行的线。从督脉百会穴至颞部胆经曲鬓穴引一斜线，将全线分为五等分段。

[主治]　上 1/5 段，治疗对侧腰腿痛、麻木、感觉异常及后头痛、颈项痛和头鸣；中 2/5 段，治疗对侧上肢疼痛、麻木、感觉异常。下 2/5 段，治疗对侧头面麻木、疼痛等。

[刺法]　用长针从百会穴刺入，向颞部曲鬓穴透刺，或用 2 寸长针从上点作分段接力刺入，然后行快速捻针手法。

（八）顶旁 1 线

[部位]　在头顶部，督脉旁 1.5 寸（4.5 cm），从膀胱经通天穴向后引一直线，长 1.5 寸（4.5 cm）。

[主治]　头痛，头晕，耳鸣，视物不明。

[刺法]　从通天穴向后沿皮刺入 1.5 寸，行快速捻针手法。

（九）顶旁 2 线

[部位]　在头顶部，督脉旁开 2.25 寸（6.75 cm）。由胆经正营穴向后引一直线，长 1.5 寸

（至承灵穴）。

　　[主治]　头痛，偏头痛，眩晕。

　　[刺法]　由正营穴向后沿皮刺入 1.5 寸。行快速捻针手法。

　　（十）颞前线

　　[部位]　在头的颞部，从胆经颔厌穴至悬厘穴连一直线。

　　[主治]　偏正头痛，目外眦痛，耳鸣，痫症。

　　[刺法]　由颔厌穴进针，沿皮刺入透悬厘穴，行快速捻针手法。

　　（十一）颞后线

　　[部位]　在头的颞部，从胆经的率谷穴向下至曲鬓穴连一直线。

　　[主治]　头痛，偏头痛，眩晕，小儿惊风，鬓发部疼痛。

　　[刺法]　从率谷穴进针，沿皮向下透曲鬓穴，行快速捻针手法。

　　（十二）枕上正中线

　　[部位]　在后头部，即督脉强间穴至脑户穴之段。

　　[主治]　头痛，头晕，目眩，颈项强痛，癫狂，痫症。

　　[刺法]　从强间穴进针，向后沿皮刺至脑户，行快速捻针手法。

　　（十三）枕上旁线（视区）

　　[部位]　在后头部，由枕外粗隆督脉脑户穴旁开 0.5 寸(1.5 cm)起，向上引一直线，长 4 cm。

　　[主治]　皮层性视力障碍，白内障等。

　　[刺法]　由此线的下端进针，向上沿皮刺入 1.33 寸(4 cm)，行快速捻针手法。

　　（十四）枕下旁线（平衡区）

　　[部位]　在后头部，枕外粗隆即督脉脑户穴外侧 1.17 寸(3.5 cm)向下引一垂直线，长 1.33 寸(4 cm)。

　　[主治]　治疗小脑损害引起的平衡障碍，头项痛，眩晕。

　　[刺法]　由此线的上端进针，向下沿皮刺入 1.33 寸(4 cm)，行快速捻针手法。

二、操作方法

　　1. 体位　取坐位或卧位，依不同疾病选定刺激穴区，单侧肢体疾病，选用对侧刺激区；双侧肢体疾病，选用双侧刺激区；并可选用有关刺激区配合治疗。局部常规消毒。

　　2. 进针　一般选用 28～30 号 1.5～2 寸长的不锈钢毫针。针与头皮呈 30°左右夹角快速将针刺入头皮下，当针达到帽状腱膜下层时，指下感到阻力减小，然后使针与头皮平行继续捻转进针，根据不同穴区可刺入 0.5～1 寸。然后运针。

　　3. 运针　头针之运针只捻转不提插，为使针的深度固定不变及捻针方便起见，一般以拇指掌侧面与示指桡侧面夹持针柄，以示指的掌指关节快速连续屈伸，使针身左右旋转，捻转速度每分钟可达 200 次左右，进针后持续捻转 2～3 分钟，留针 5～10 分钟，反复操作 2～3 次即可起针，偏瘫患者留针期间嘱其活动肢体(重症患者可作被动运动)，加强肢体的功能锻炼。起针时，如针下无沉紧感，可快速抽拔出针，也可缓缓出针，起针后用消毒干棉球按压针孔片刻，以防止出血。

　　4. 电针刺激　进针后亦可用电针治疗仪在主要穴区通电，以代替手法捻针，频率可用 200～300 次/分，亦可选用较高的频率，刺激波形选择可参考电针，刺激强度根据患者的反应而定。

　　5. 疗程　每日或隔日针一次，10～15 次为一个疗程。休息 5～7 日后，再作下一疗程。

三、适应范围

　　头针主要适应治疗脑源性疾患，如瘫痪、麻木、失语、眩晕、耳鸣、舞蹈病等。此外，也可治疗

第二军医大学出版社

腰腿痛、夜尿、三叉神经痛、肩周炎、各种神经痛等常见病多发病。头针还应用于外科手术的针刺麻醉。由于头针运用的时间尚不长,适应证还在实践中不断探索发展。

四、注意事项

1）囟门和骨缝尚未骨化的婴儿和孕妇不宜用头皮针治疗。

2）头颅手术部位,头皮严重感染、溃疡和创伤处不宜针刺,可在其对侧取相应头针治疗线进行针刺。

3）头针刺入时要迅速,注意避开发囊、瘢痕。针具要注意检查,以免因针尖不锐等引起疼痛。行针要随时注意针下感觉,如有阻力感或局部疼痛时,要及时调整针刺方向与深度,要保证针体在帽状腱膜下层。

4）卒中患者,急性期如因脑出血引起有昏迷、发热、血压过高时,暂不宜用头针治疗,待病情及血压稳定后再行针刺治疗。如因脑血栓形成引起的偏瘫者,宜及早采用头针及体针结合治疗,有高热、急性炎症及心力衰竭等症时,一般慎用头针治疗。

5）头皮血管丰富,容易出血,起针时要用干棉球按压针孔片刻,如有出血及皮下血肿出现,可轻轻揉按,促使其消散。

第六节 腕踝针疗法

腕踝针疗法是第二军医大学长海医院张心曙教授首创的一种简明易学、安全方便、应用范围较广的针刺疗法,针刺部位只限在上肢的腕部和下肢的踝部,用皮下浅刺法治疗身体的一些病证。对头痛、肩周炎、腰腿痛等以痛为主的病证疗效显著,对各类神经精神疾病亦有疗效。

一、腕踝针的操作方法

腕踝针是根据疾病的症状和体征所在的部位,在腕踝部选取针刺点,用不锈钢毫针行皮下浅刺的治病方法。腕踝针的操作过程分 3 个步骤。

（一）症状和体征定位

1. 症状和体征的分类 疾病的症状和体征因病而异,大致可分两类。

1）能定位的症状和体征:能明确定出症状和体征所在的部位,例如,关节痛、神经痛、眼痛、咽痛、哮喘、遗尿、肢瘫、肢颤、压痛点等,此类最多见。所谓症状定位主要是指这一类。

2）不能定位的症状和体征:有两种不同情况。①有症状和体征:遍及全身,不能定出局部位置,例如,发热、盗汗、寒战、全身感觉麻木等;②有症状而无体征:例如,睡眠障碍、精神症状等。

2. 身体分纵区定位法 疾病的症状和体征采用身体分纵区（区）法定位。

身体分区分两部分:躯体和肢体。躯体包括头、颈和躯干;肢体包括上肢和下肢。划臂干线和股干线为躯干与上下肢分界。臂干线环绕肩部三角肌附着缘至腋窝;股干线自前面的腹股沟至后面的髂骨嵴。

1）躯体分区:在身体的前后面中央各划一条前中线和后中线,中线将身体分两侧,每侧由前向后分 6 个纵区,用数字 1～6 编号,其中 1、2、3 区在前面,4、5、6 区在后面(图 13 - 23)。

1 区——前中线两侧。头面部在前中线至以眼眶外缘为垂直线之间的区域,包括前额、眼、鼻、唇、前牙、舌、咽喉、扁桃体、颏;颈部沿气管、食管;胸部自前中线至胸骨缘,包括胸肋关节、气管、食管、乳房近胸骨缘、心前区(左侧);腹部自前中线至腹直肌区域,包括胃、胆囊、脐部、下腹之膀胱、子宫、会阴部。因身体主要内脏器官大多集中在 1 区,故此区症状最多。

2 区——前面两旁。头颈部包括颞前部、面颊、后牙、颌下、甲状腺；胸部沿锁骨中线向下区域，包括锁骨上窝、上胸部、乳中部、前胸、肺、肝（右侧）、侧腹部。

3 区——前面外缘。包括沿耳郭前缘、腮腺、腋前缘垂直向下的狭窄区域、乳房近腋前缘部分。

4 区——前后面交界。包括自头顶经耳向下至颈，肩部沿斜方肌缘，胸腹部自腋窝至髂前上嵴的胸侧壁及腹侧部区域。

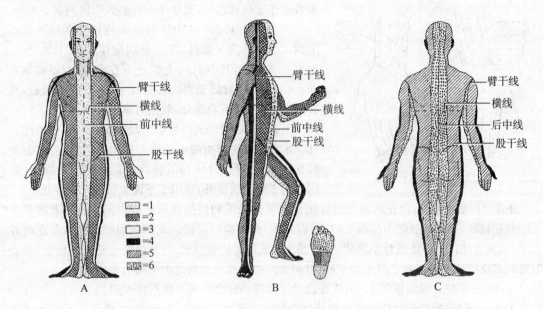

图 13 - 23　躯体分区

注　A：正面观；B：侧面观；C：背面观。

5 区——后面两旁，与前面的 2 区相对。包括颞后部、颈后外侧靠斜方肌缘、肩胛冈上窝及肩胛中线垂直向下区域的背和腰。

6 区——后中线两侧，与前面的 1 区相对。包括枕、颈后部、颈椎棘突至斜方肌缘、胸椎棘突至肩胛骨内缘、腰椎与骶正中嵴至尾骨两侧、肛门。

概括这 6 个区，可以记作：沿中线两侧，前面为 1 区，后面为 6 区；前后面交界处为 4 区；紧靠 4 区的前面为 3 区；两旁的，前面在 1 区与 4 区之中间为 2 区，后面在 4 区与 6 区之中间为 5 区。

此外，以胸骨下端的剑突和两侧肋缘形成的三角顶为基准，划一条环绕躯干的横线，相当于横膈，将身体两侧的 6 个纵区划分成上下两半，则横线以上各区分别记作：上 1 区、上 2 区、上 3 区、上 4 区、上 5 区、上 6 区；横线以下各区分别记作：下 1 区、下 2 区、下 3 区、下 4 区、下 5 区、下 6 区。若要标明右侧或左侧，则可记作如：右上 1 区（R[1]）、左下 6 区（L[6]）、两侧上 1 区（RL[1]）、两侧下 6 区（RL[6]）等。6 个区中不仅部位 1 区与 6 区相对，2 区与 5 区相对，症状有时也会有前后相对应的出现，例如：脊柱一侧 6 区有压痛时，也会在相对的同侧 1 区胸肋关节出现压痛；偏头痛时，痛侧枕部出现压痛，也会在同侧锁骨中线上方胸大肌部位出现压痛。

2）肢体分区：身体两侧的上下肢在发生学上可以看作是躯体两侧的延伸，亦即一侧的上下肢发自同侧的躯干，其延伸使躯干的功能更迅速、有力、灵活、自如、精细，只是上下肢的阴阳面朝向与躯体有别。若当上下肢的内侧面（阴面）向前，与躯干的腹面（阴面）相一致，两侧上下肢相对互相靠拢，则靠拢处前后的缝与躯体的前后中线相当。在这样的位置，两侧上下肢的分区方法与躯体相同，唯肢端的手和足的分区略有区别。

165

（二）针刺点

针刺点(以下有时称"点")是指针尖刺入皮肤的点,因针刺进皮下要达到一定长度,故此点并非治疗作用点。位于腕踝部的针刺点位置一般情况下不变,但若针刺要避开血管、伤口或瘢痕等,或针要朝向指(趾)端刺时,针刺点的位置就要适当上移,有时与原来针刺点位置可相距甚远,只要不偏离点的纵轴,不向旁移位,并不影响疗效。腕和踝的针刺点各6个,在各区中央,以肌腱和骨缘作定位标志,以数字1～6编号,与区同名。

1. 腕部针刺点　6个针刺点大致排列在腕横纹以上约二横指环腕一圈处,各点分别记作上1、上2、上3、上4、上5、上6,其中上1、上2、上3在掌面,取点时掌心向上;上4在掌背面交界的桡骨缘上,取点时手竖放,掌心向内;上5、上6在腕背,取点时掌心向下(图13-24)。

上1——小指侧的尺骨缘与尺侧腕屈肌腱间的凹陷处。术者用左手拇指端内侧缘摸到尺骨缘后,向掌心侧轻推,点的位置在骨缘和肌腱缘中间。此点最常用,除用于上1区的病证外,还用于不能定位的一类症状。

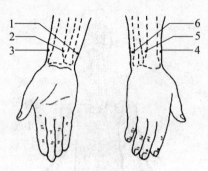

图13-24　腕部针刺点

上2——掌面中央,位在两条突起最明显的掌长肌腱和桡侧腕屈肌腱中间。若患者腕部皮下脂肪层较厚,突起的肌腱不易看清时,嘱握紧拳,此时即可摸清。此两条肌腱之距离及走向各人不一,其上往往有一条纵行小静脉,有的其上端还可有较粗静脉,针刺时要注意避开血管,必要时针刺点位置要在两肌腱之间适当上移,针刺方向也要循肌腱间之中央略有偏斜。

上3——距桡骨缘向掌面1 cm,或在桡骨缘和桡动脉之中间。此点较少用。

上4——位在拇指侧的桡骨内外两缘之中间。患者掌心向内,手竖放,术者用双手示指挟桡骨的内外两侧,针刺点位置在其中间。此处若有较粗血管,点的位置要适当上移。

上5——位于腕背中央,桡骨和尺骨两边缘之中间点。患者掌面向下,术者用双手示指挟腕之两侧骨缘,点位在中央。

上6——点在腕背,距小指侧的尺骨缘1 cm。此处因有隆起的尺骨小头,为针刺方便,针刺点也要适当上移。

2. 踝部针刺点　踝部的6个针刺点大致排列在内踝和外踝以上约三横指环踝一圈处。各点分别记作下1、下2、下3、下4、下5、下6,其中下1、下2、下3在踝的内侧面,下4在内外侧交界处,下5、下6在踝的外侧面(图13-25)。

下1——靠跟腱内缘。患者仰卧,足处外展位置,术者用左手拇指端内侧缘由踝部中央向跟腱方向触摸,点在触及跟腱内缘处;或术者置已手的拇指指掌关节于患者内踝上,拇指以45°角朝向跟腱,点在指端触及跟腱的内缘处。

下2——位于踝之内侧面中央,靠胫骨内缘。患者足处外展位,术者用拇指端由跟腱向踝部中央触摸,点在触及胫骨内缘处。

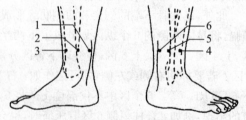

图13-25　踝部针刺点

下3——距胫骨前嵴向内侧1 cm。患者足趾朝上,足处正前方,术者用左手拇指端触及胫骨前嵴处,针刺点在嵴之内侧,距胫骨前嵴1 cm处。

下4——位于胫骨前嵴与腓骨前缘之间的胫骨前肌中点。患者足趾朝上,足处正前方,术者位在患者足的正前方,用双手拇指端摸准患者的胫骨前嵴和腓骨前缘,取其中间点。

下5——位于踝之外侧面中央,靠腓骨后缘。在骨缘和腓骨长肌腱之间的浅沟处。患者侧卧,踝之外侧面朝上,术者用左手拇指端摸及外踝后侧,沿腓骨后缘而上,针刺点在骨之后缘与邻近肌腱所形成的狭窄浅沟处。因此沟较浅针刺常不易,需耐心掌握。

下6——靠跟腱外缘。患者单腿跪位、侧卧或俯卧,术者用拇指端触摸及跟腱外缘,针刺点恰靠外缘处。

3. 针刺点的选择　选择针刺点要有针对性,选点尽可能少,由此逐步熟悉各点的治疗效应。(表13-3)

1) 按疾病的症状和体征所在区编号,选择编号相同的针刺点。

2) 以前后中线为界,针刺点选在病证的同一侧。

3) 以躯干的横线为界,病证位在横线以上的针腕部,位在横线以下的针踝部。

4) 有症状恰位于中线不能确定哪一侧时,针两侧。位在前中线的,如咳嗽,针两侧上1;痛经或遗尿,针两侧下1。位在后中线的,如胸段脊柱痛不能定侧时,针两侧上6;便秘,针两侧下6。

5) 症状虽位于中线,倘有其他症状可作定侧时,可先针一侧1或6,视疗效决定是否再针另一侧。

6) 一侧肢体有感觉或运动障碍,如麻木、肢颤或肢瘫等,发生在上肢针上5,在下肢针下4。

7) 有多种症状同时存在时,要分析症状主次,若症状中有痛,以痛为主要症状,并尽可能找出压痛点,根据其所在区选取针刺点。针刺使压痛点消失后,若仍有其他症状,则另依其所在区选点。

8) 不能定位的症状或全身性症状,针两侧上1。

表 13-3　按身体分区归纳的针刺点及其主治病证

身体各区和针刺点	主治病症
上1	前额痛、眼睑肌痉挛、结膜炎、球结膜下出血、视力障碍、近视、鼻塞、流涕、三叉神经痛、面瘫、前牙痛、舌苔厚、舌痛、流涎、咽痛、扁桃体炎、感冒、胸前闷、频咳、心悸、恶心、呕吐、呃逆、厌食、食欲减退、失语、胸肋关节痛等。 全身或不能定位病证:偏侧或双侧感觉麻木、全身皮肤瘙痒、寒战、潮热、多汗或少汗、睡眠障碍、精神障碍等。
上2	颞前痛、后牙痛、颌下淋巴结痛、乳房痛、胸痛、哮喘、手心痛、掌侧指端麻痛等。
上3	耳前痛、腮腺肿痛、胸前侧壁痛等。
上4	头顶痛、耳痛、耳鸣、幻听、颞下颌关节痛、肩关节前侧痛、胸侧壁痛、肘关节痛、拇指关节痛等。
上5	头昏、头痛、眩晕、晕厥、颈背痛、肩部酸痛、肩关节痛、上肢感觉与运动障碍、腕关节痛、手背及指关节痛等。
上6	后头痛、颈椎、胸椎及椎旁痛、肩关节后侧痛、小指关节痛、小指侧手背冻疮等。
下1	胃区痛、胆囊部痛、脐周痛、下腹痛、遗尿、尿频、尿潴留、尿失禁、痛经、白带多、阴痒、膝窝内侧痛、腓肠肌痉挛、足跟痛等。
下2	肝区痛、侧腹痛、腹股沟淋巴结痛、大腿内侧肌痛、膝内侧痛、内踝关节痛等。
下3	髌骨内侧痛、内侧楔骨突痛等。
下4	侧腰痛、大腿前侧肌酸痛、膝关节痛、下肢感觉及运动障碍、足背痛、趾关节痛等。
下5	腰背痛、臀中点痛、腿外侧痛、外踝关节痛等。
下6	腰椎及椎旁痛、坐骨神经痛、尾骶部痛、痔痛、便秘、足前掌痛等。

167

（三）针刺法

针刺法是 3 个治疗步骤中的关键,病证的定位准确,针刺点选择到位,是针刺获得疗效的前提,若针刺不合要求也不能达到最佳疗效。

1. 针具　常用的针具为不锈钢毫针,主要有如下两种。

（1）32 号 1.0 寸（φ0.25×25 mm）毫针　为目前主要应用的针型。因针较短,不致刺入肌层,易于掌握,操作及留针都较方便,成人与儿童均适用。

（2）皮内针（φ0.22×5 mm）　主要用于针腕部,特别是用于治疗儿童及青少年的近视,因其留针时间可以较长,活动不受影响,并能获得良好效果。

2. 患者与术者体位　患者体位视患者情况及病情而异,一般情况针腕时可取坐位,针踝时取坐位、跪位或卧位（仰卧、侧卧或俯卧）,肢体要伸向正前方面对术者,肢体肌肉尽量放松。术者位置与被针肢体保持正直方向,以便观察针刺进皮下时是否偏斜。有时术者体位也随针刺方向而改变。

3. 针刺方向　一般朝向症状端。但要根据病因情况,若腕踝部症状来自针刺部位以上,例如由脑部原因引起的双手指颤,针刺朝上而非朝指端。

4. 针刺点位置　一般按针刺点定位法,但有时要根据针刺局部情况及针刺方向作适当调整,不绝对固定。如遇:针要刺过的皮下有较粗血管、瘢痕、伤口;针柄下端有骨粗隆不便行针刺;针要朝指（趾）方向刺。此时针刺点位置都要沿纵轴适当上移,但横轴的定点方法不变,要处在区的中央。

5. 皮肤消毒　腕踝部常暴露在外易遭污染,要注意针刺部皮肤清洁及消毒。用 75% 乙醇棉球擦净针刺点及周围皮肤,范围宜稍大,避免针体卧倒贴近皮肤表面时受污染。

6. 针刺步骤

（1）进针　在一次针刺过程中进针是关键,要求针尖刺过皮层后尽可能在皮下表浅进针,且不引起酸、麻、胀、重、痛等感觉,不刺伤血管。针刺进后尽可能要求原有疼痛部位的疼痛及压痛点完全消失,为此目的,针刺时持针手势、针尖过皮及针体刺进皮下均有要求。

1）持针手势:持针时要求手指不接触已消毒过的针体。用三指端夹住针柄,拇指关节微屈,指端置在针柄下,示指和中指末节中部在针柄上,环指在中指下夹住针柄,小指在环指下。

2）针尖刺过皮层:为使针刺入皮下尽可能表浅,针尖刺入皮肤的角度很重要。最合适的角度为 30°,将持针手的小指抵住皮肤表面（图 13 - 26）,恰能使针达到所需角度。此角度若过小,针易刺入皮内不能进入皮下,患者感痛;角度若过大,针易刺透肌膜达肌层显得过深,影响疗效。进针时针体要保持正直,不能用力推针致针体弯曲影响角度。腕踝部皮肤坚韧度各人不一,随性别、年龄、胖瘦、腕与踝、内外侧等有别,为使针尖较易刺透皮层,可用左手拇指按在针下方拉紧皮肤,右手拇指端快速轻旋针柄（转动不超过 180°）,示指和中指保持不动,使针尖刺入皮内摆动幅度不致过大。这样,针尖容易刺过皮

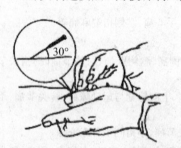

图 13 - 26　针尖刺入皮肤手势示意图

层也可以减少疼痛。针尖刺过皮层达到皮下的标志有:针尖阻力由紧转松;针尖刺至真皮层患者常有刺痛感,刺过皮层痛感消失;放开持针手指,针体自然垂倒贴近皮肤表面,针尖将皮肤挑起一小皮丘,此时轻推针,手指不感有阻力,表示针尖已恰刺在皮下。若针垂倒不能贴近皮肤且形成角度,表示针刺入过深,超过肌膜进入肌层,可用一指压针柄使针缓慢后退达到针体能平卧于皮肤表面后再刺入。

3) 针刺进皮下：针尖刺过皮层后,将针循纵轴沿皮下表浅进针,进针要缓慢,不必捻转。持针柄手指要感到无阻力,若表面皮肤随针移动或出现皱纹,表明针仍刺在皮内;若患者诉说痛重,可能表示针尖刺入皮肤痛点,要改换针刺点;若患者诉痛强烈,即便数次更换针刺点,亦引起同样强烈痛觉反应,可能由心因性所致,患者情绪多易激动,致使对痛觉敏感,要耐心说服其能接受针疗,针刺要更加细心,缓慢进针,以获得其配合,待经数次针疗,病情好转,敏感现象亦随之消失;若在针刺局部,或在原有症状部位出现沉重、酸、麻、痛转移、胸闷等新的感觉,均表示针刺较深,要将针稍退,待这些感觉消失后,将针沿皮下更表浅刺入。

（2）调针　在一次针疗中,对诸如疼痛、压痛、麻木、瘙痒等感觉及与痛有关联的一些运动症状常能立即获得疗效,达到完全消失或显效。若针刺入后感觉等症状未能改变或改变不全,可将针缓慢后退至针尖达皮下,酌情纠正后再将针刺入,称调针。但对当时无法判断疗效的运动症状、睡眠障碍、精神症等,就无须调针。

调针结束后用透气的纸胶带固定针柄。贴胶带时要与针柄呈直角,位在正中勿偏斜,以免肢体活动时影响针的角度导致疼痛。

（3）留针　症状中有些如顽固性疼痛、头昏、肢体麻木、哮喘、精神症状等在针刺入后的留针过程中才缓慢显现疗效,故针刺入后不论显效快或慢都留针,使针的刺激持续保持,促使病态机体得以逐渐恢复。留针时间一般为半小时,也可根据病情适当延长留针时间至 1 小时或以上,如病情处于急性期、病期长、症状严重,但最长不超过 24 小时。留针期间不作捻针等加强刺激,以减少针刺对组织的损伤。

（4）拔针　要迅速。用消毒干棉球压住针刺部位,以防拔针后皮下出血,在肯定无出血后才让患者离去。

二、不良反应及禁忌证

腕踝针作为皮下短针刺激,不良反应较少,主要为皮下出血及晕针,无绝对禁忌证。女性正常月经期、妊娠期在 3 个月以内者不宜针两侧下 1。

第七节　电针疗法

电针疗法是在针刺"得气"后,在针上连接电针仪,通以接近人体生物电的微量电流,利用电流对穴位的刺激而产生治疗作用。其特点是能较长时间地持续运针,而且可以比较准确地调整刺激量。

一、操作方法

1) 使用前应检查电针机是否正常,首先打开电源开关,观察指示器(氖灯、扬声器、电流表等)应有信号发出,然后将输出旋钮调节到一定强度,两手分别接触输出正负二极,应有轻微麻感,以上现象表示机器工作正常,方可应用。

2) 先选择好所需波型和频率,将电针机的输出强度调至"0",负极接主穴,正极接配穴(也可不分正负极,将两根导线分别接在两根毫针柄上),然后打开电源开关,逐渐调节输出电流至所需的刺激量,一般以患者能耐受为度。通电时间一般为 5～20 分钟,如感觉弱时,可适当加大输出电流量,或暂时断电 1～2 分钟后再行通电。

3) 治疗完毕,须先将输出强度调至"0",然后关闭电源,撤出导线,将毫针轻轻捻动几下再出针。

169

二、适应证

电针疗法适应证很广,常用于各种痛症、痿症、精神分裂症、胆石症、尿路结石、内脏下垂等。电针仪输出电流的波型、频率不同,其作用亦不同。

1. 密波 频率每秒 50～100 次,先对感觉神经起抑制作用,接着对运动神经也产生抑制作用。常用于止痛、镇静、缓解肌肉和血管痉挛。

2. 疏波 频率每秒 2～5 次,其刺激作用较强,能引起肌肉收缩,提高肌肉韧带的张力,对感觉和运动神经的抑制发生较慢。常用于治疗痿证和各种肌肉、关节、韧带、肌腱的损伤等。

3. 疏密波 疏、密波交替,持续时间各约 1.5 秒。治疗时兴奋作用占优势,能增加代谢,促进气血循环,改善组织营养,消除炎性水肿。常用于治疗扭挫伤、关节周围炎、坐骨神经痛、肌无力、局部冻伤等。

4. 断续波 断时,在 1.5 秒时间内无脉冲电输出;续时,密波连续 1.5 秒。断续波型,机体不易产生适应。能提高肌肉组织的兴奋性,对横纹肌有良好的刺激收缩作用。常用于治疗痿证、瘫痪等。

三、注意事项

1) 电针刺激量应根据病情决定。如用强刺激时应注意防止发生晕针。

2) 调节电流量时,应逐渐从小到大,以防突然强电流刺激引起肌肉强烈收缩,造成弯针、折针。

3) 不宜在延髓及心前区附近用电针,腰以上部位一般不宜将一组导线跨接脊柱两侧,以免因强电流横贯脊髓而发生意外。孕妇应当慎用电针。

4) 毫针针柄如因表面氧化而导电不良,可用细砂皮磨净后,再将导线夹上,或者直接夹在针身上也可。

5) 如发现电针机电流输出时断时续,这种现象可能是导线接触不良,需要修复以后再用。

第八节　穴位注射疗法

穴位注射疗法是一种针刺和药物结合使用的治疗方法,是用某些适合肌内注射的药液,注入与疾病有关的穴位内,利用针刺和药液对穴位的刺激或小剂量药液的药理作用,以达到治病的目的。

一、操作方法

1) 选用 5 ml 注射器及 5 号针头,根据不同疾病,选用肌内注射用的中西药物,如维生素 B_1、维生素 B_{12}、中药制剂等,所需药物剂量,一般为肌内注射剂量的 1/10～1/2。

2) 患者取坐或卧位,穴位局部皮肤行常规消毒。

3) 对准穴位,快速刺入皮下或肌层,并上下提插,待出现针感后,若回抽无血,即可将药液缓慢注入。注射剂量依穴位部位而定,耳穴可注射 0.1 ml,头面部可注射 0.3～0.5 ml,四肢部可注射 1～2 ml,胸背部可注射 0.5～1 ml,腰臀部可注射 2～5 ml。但每次注射总量不得超过常规肌内注射剂量。

二、适应证

常用于各种痛症、痿症、高血压病、遗尿、咳嗽、哮喘、过敏性皮肤病等。

三、注意事项

1）注入药物的药理作用、配伍禁忌、副作用和变态反应等应予注意。凡有变态反应的药物必须先做皮试,阴性者方可使用。

2）严格消毒,防止感染。

3）一般药物不宜注入眼眶、关节腔、脊髓腔和血管内。

4）避免损伤神经干。胸背部穴位进针不宜过深,慎防气胸。孕妇的腰骶部、下腹部和三阴交、合谷等穴不宜作穴位注射。

5）注射后局部有酸胀感甚至稍有疼痛,一般在数小时或一天后消失,可每天或隔天注射1次。

第九节　皮肤针疗法

皮肤针,又称"梅花针"、"七星针",是用5～7枚不锈钢针集成一束固定在针柄的一端而成。用来叩刺人体一定部位或腧穴。

一、操作方法

针具和针刺部位常规消毒。以右手拇指、中指、环指握住针柄,示指伸直按住针柄中段,针头对准皮肤叩击,运用腕部的弹力,使针尖叩刺皮肤后,立即弹起,如此反复叩击。叩击时针尖与皮肤必须垂直,用力要均匀。可根据病情选择某些腧穴进行叩刺,亦可叩刺病变部位,或沿着经脉循行线进行叩刺(图13-27)。

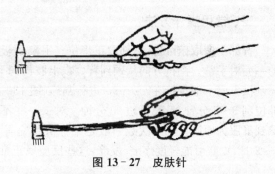

图13-27　皮肤针

二、适应证

皮肤针的适用范围很广,临床各科病证均可应用,如近视、视神经萎缩、急性扁桃体炎、感冒、咳嗽、慢性肠胃病、便秘、头痛、失眠、腰痛、皮神经炎、斑秃、痛经等。

三、注意事项

1）针具要经常检查,注意针尖有无钩毛,针面是否平齐。

2）叩刺时动作要轻捷,正直无偏斜,以免引起患者疼痛。

3）局部如有溃疡或损伤者不宜使用本法。

4）叩刺局部若手法重而出血者,应进行清洁和消毒,防止感染。

第十节　刮　痧　法

刮痧是采用边缘光滑的器具,蘸上植物油或清水在患者表部从上到下、从内到外进行反复刮动,使局部皮下出现细小的出血斑点,状如沙粒,以促使全身气血流畅,邪气外透于表,从而达到治疗目的的一种方法,属于中国传统的自然疗法之一。它是以中医皮部理论为基础,用器具(牛角、玉石、火罐)等在皮肤相关部位刮拭,以达到疏通经络、活血化瘀之目的的一种方法。该疗法起源于旧石器时代,人们患病时,出于本能地用手或者石片抚摩、捶击身体表面的某一部位,有时竟

171

然能使疾病得到缓解。通过长期的实践与积累,逐步形成了砭石治病的方法,这也是"刮痧"疗法的雏形。明代郭志邃著有《痧胀玉衡》一书,完整地记录了各类痧症百余种。近代著名中医外治家吴尚先对刮痧给予了充分肯定,他说"阳痧腹痛,莫妙以瓷调羹蘸香油刮背,盖五脏之系,咸在于背,刮之则邪气随降,病自松解"。

一、功效及作用原理

刮痧是根据中医十二经脉及奇经八脉,遵循"急则治其标"的原则,利用刮痧器具,刮拭经络穴位,通过良性刺激,充分发挥营卫之气的作用,使经络穴位处充血,改善局部微循环,起到祛除邪气、疏通经络、舒筋理气、祛风散寒、清热除湿、活血化瘀、消肿止痛,以增强机体自身潜在的抗病能力和免疫功能,从而达到扶正祛邪,防病治病的作用。

二、器具及介质

最常用的工具为刮痧板,由水牛角制成,形状为长方形,边缘钝圆。亦可选用檀香木、沉木香刮板、古钱币、扶阳罐等不同器具。另外,还有水、油、润肤剂等辅助材料。

三、常用操作方法

背部刮痧取俯卧位,肩部取正坐位。手拿刮板,治疗时刮板厚的一面对手掌,保健时刮板薄的一面对手掌。刮拭方向从颈到背、腹、上肢再到下肢,从上向下刮拭,胸部从内向外刮拭。刮板与刮拭方向一般保持在45°～90°进行刮痧(图13-28)。刮痧板一定要消毒。刮痧时间一般每个部位刮3～5分钟,最长不超20分钟。对于一些不出痧或出痧少的患者,不可强求出痧,以患者感到舒服为原则。刮痧次数一般是第一次刮完等5～7日,痧退后再进行第二次刮治。出痧后1～2日,皮肤可能轻度疼痛、发痒,这些反应属正常现象。

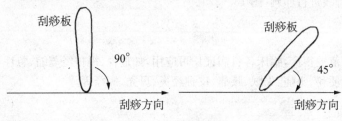

图13-28　刮拭角度

《痧胀玉衡》记载刮痧的方法如下:

刮痧法——背脊颈骨上下及胸前胁肋两背肩臂痧症,用铜钱蘸香油刮之,或用刮舌子脚蘸香油刮之。头额腿上之痧,用棉纱线或麻线蘸香油刮之。大小腹软肉内之痧,用食盐以手擦之。

淬痧法——在头额和胸胁出现小出血点或小充血点,用纸捻或大个的灯草蘸上少量香油点燃,然后用火头直接淬到痧点上,火头爆出一声响即熄灭,再点燃去淬烧其他痧点。

放痧法——在委中穴或在十指尖放血,就是"放痧法",也叫刺血疗法或放血疗法。

搓痧法——用手指撮拧、拿捏、提拉患者的皮肉,使局部充血或现出血点,此法若用于治疗痧症,则叫撮痧法。

四、适应证

刮痧具有调整经气、解除疲劳、增加免疫功能的作用。可应用于感冒、发热、中暑、头痛、肠胃

Second Military Medical University Press

病、落枕、肩周炎、腰肌劳损、肌肉痉挛、风湿性关节炎等病证。

五、注意事项

1) 孕妇的腹部、腰骶部,女性的乳头禁刮。

2) 小儿囟门未合者禁刮。

3) 皮肤有感染疮疖、溃疡、瘢痕或有肿瘤的部位禁刮。大病初愈、重病、气虚血亏及饱食、饥饿状态下也不宜刮痧。

4) 白血病,血小板少慎刮。

5) 下肢静脉曲张,刮拭方向应从下向上刮,用轻手法。

6) 治疗时应注意室内保暖,避免风直接吹刮拭部位。

7) 出痧后最好饮一杯温开水(最好为淡糖盐水),并休息 15～20 分钟。

8) 出痧后 30 分钟以内忌洗凉水澡。

第十一节 推 拿 法

推拿是以中医的脏腑、经络学说为理论基础,并结合西医的解剖和病理诊断,而用手法作用于人体体表的特定部位以调节机体生理、病理状况,达到恢复或改善人体的生机、促使病情康复的一种方法。又称"按跷"、"跷引"、"案杌"。通常是指医者运用自己的双手作用于病患的体表、受伤的部位、不适的所在、特定的腧穴、疼痛的地方,具体运用推、拿、按、摩、揉、捏、点、拍等形式多样的手法,以期达到疏通经络、推行气血、扶伤止痛、祛邪扶正、调和阴阳的疗效。

推拿疗法的起源,可以追溯至远古时期。据《素问·异法方宜论》载述:按跷之法出自我国中州地区,这是因为该地区生活安逸,环境潮湿,民众"病多痿厥寒热,其治宜导引按跷"的缘故。唐代王冰认为"按,谓抑按皮肉;跷,谓捷举手足",说明本疗法既有在体表的按摩搓揉手法,又有举足投手的肢体活动。

一、适应证和禁忌证

1. **适应证** 扭伤,关节脱位,腰肌劳损,肌肉萎缩,偏头痛,前头后头痛,三叉神经痛,肋间神经痛,股神经痛,坐骨神经痛,腰背神经痛,四肢关节痛(包括肩、肘、腕、膝、踝、指(趾)关节疼痛)。颜面神经麻痹,颜面肌肉痉挛,腓肠肌痉挛。因风湿而引起的,如肩、背、腰、膝等部的肌肉疼痛,以及急性或慢性风湿性关节炎、关节滑囊肿痛和关节强直等症。其他如神经性呕吐、消化不良症、习惯性便秘、胃下垂、慢性胃炎、失眠、遗精,以及女性痛经与神经症等,都可考虑使用或配合使用按摩手法。

2. **禁忌证** 诊断尚不明确的急性脊柱损伤或伴有脊髓症状者,各种急性传染病,急性骨髓炎,结核性关节炎,传染性皮肤病,皮肤湿疹,水、火烫伤,皮肤溃疡,肿瘤,以及各种疮疡等症。此外,女性经期,怀孕 5 个月以上的孕妇,急性腹膜炎、急性化脓性腹膜炎、急性阑尾炎患者。某些久病过分虚弱的、素有严重心血管病的或高龄体弱的患者,都是禁忌按摩的。

二、常用推拿手法

推拿手法可分两大部分,即成人推拿手法和小儿推拿手法。以下将介绍常用的手法。

（一）成人推拿手法

1. **按压类** 以按压的方式作用于机体的一类手法。①按法,用手指指腹按在体表上,称指按法。用掌根或全掌按在体表上,称掌按法(图 13 - 29)。作按法时,方向要垂直,力由轻到重,稳而持续,切忌迅猛的爆发力。指按法适用于全身各部经络穴位,掌按法适用于治疗面较广的部位。按法常与揉法相结合,称"按揉法",如用于对穴位的按揉、对肌肉起止点的按揉等。②压法,用掌压在体表上,称掌压法。用尺骨鹰嘴压在体表上,称肘压法(图13-30)。压法要求与按法基本相似。掌压法接触面大,力大而柔和,多用于肩背、腰部。肘压法的刺激量强,多用于肌肉丰厚处,如臀部、竖脊肌等部位。由于压法与按法动作相似,故也可统称"按压法",如用于对脊柱的按压。③揉法,用手指指腹或掌根或大鱼际贴于体表上,稍用力向下按压,带动皮下组织作轻柔缓和的回旋转动。用指腹揉的,称指揉法。用掌根揉的,称掌揉法。用大鱼际揉的,称鱼际揉法。指揉法适用于穴位上、压痛点上。掌揉法适用于腰、背、臀部及四肢。鱼际揉法适用于头面及胸腹部。④点法,用手指的指峰或指骨间关节屈曲后之突起按压或点击体表。点法接触面较小,刺激强度大,刺激时间短,多用于穴位及压痛点上,止痛作用好。⑤掐法,用指甲峰按压在穴位上。掐法接触面小,刺激比点法强,有以掐代针之意。多用于痛觉敏感的人中穴及肢端穴位上,有开窍醒脑作用。治疗惊厥、昏迷常用此法。⑥拨法,又称"弹拨法"。用手指指端按在筋腱上,适当用力与筋腱成垂直方向的来回拨动。常用于筋脉拘紧挛急等症。

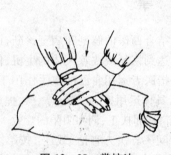
图13-29 掌按法

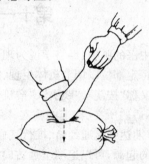
图13-30 肘压法

2. 摆动类 是通过腕部有节奏地摆动,使压力轻重交替地持续作用于体表的一类手法。①一指禅推法(图13-31)。用拇指的指端或指腹或拇指端桡侧面接触在体表上,运用腕部的来回摆动带动拇指指骨间关节或指掌关节的屈伸,使压力轻重交替、持续不断地作用于治疗部位上。动作要求为沉肩、垂肘、悬腕、指实掌虚。摆动频率为120~160次/分。本法与揉法合用,称推揉法,常用于颈项、脘腹、四肢软组织处。本法与摩法合用,称推摩法,常用于胸腹、背部。②滚法(图13-32)。手部各掌指、指骨间关节略为屈曲,以掌背近小指侧部分贴于治疗部位上,然后有节奏地作腕关节屈伸与前臂旋转的协同动作,使贴于治疗部位上的掌背部分作来回滚动状。动作要求为肩关节放松下垂,手指各关节任其自然,腕关节屈伸幅度要大,来回摆动频率120次/分。滚法具有刺激强度及刺激面较大的特点。本法适用于四肢、项背、胸背、腰背等部位。对筋脉挛急、关节粘连、肢体瘫痪、疼痛麻木等具有积极的、良好的治疗作用。

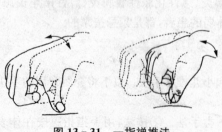
图13-31 一指禅推法

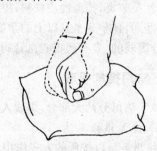
图13-32 滚法

3. 摩擦类　是以与肌肤表面摩擦的方式作用于机体的一类手法。

①擦法(图 13-33),用手掌紧贴皮肤,稍用力下压,作直线来回摩擦,使体表发热称为擦法。用全掌着力贴于体表上来回摩擦的谓之掌擦法,常用于胸胁及脘腹部,有宽胸理气、健脾和胃的作用。用大鱼际着力贴于体表上来回摩擦的谓之鱼际擦法,常用于四肢部,有温通经络、活血散瘀的作用。用小鱼际着力贴于体表上来回摩擦的谓之侧擦法,常用于肩背、腰臀及下肢部,有温经通络、行气活血的作用。运用本法应注意的是暴露体表、涂以药物性传导油、皮肤破损处勿用。②摩法,用手掌面或手指指腹置于体表上,作轻缓的盘旋摩动。摩法与揉法不同之处则在于前者操作时不带动局部肌肤筋脉,后者则需带动局部肌肤筋脉。用手掌面摩动的称掌摩法。用手指指面摩动的称指摩法。摩法常用于胸胁、脘腹部,具有和中理气、消积导滞、调节胃肠功能等作用。摩法与揉法结合运用,则为揉摩法;与一指禅推法结合运用,则为推摩法。③搓法,用两手掌面挟住肢体,轻轻地作快速来回地搓揉。常用于胁肋、四肢部,有疏肝理气、舒通经络的作用。④扫散法,用拇指桡侧面及其余四指指端,同时贴于头颞部,稍用力向耳后作快速来回抹动。本法仅用于头部,常治疗头痛、头胀、高血压病等疾患。

4. 捏拿类　是以挤压提捏肌肤的方法作用于机体的一类手法。①拿法(图 13-34),用拇指与其余四指指腹相对用力,夹持所治部位将肌肤提起,并作轻重交替而连续的揉捏动作。以拇指与示、中两指指腹相对用力夹住治疗部位,称三指拿法;拇指与示、中、环指指腹相对用力挟住治疗部位称四指拿法;拇指与示、中、环、小指指腹相对用力挟住治疗部位称五指拿法。这 3 种拿法的选用,根据所治部位或治疗的面而定。常适用于肩背、四肢部,有疏经通络、发汗解表、镇痉止痛、开窍提神等作用。②捻法,用拇指指腹与示指桡侧面挟住治疗部位,如捻线样作来回捻转。多用于指、趾处。

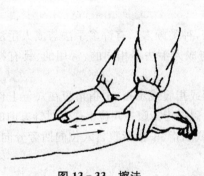

图 13-33　擦法

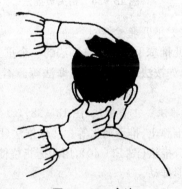

图 13-34　拿法

5. 捶振类　是以敲击的方式作用于机体,或使机体产生振动感应的一类手法。①拍法,以虚掌有节奏地拍打治疗部位。常用于肩背、胸背、腰背部,有祛风散寒作用。②振法,用指端或手掌置于治疗部位上,使手臂发出振颤传递到机体。常用于脘腹、胸背部,有健脾和胃、理气散结的作用。③抖法(图 13-35),用手握住上肢或下肢的远端,用力作上下抖动,使患者肢体软组织产生颤动。本法仅用于四肢部,有放松肌肉、松解关节粘连的作用。

6. 活动类　又称被动运动手法。是活动肢体关节的一类手法。①摇法(图 13-36),一手固定关节的一端,一手在关节另一端对可动关节作顺时针或逆时针的摇动。用于颈、腰及四肢关节部,有舒筋活血、滑利关节、松解粘连、增强关节活动等作用。摇法用于不同的部位,有不同的操作方法。②拉法,又称"拔法"、"牵引法"。固定关节的一端,并用力持续地牵拉关节的另一端,使关节的间隙被拉开。用于四肢关节、颈、腰部。运用时切忌用突发性暴力以损伤关节。③背法,

第二军医大学出版社

医者与患者背靠背站立,用双肘挽住患者的肘弯部,然后弯腰、屈膝、挺臀,将患者背起,使双脚离地,同时,医者用臀部着力颤动,以牵伸患者的脊柱腰段。本法适用于腰部。④扳法(图13-37),是使关节作伸屈及旋转的手法。作扳法时,用力要控制,动作要轻巧,扳动的幅度要根据关节实际活动范围及疾病状况适当掌握。常用于颈、腰、四肢部,有舒筋活络、滑利关节、松解粘连、整复错缝的作用。扳法应用于不同部位有不同操作方法。

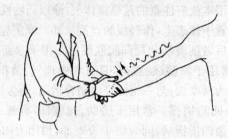

图13-35 抖法

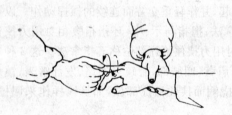

图13-36 指关节摇法

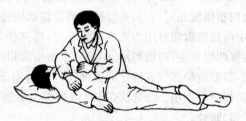

图13-37 腰椎斜扳法

(二)小儿推拿手法

小儿推拿手法是推拿手法的一个重要组成部分,种类颇多。有许多手法与成人手法操作要求相似,如按法、揉法、拿法、摩法等。本处仅介绍与成人手法不相同的、常用的、具有特征性的手法。

1. 推法 ①直推法(图13-38),以拇指桡侧面或指腹或示指、中指指腹在穴位上作直线推动。如推脾土、推天河水等。②旋推法(图13-39),以拇指指腹在穴位上作顺时针方向的旋转推动。③分推法(图13-40),用两拇指桡侧面或指腹或示指、中指指腹自穴位向两旁分向推动,或作"∧"形推动。

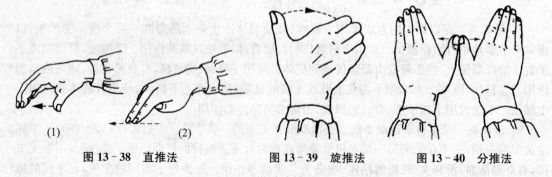

(1)	(2)		

图13-38 直推法　　　　图13-39 旋推法　　　　图13-40 分推法

2. 捏脊法 用拇指与示指或拇指与示指、中指之指腹相对用力,挟提肌肤,缓缓移动。捏脊法的操作过程中,包含着捏、捻、提、移之动作。本法仅适用于脊柱骨穴,具有调整阴阳、疏通经络、健脾和胃、促进气血运行、改善脏腑功能及增强机体抗病能力等之功。常治疗小儿积滞、腹泻、呕吐、便秘等症。亦可作为小儿保健方法应用。

3. 黄蜂入洞 操作方法有6种,常用的是用示指、中指指端置放在两鼻孔下揉动或用示指、中指指端分别放在两侧鼻翼根处按揉两种。能解表发汗,治疗感冒鼻塞。

4. 按弦搓摩 操作方法有4种,常用的是用两手掌从患儿两腋下搓至肚角处。本法能行气化痰,治咳嗽、哮喘和痰积。

5. 运水入土、运土入水 从肾经穴推向脾经穴,经兑宫、乾宫、坎宫、艮宫等穴时,需加按压;从脾经穴推向肾经穴,经艮宫、坎宫、乾宫、兑宫等穴时,需加按压。运水入土能健脾,治脾虚泄泻;运土入水能滋肾,治泻痢、小便赤涩。

6. 打马过天河 有5种操作方法,常用的是运内劳宫穴后,由总筋穴起,弹打至洪池穴(即成人的曲泽穴),边打边吹凉气。

三、注意事项

1) 除去一些急性病,如晕厥、心绞痛等可以立即使用手法治疗外,其他慢性疾病都应该明确诊断后再进行推拿治疗,否则容易贻误病情。

2) 推拿时医生手要保持清洁、温暖,并要修剪指甲,以免划破皮肤。

3) 按摩手法要轻重合适,并随时观察患者表情,使患者有舒服感。

4) 推拿后有出汗现象时,应注意避风,以免感冒。

推拿简便、安全、舒适,易被人接受。但如果手法使用不当,操作时间过长或患者精神紧张等原因,导致异常情况发生如晕厥、破皮、骨折、出血等,须及时处理。除上述注意事项外,还要掌握推拿保健的时间,每次以20分钟为宜。为了加强疗效,防止皮肤破损,在施推拿术时可选用一定的药物作润滑剂,如滑石粉、香油、按摩乳等。若局部皮肤破损、溃疡、骨折、结核、肿瘤、出血等,禁止在此处作推拿保健。在过饥、过饱、酗酒或过度疲劳时,也不要作保健推拿。

第十二节 中药保留灌肠法

灌肠疗法是将汤剂自肛门灌入直肠至结肠,通过肠黏膜吸收达到治疗多种疾病的目的。常用于便秘、泄泻等内科疾病及外科保守治疗的病证。常用方法包括直肠注入法和直肠滴注法。

一、适应证

本法具有通俯润便止泻、清热解毒降浊等作用,适用于慢性结肠炎、慢性痢疾、慢性盆腔炎、盆腔包块及高热不退等。

二、用物准备

1. 直肠注入法 治疗盘、量杯、50 ml注射器或漏斗、弯盘内放消毒肛管(14～16号)、温开水、水温计、石蜡油、治疗巾、橡胶单、棉签、卫生纸、便盆、止血钳。按医嘱准备中药汤剂,必要时备屏风。

2. 直肠滴注法 大治疗盘内放灌肠筒或输液器一套、弯盘内放消毒肛管(14～16号)、石蜡油、治疗巾、橡胶单、棉签、止血钳、水止夹、水温计、输液架、量杯、卫生纸。按医嘱准备中药汤剂,必要时备屏风。

三、操作方法

1. 直肠注入法

1) 备齐用物,携至床旁,核对患者姓名、床号、药名。向患者做好解释,说明操作目的,取得患者合作。嘱患者先排空大便。

2) 用水温计测量药液温度在 39～41℃,用注射器吸取药液备用。

3) 根据病变部位取左侧或右侧卧位,臀下垫橡胶单和治疗巾,并抬高臀部 10 cm 左右,暴露肛门,盖好被子,必要时遮挡屏风。

4) 肛管前端用石蜡油润滑,将注射器与肛管连接,排气后夹住肛管,轻轻插入肛门,进入直肠 10～15 cm,松开止血钳缓缓推入药液,药液注完后灌入温水 5～10 ml,用止血钳夹住肛管,轻轻拔出,放于弯盘内。

5) 用卫生纸轻轻揉擦肛门,嘱患者尽量保留药液,取舒适卧位。

6) 整理床单位,整理用物,洗手。

2. 直肠滴注法

1) 备齐用物,携至床旁,核对患者姓名、床号、药名。向患者做好解释,说明操作目的,取得患者合作。嘱患者先排空大便。

2) 测量药液温度在 39～41℃,倒入灌肠筒或输液瓶内,挂在输液架上,液面距肛门 30～40 cm。

3) 根据病变部位取左侧或右侧卧位,臀下垫橡胶单和治疗巾,并用小枕抬高臀部 10 cm 左右,暴露肛门,盖好被子,必要时遮挡屏风。

4) 用石蜡油润滑肛管前端,连接灌肠筒或输液器的接管,排气后夹住肛管,轻轻插入肛门,进入直肠 10～15 cm,用胶布固定肛管于肛门处,松开止血钳,用水止夹调节滴速,每分钟 60～80 滴。

5) 药液滴完时,及时夹紧灌肠筒或输液器的接管,拔出肛管放于弯盘内,用卫生纸轻揉肛门,取舒适卧位,嘱尽量保留药液 1 小时以上,臀部小枕可 1 小时以后再撤去。

6) 整理床单位,整理用物,洗手。

四、注意事项

1) 操作前应先了解病变的部位,以便掌握灌肠时的卧位和肛管插入的深度。病变在乙状结肠和直肠采用左侧卧位为宜,病变在回盲部采用右侧卧位为宜。灌肠前应嘱患者排空大便,必要时可先行清洁灌肠。

2) 应根据病变的部位,确定肛管插入的深度。插管时要试探性操作,不要用力过猛,以免伤害肠管或引起疼痛。一般插管深度为 10～15 cm,缓慢地让液体流入肠内。

3) 药液温度在 39～41℃,温度过低易致肠蠕动加强,腹痛加剧,过高易引起肠黏膜烫伤,或肠管扩张加重,可产生剧烈便意,致使药液保留时间短,吸收少,效果差。

4) 灌肠时若患者有便意感时,应嘱其深呼吸,尽量多保留一段时间,一般 20～30 分钟。

排便后,要注意观察泄下物的色、质、量及排便次数,若有特殊腥臭或夹有浓液、血液等,应及时留取标本送检,并及时记录和报告。

第十三节　中医药物疗法

中药是我国医学宝库的重要组成部分,是历代人民在生产与生活实践中逐步发现,又在实践中不断丰富的发展起来的重要防病治病手断,历代医家积累了丰富的用药经验,创造了一套完整的药学理论,在历史上对于世界药物学、生物学的发展,曾作过伟大的贡献。

一、中药的基本知识

（一）药物的性能

中药的性能指药物的性味和功效,是中医用以解释中药作用原理的理论。其内容包括四气、五味、升降浮沉、归经、药物毒性。

1. 四气五味

1)"四气"即寒、热、温、凉 4 种不同的药性,又称四性。它是从药物作用于机体所发生的不同反应或治疗效果概括出来的药性理论,主要反映药物在影响人体阴阳盛衰,寒热变化方面的作用倾向。四气中温热属阳,寒凉属阴。温次于热,凉次于寒,有程度的差别。温热性质的药物具有温里散寒、温经通络、补火助阳、回阳救逆等作用,能够减轻或消除寒证,如吴黄、干姜、桂枝、附子、肉桂等;寒凉性质的药物具有清热泻火、凉血解毒等作用,能够减轻或消除热证,如石膏能清热,黄连泻火,银花能解毒等。

2)"五味"是辛、甘、酸、苦、咸 5 种不同的药味。五味具有不同的阴阳属性,辛甘属阳,酸苦咸属阴,药物的味不同,作用就不同。

辛:有发散、行气、行血、润养通阳等作用,临床多用于外悬表邪,气血阻塞或凝结之病证。如,麻黄辛温发汗解表;木香行气;红花辛温活血祛瘀;当归行血润养等。

酸:能收、能涩,有敛汗、敛气、止泻、固精止遗等作用。如五味子收敛止汗,乌梅涩肠止泻;金樱子固精止遗。

甘:有补益和中、缓急、生津等作用。如人参大补元气;熟地养血,滋阴;甘草益气和中、缓急等。

苦:能泄,能降,能燥,能坚,具有清热、泻火、解毒、燥湿、降逆及坚阴作用,多用于热结便秘、气壅喘咳、湿盛中清及阴虚、阳亢之痿证,如大黄泻下;杏仁降气止咳;黄连泻火;黄柏坚阴;黄芩燥湿等。

咸:能下能软,软坚散结及润肠、通便。如芒硝泻下牡蛎、鳖甲软坚等。

此外,还有较少的淡味和涩味药,淡味药能渗、能利,具有淡渗利尿的作用。如灯心草、茯苓、车前草等。一般甘淡并称,涩味药与酸味药作用相似。所以习惯上仍称五味。

药物同时具有气与味,四气与五味有着密切的关系,因此必须综合考虑。一般来讲,气味相同,作用相近,如辛温的药物多具有发散风寒的作用。气味不同,作用有别,如黄柏苦寒,功效清热燥湿;党参甘温,则补中益气。而气同味异,味同气异者其作用则各不同。如同属温性药,麻黄辛温,功效为散寒解表,大枣甘温,功效则为补脾益气;再如桂枝、薄荷均为辛味,桂枝辛温,功效解表散寒,薄荷辛凉,功效则为疏散风热。

2. 升降浮沉　升降浮沉是指药物作用于人体后的 4 种不同趋向、性能。升和降、浮和沉都是相对的,升为上升,升提举之意,降为下降,平抑之意,浮是升浮、上行发散;沉是重沉、下行泄利。一般质轻者多有升浮作用,如花、叶、皮、枝等。质重者具有沉降作用,如种子、果实、矿物、贝壳等。但也不是绝对的,比如花类药皆升,旋覆花独降;石类药接降,海浮石独升。

升浮的药物一般具有升阳举焰、发散表邪、宣毒透疹、涌吐开窍等作用,如性质升浮的紫苏可以解表,防风可以解表止痛等。沉降的药物具有清热泻下、降逆止呕、利水渗湿、重镇安神、降气平喘、消积导滞等作用。但有少数药物的作用趋向表现为"双向性",即升浮沉降,如麻黄既有升浮发散解表之功,又有平喘利尿沉降之用,川芎既可"上行巅顶"、"祛风止痛"又能"下行血海"活血调经等。

3. 归经　指药物对机体某部分的选择性作用,是以脏腑经络为基础的药物作用的定位概念。

药物的归经同治疗作用密切相关,药物对某经(脏腑及其经络)或数经能发挥显著的效用,而对其他经则作用不明显甚至无效,因此虽然某些药物作用相同,但由于归经不同其作用部位也不同。以头痛为例,羌活善治太阳经(项部)头痛,白芷善治阳明经(前额)头痛,柴胡善治少阳经(两颞)头痛,吴茱萸善治厥阳经(巅顶)头痛。临床应用时必须把中药的多种性能结合起来,方能收到满意的效果。

(二)中药的用法

1. 配伍　中药的配伍是根据病情需要和药物的性能,选择两种或两种以上的药物合用。前人把单味药的应用,药与药之间的配伍关系,总结为用药"七情"。

(1) 单行　仅用一味药治疗疾病。如人参治疗气虚欲脱证。

(2) 相须　两种以上性能和功效相似的药物合用,以增强疗效,即协同作用。如石膏与知母配合,能明显增强清热泻火的作用。

(3) 相使　以一药为主,余药为辅,以提高主药的功效。如黄芪配茯苓治疗脾虚水肿,茯苓能提高黄芪补气利水的作用。

(4) 相畏　指一种药物的毒性或副作用被另一种药物减轻或消除。如生姜配半夏可减轻或消除半夏的毒性,说明半夏畏生姜。

(5) 相杀　指一种药物能减轻或消除另一种药物的毒性或副作用。如防风可解除砒霜之毒、绿豆能杀巴豆毒等。

(6) 相恶　一种药物可使另一种药的功效降低,甚至丧失。如莱菔子能削弱人参的补气作用,说明人参恶莱菔子。

(7) 相反　两种药物同时能产生剧烈的毒副作用。如甘草反甘遂。

2. 禁忌　主要指相反药物的禁忌应用,概括为"十八反"和"十九畏"。

(1) 十八反　本草明言十八反,半蒌贝蔹及攻乌,藻戟遂芫俱战草,诸参辛芍叛藜芦。

(2) 十九畏　硫磺原是火中精,朴硝一见便相争;水银莫与砒霜见,狼毒最怕密佗僧;巴豆性烈最为上,偏与牵牛不顺情;丁香莫与郁金见,牙硝难合京三棱;川乌草乌不顺犀,人参最怕五灵脂;官桂善能调冷气,若逢石脂便相欺;大凡修合看顺逆,炮滥炙煿莫相依。

(3) 女性妊娠期间用药禁忌　凡具有损伤胎儿以致坠胎及服药后可能引起流产,损害母子健康甚至危及生命的严重后果药物,均属禁用之例,如巴豆、牵牛、斑蝥、莪术、虻虫、麝香等,有可能导致坠胎的药物其中包括活血、通经、行气、攻下及辛热药物如桃仁,红花、大黄、枳实、王不留行、肉挂、附子等,为妊娠慎用。

3. 常用中药分类　按中药的功效和主治不同,一般可作如下分类:解表药、清热药、泻下药、祛风湿药、芳香化湿药、利水渗湿药、温里药、消导药、理气药、止血药、活血祛瘀药、化痰止咳平喘药、平肝熄风药、安神药、补益药、固涩药及其他药等。

(1) 解表药　凡以发散表邪,解除表证为主要功效的药物,称解表药。根据解表药药性及临床应用不同,可分为发散风寒药及发散风热药两类。解表药多含挥发油,不宜久煎,要温服。表寒证服药后要保暖发汗,汗后不可再受寒。

发散风寒药:本类药性多属辛温,辛以发散,温可祛寒,用于外感风寒表证。常用药有麻黄、桂枝、荆芥、防风、紫苏等。

发散风热药:本类药性多辛凉,以发散风热为主要作用,发汗解表作用比较缓和,用于外感风热表证。常用药有薄荷、桑叶、柴胡、牛蒡子等。

（2）清热药　凡以清除里热为主要功效的药物，称清热药。主要用于热病、瘟疫、痈肿疮毒、痢疾等各种里热证。

清热泻火药：以清除气分实热为主要作用的药物称之。适用于急性热病，热在气分的实热证和肺、胃、心、肝的实火证。常用药有石膏、知母等。

清热解毒药：以热解毒药为主要作用，能解除各种热毒、火毒证的药物称之。用于各种火热毒盛引起的红、肿、热、痛等。常用药有金银花、蒲公英、连翘、板蓝根等。

清热燥湿药：凡以清除燥湿为主要作用，能清除湿热内蕴或湿邪化热之证的药物称之。本类药物性味苦寒，苦能燥湿，寒能清热。主要用于湿热证及火热证。常用药有黄芩、黄连、黄柏等。

清热凉血药：凡以清热凉血为主要作用，能清营分、血分实热的药物称之。用于热入营血所致身热、心烦不眠、神昏谵语、发斑、舌红绛、脉数等。常用药有生地黄、玄参等。

清虚热药：凡以清虚热、退骨蒸为主要功效的药物称之。用于阴虚所致低热、烦渴、或潮热骨蒸、手足心热、舌红少苔、脉细数等虚热证。常用药有地骨皮、青蒿等。

（3）泻下药　凡能引起腹泻，润滑大肠或促进排便的药物称之。本类药主要作用是泻下通便，以排除胃肠积滞、燥屎及有害物质；或清热泻火；或逐水消肿。常用药有大黄、番泻叶等。

（4）祛风湿药　凡以祛除风寒湿邪，解除痹痛为主要作用的药物称之。用于风寒湿邪所致的肌肉、经络、筋骨、关节等处疼痛、重着、麻木和关节肿大、活动不利等证。常用药有独活、威灵仙、桑寄生等。

（5）化湿药　凡气味芳香，性偏温燥，具有化湿健脾功效的药物称之。用于湿浊内阻，湿困脾阳，运化失职而引起的脘腹胀满，吐泻泛酸，少食体倦，大便稀溏，舌苔白腻等。因气味芳香，多含挥发油，不宜久煎。常用药有藿香、苍术、厚朴等。

（6）利水渗湿药　凡能通利水道，渗泄水湿，以治疗水湿内停为主要功效的药物称之。用于小便不利，水肿，淋证，黄疸，湿疮，泄泻，带下，湿温，湿痹等各种病证。常用药有茯苓、薏仁、车前子、茵陈蒿等。

（7）温里药　凡以温里祛寒、以治疗里寒为主要功效的药物称之。用于寒邪内侵，阳气受困；或阳气衰微，阴寒内盛引起面色苍白，畏寒肢冷，脘腹冷痛，呕吐呃逆，泄泻下痢，小便清长，舌淡苔白等，也用于阳脱证。常用药有附子、干姜、肉桂等。

（8）消导药　凡以消积导滞，促进消化，治疗饮食为主要功效的药物称之。用于饮食积滞，脘腹胀满，嗳腐吞酸，恶心呕吐，不思饮食，大便失常等脾胃虚弱的消化不良证。常用药有山楂、神曲、麦芽、鸡内金等。

（9）理气药　凡以梳理气机、治疗气滞或气逆证为主要功效的药物称之。用于脾胃气滞所致脘腹胀痛，嗳气吞酸，恶心呕吐，腹泻或便秘等；肝气郁滞所致胁肋胀痛，抑郁不乐，疝气疼痛，乳房胀痛，月经不调等；肺气壅滞所致胸闷胸痛，咳嗽气喘等。常用药有橘皮、枳实、香附等。

（10）止血药　凡以制止体内外出血为主要功效的药物称之。用于内外出血病证，如咯血、咳血、吐血、便血、尿血、崩漏，紫癜以及外伤出血等。常用药有大蓟、三七、白芨、艾叶等。

（11）活血化瘀药　凡以通畅血行，消散瘀血为主要功效的药物称之。用于血行不畅、瘀血阻滞诸证。如创伤、闭经、痛经、产后瘀痛、痈肿、痹痛等证。常用药有丹参、红花、益母草、延胡索、牛膝等。

（12）化痰止咳平喘药　凡以消除痰涎的药物称为化痰药；能减轻或制止咳嗽和喘息的药物称为止咳平喘药。化痰药适用于痰证，如痰阻于肺的咳喘痰多；痰蒙心窍的晕厥、癫痫；以及头

第二军医大学出版社

晕、卒中、痰咳等病证。止咳平喘药适用于多种原因引起的咳嗽、气喘。常用药有半夏、桔梗、川贝母、苏子等。

(13) 安神药　凡以安定神志为主要功效,用来治疗心神不安病证的药物称之。用于心神不宁、惊悸、失眠、健忘、多梦及惊风、癫狂、癫痫等。常用药有酸枣仁、远志等。

(14) 平肝熄风药　凡以平肝潜阳,熄风止痉为主要功效的药物称之。用于肝阳上亢或肝风内动诸证,如头晕目眩、头痛、耳鸣、面红耳赤、烦躁易怒等,以及项强肢颤、痉挛抽搐、癫痫、惊风抽搐等。还用于风毒侵袭引动内风之破伤风痉挛抽搐、角弓反张等症。常用药有羚羊角、牛黄、钩藤、天麻、石决明等。

(15) 补益药　凡以补益正气,增强体质,以提高抗病能力,治疗虚证为主要功效的药物称之。

补气药:以补益脾气、肺气为主要功效,能消除或改善虚症的药物称之。适用于脾肺气虚诸证。常用药有人参、西洋参、黄芪、白术、山药、甘草等。

补阳药:以补肾壮阳,强筋健骨为主要功效的药物称之。适用于肾虚肢冷,腰膝酸软,阳痿,遗精,不孕不育,性欲减退,尿频,遗尿,崩漏带下,五更泻等。常用药有鹿茸、杜仲、冬虫夏草等。

补血药:以补益血虚为主要功效的药物称之。适用于心肝血虚所致的面色萎黄,唇爪苍白,眩晕耳鸣,心悸怔忡,失眠健忘,或月经短期,量少色淡,甚至经闭,脉细弱等证。常用药有当归、熟地黄、白芍、何首乌、阿胶等。

补阴药:以养阴清肺,润燥生津为主要功效的药物称之。用于热病后期及一些慢性疾病。最常见的证候有肺、胃、肝及肾阴虚。常用药有北沙参、百合、麦冬、枸杞子、龟甲等。

(16) 固涩药　凡以收敛固涩为主要功效的药物称之。用于久病体虚,正气不固,脏腑功能衰退所致的自汗,盗汗,久咳虚喘,久泻久痢,遗精,滑精,遗尿,尿频,崩漏,带下不止等滑脱不禁的病证。常用药有五味子、乌梅山茱萸等。

(三) 中药炮炙

中药主要来源于自然界的植物、动物、矿物,使用时必须根据医疗和制剂的需要,对原材料进行加工处理。这种对原药材加工处理的过程,称为炮炙。

炮炙的意义:除去杂质和非药用部分,提高药物的纯净度,矫臭矫味。通过炮制,去掉动物药和其他一些药物的腥臭和怪味,消除或减轻药物的毒性、烈性和不良反应,提高药物的安全度,改变药物的性能,增强药物的疗效,便于制剂和储藏。

二、方剂的基本知识

1. 方剂的组成原则　方剂一般由君药、臣药、佐药和使药4个部分组成。

(1) 君药　是针对主病或主证起主要作用的药物,又称主药。

(2) 臣药　是配合君药加强疗效,并对兼病或兼证起治疗作用的药物,又称辅药。

(3) 佐药　有三种意义。一是治疗兼证或次要症状;二是用于消除或制约主药或臣药的毒烈之性,这两种一般称为"正佐"法;是反佐药,用于因病势拒药而使用从治法时,如温热剂中加少量寒凉药,或于寒凉剂中加入少量温热药以消除寒热相拒,药不能进的现象。

(4) 使药　有两种作用。一是引经,即引导它药直达病所,如治上部疾患用桔梗为引,如治下部疾患以牛膝为引等;二是调和药性,如方剂中常用甘草、大枣以调和药性。

现以麻黄汤为例,说明君、臣、佐、使这一组方原则。麻黄汤由麻黄、桂枝、杏仁、甘草四药组成。主治伤寒表实证,证见发热恶寒,头身疼痛,无汗而喘,脉浮紧等。其中麻黄辛温发汗解表,宣肺平喘,为君药;桂枝辛甘温,温经解肌助麻黄发汗解表,为臣药;杏仁苦温,下气降逆,助麻黄宣肺平喘,为佐药;甘草甘温,调和诸药,为使药。四药相配,共奏散寒解表,宣肺平喘之功。

2.方剂的组成变化

(1)药味增减

1)随证加减:是在主证、主药不变的情况下,随着次要症状或兼证的不同,增减次要药物,以适应新的病情需要。其中又分为加、减、有加有减 3 种变化。

2)药物配伍的变化:是指在主要药物不变的情况下,改变臣、佐药的配伍,从而直接影响该方的主要作用。如麻黄配桂枝,组成麻黄汤发汗解表,治伤寒表实证;配石膏,组成麻杏甘石汤解表清里,治表邪不解,里热炽盛之证。可见主要配伍药物不同,其作用也不同,这种变化,也属药味增减变化的范畴。

3)组方变化:增减方中药味,更换主药,而主治随之改变,方名亦随之改变。如桂枝汤配芍药加饴糖,名小建中汤,主药变为饴糖温中缓急,主治虚劳里急,腹中痛,或心悸而烦者;桂枝汤去生姜,加当归、细辛、木通,名当归四逆汤,主药变为当归,主治厥阴伤寒,手足厥冷,脉细欲绝。

(2)药量增减 方剂中药量的变化,可改变君药的主次地位和功用主治。如小承气汤与厚朴三物汤,同是有大黄、枳实、厚朴三种药物组成。但由于小承气汤中大黄的用量是厚朴的二倍,其功用为泻火通便,主治热结便秘;而厚朴三物汤中厚朴的用量是大黄的二倍,其功用为行气除满,主治气滞腹胀。二方显然由于药量变化,而改变了功效与主治。

(3)剂型变化 同一方剂尽管用药、用量完全相同,但由于剂型不同,其作用亦有药力大小与浚缓的区别。如抵当汤与抵当丸两者组成相同。但前者为汤剂,主治下焦蓄血重证,后者为丸剂,则主治下焦蓄血轻证。

3.常用的剂型 中药剂型种类很多,早在《内经》一书 中就收载了汤、丸、散、膏、酒等剂型。《伤寒论》、《金匮要略》进一步详细记述了汤剂、软膏、制剂的配制和应用。《新修本草》中,除无记载片剂、注射剂外,其余各种剂型都有。随着祖国医学的发展,各种新的中药剂型如片剂、注射剂、冲剂、糖浆、橡皮膏等已广泛应用于临床。

(1)汤剂 把药物混合,加水煎煮后,去渣取汁,称为汤剂。这是最常使用的一种剂型,适用于慢性和急性病证。汤剂的特点是吸收快、易发挥疗效,且便于加减使用,能较全面,灵活地照顾到每个患者或各种病证的特殊性。

(2)散剂 散剂是将药物碾研,成为均匀混合的干燥粉末,有内服、外用两种。内服可直接冲服,也可临时加水煮沸取汁服用,外用作外敷掺撒疮面或患部。散剂有奏效快,制法简便,剂量可随意增减,便于服用和携带等优点。

(3)丸剂 丸剂是将药物碾研成细末,以蜜、水和米糊,面糊、酒、醋、药汁等作为赋形剂,制成固体制剂。丸剂吸收缓慢,药力持久,而且体积小,服用、携带、储存都方便。适应于慢性、虚弱性疾病,亦可用急救。临床上常用的有:蜜丸、水丸、糊丸、浓缩丸、微丸、蜡丸和滴丸。

(4)膏剂 是将药物用水或植物油煎熬浓缩而成的剂型,有内服、外敷两种。内服膏剂有流浸膏、浸膏、煎膏,适用于慢性病和病后调理,特点是使用方便,可供长时间服用。外用膏剂有膏药,膏药分硬膏药,软膏药两种,适用于疮疡肿毒、跌打损伤、烧伤、风湿疼痛等,其特点是使用方便,药效较快。

(5)丹剂 多指用含汞、硫黄等成分的矿物质经过加热升华所得到的化合制剂。其特点是用量少,廉价易得,药效确切,用法多样化。临床上常用于治疗体表及慢性化脓感染、慢性鼻窦炎、牛皮癣等疾病。但其毒性较大,一般不可内服,并在使用中要注意剂量和应用部位,以免引起重金属中毒。

第二军医大学出版社

（6）酒剂　又称药酒，是以酒为溶媒，浸制药材中有效成分，所得出的澄清浸出液。多供内服并加糖或蜂蜜矫味和着色。酒剂有祛风活血、散瘀止痛的功效，适用于体虚补养、风湿疼痛及跌打损伤，但儿童、孕妇、心脏病及高血压病患者不宜使用。如十全大补酒、风湿药酒。

（7）茶剂　是将药物粉碎、加工而制成的粗末制品或加入适宜的黏合剂制成的方块状制剂。在使用时用沸水泡服或煎服。置于容器中，以沸水泡汁代茶服用，故称茶剂，茶剂多用于治疗积滞等疾病。

（8）药露　多用新鲜的含有挥发成分的药材，放在水中加热蒸馏，所收集的蒸馏液即药露，气味清淡，芳香无色，便于口服。一般作为饮料，如金银花露。

（9）锭剂、饼剂　多将药物研为细末，单独或与赋形剂混合而制成不同形状的一种固体制剂。作内服或外用，如紫金锭等。

（10）胶剂　指用动物皮、骨、甲、角等为原料，以水煎提取胶质，浓缩成稠胶状，干燥后制成的固体块状。胶剂多供内服。其功能为补血、止血、祛风及妇科调经等，以治疗虚劳、吐血、崩漏、腰腿酸软等症。如阿胶、鹿角胶。

此外还有线剂、灸剂、糖浆剂、片剂、冲服剂、注射剂、海绵剂、油剂、气雾剂、栓剂、霜剂等多种剂。

4. 临床常用方剂

（1）桂枝汤

功用：解肌发表，调和营卫。

主治：外感风寒表虚证。用于治疗普通感冒、流行性感冒等。

（2）小青龙汤

功用：解表散寒，温肺化饮。

主治：外感风寒，内停水饮。用于治疗慢性支气管或急性发作、支气管哮喘、老年肺气肿等。

（3）银翘散

功用：辛凉透表，清热解毒。

主治：温病初起，风热表证。用于治疗流行性感冒、呼吸道感染、麻疹初起、肺炎、流行性脑膜炎、乙型脑炎、腮腺炎、丹毒等多种传染性疾病之初期属于风热表证者。

（4）大承气汤

功用：峻下热结。

主治：阳明腑实证及里热实证。大便不通或热结旁流。用于治疗急性单纯性肠梗阻、粘连性肠梗阻、蛔虫性肠梗阻、急性胆囊炎、急性水肿性胰腺炎以及某些热性疾病过程中出现高热、谵语、神昏、惊厥、发狂而见大便不通、苔黄脉实者。

（5）小柴胡汤

功用：和解少阳。

主治：伤寒少阳证。妇人热入血室。用于感冒、流行性感冒、疟疾、慢性肝炎、肝硬化、急慢性胆囊炎、胆结石、急性胰腺炎、胸膜炎、中耳炎、产褥热、急性乳腺炎、睾丸炎、胆汁反流性胃炎、胃溃疡以及女性产后或经期感冒等。

（6）逍遥散

功用：疏肝解郁，养血健脾。

主治：肝郁血虚，脾失健运证。用于治疗慢性肝炎、肝硬化、胆石症、胃及十二指肠溃疡、慢性胃炎、月经不调、乳腺小叶增生、更年期综合征等。

（7）白虎汤

功用：清热生津。

主治：阳明气分热盛证。壮热面赤，烦渴引饮，汗出恶热，脉洪大有力。用于治疗大叶性肺炎、流行性乙型脑炎、流行性脑膜炎、流行性出血热、风湿性关节炎、产后发热、急性牙龈炎、急性口腔炎、败血症等。

（8）龙胆泻肝汤

功用：泻肝胆实火，清下焦湿热。

主治：肝胆实火之头痛，胁痛，口苦，目赤，耳聋，耳肿等，以及湿热下注所致小便淋浊，阴痒阴肿，女性带下黄臭等，舌红苔黄，脉数有力。用于治疗顽固性偏头痛、高血压病、急性结膜炎、急性胆囊炎、急性湿疹、带状疱疹以及泌尿生殖系统炎症，急性肾盂肾炎、急性膀胱炎、尿道炎、外阴炎、睾丸炎、急性盆腔炎等。

（9）理里中丸

功用：温中散寒，补气健脾。

主治：脾胃虚寒证。用于治疗急慢性胃炎、胃及十二指肠溃疡、胃下垂、胃扩张、慢性肠炎、慢性结肠炎、女性功能性子宫出血等。

（10）四君子汤

功用：益气健脾。

主治：脾胃气虚证。用于治疗慢性肠炎、胃及十二指肠溃疡、胃功能紊乱、慢性胃肠炎、慢性肝炎、消化不良及其他疾病等。

（11）补中益气汤

功用：补中益气，升阳举陷。

主治：脾胃气虚证，气虚下陷证，气虚发热证。用于治疗内脏下垂、久泻、久痢、脱肛、重症肌无力、慢性肝炎、子宫脱垂、月经过多、眼睑下垂等。

（12）归脾汤

功用：益气补血，健脾养心。

主治：心脾两虚，气血不足证。用于治疗神经症、血小板减少性紫癜、再生障碍性贫血、功能性子宫出血、胃及十二指肠溃疡出血、脑外伤后遗症、心脏病等。

（13）四物汤

功用：补血调血。

主治：血虚血滞及月经不调证。用于治疗贫血、过敏性紫癜、神经性头痛、荨麻疹、慢性皮肤病、月经不调、痛经、功能性子宫出血、产后出血等。

（14）六味地黄丸

功用：滋补肾阴。

主治：肾阴虚。用于治疗慢性肾炎、高血压病、糖尿病、肺结核、肾结核、甲状腺功能亢进、神经症、中心性视网膜炎、更年期综合征等。

（15）金匮肾气丸

功用：补肾助阳。

主治：肾阳不足证。用于治疗慢性肾炎、糖尿病、甲状腺功能低下、慢性气管炎等。

（16）藿香正气散

功用：解表化湿，理气和中。

主治：外感风寒，内伤湿滞。用于治疗胃肠型感冒、急性胃肠炎、消化不良等。

第二军医大学出版社

（17）血府逐瘀汤

功用：活血化瘀，行气止痛。

主治：胸中血瘀，血行不畅证。用于治疗风湿性心脏病、冠心病心绞痛、胸部挫伤、肋软骨炎、肝硬化、痛经、闭经、血栓闭塞性脉管炎、脑震荡后遗症等。

（18）天麻钩藤饮

功用：平肝熄风，清热活血，补益肝肾。

主治：肝阳偏亢，肝风上扰所致眩晕耳鸣，头胀痛，失眠，多梦，腰膝酸软，或颜面潮红，舌红，脉弦数。用于治疗高血压病、缺血性脑血管意外、更年期综合征等。

（19）二陈汤

功用：燥湿化痰，理气和中。

主治：湿痰咳嗽。用于治疗慢性支气管炎、肺气肿、慢性胃炎、消化性溃疡、神经性呕吐、耳源性眩晕、妊娠呕吐、小儿流涎等。

（20）酸枣仁汤

功用：养血安神，清热除烦。

主治：肝血不足所致的虚烦不眠证。用于治疗神经症、心脏神经症、更年期综合征等。

三、汤药煎煮法

汤剂是我国应用最早、最广泛剂型，将饮片制成汤剂的过程需要煎煮，而煎煮的好坏及服用方法涉及疗效的发挥、用药安全等问题。

（一）煎煮器具

煎药的器具很多，首选有盖的陶瓷器皿如沙锅、瓦罐，因其化学性质比较稳定，不易与药物成分发生化学反应，从而保证了药物功效，且导热均匀，保暖性能好。其次是白色的搪瓷器皿或不锈钢锅代替，但切忌用铜、铁、锡等制成的器具。一方面，铜、铁、锡本身也是中药类，用之恐与病情不合；另一方面这些金属元素与药液中的药物成分发生化学反应，轻则降低疗效，重则发生不良反应。特别是铁在煎煮过程中，易与药材中所含鞣质、苷类等成分起化学反应，生成一种不溶于水的鞣酸铁及其他成分，使药液变黑变绿，药味又涩又腥；另外药材中所含多数是生物碱，铁和鞣质等发生了化学反应，造成了鞣质的损失，从而影响了生物碱的利用，降低有效成分的浸出和疗效，甚至改变药物的性能，产生毒副作用，危害人体。

（二）煎前浸泡

中药饮片煎前浸泡既有利于有效成分的充分溶出，又可缩短煎煮时间，避免因煎煮时间过长，导致部分有效成分耗损、破坏。这是因为中药材多是植物的根、茎、花、叶及果实的干燥品，干燥时，其水分被蒸发，细胞壁及导管皱缩，细胞液干涸，其中的物质以结晶或无形沉淀存在于细胞内。煎煮时，将水加入中药，细胞又重新膨胀，细胞中可溶性物质重新溶解，通过细胞膜透出；或者由于植物细胞内的物质溶解后，浓度很高，产生高渗，当水分继续渗入时，细胞膨胀破裂，将大量物质释放，使更多的有效成分煎出。若不经煎泡，直接加热会使药物表面的淀粉和蛋白质凝固，妨碍有效成分的溶出。一般复方汤剂加水搅拌后应浸泡以 30～60 分钟；以花、叶、草类为主的方剂，需浸泡 20～30 分钟；以根、茎、种子、果实类为主的方剂，需浸泡 60 分钟。夏天气温高，浸泡时间可短些，以免腐败变质；冬天气温低，浸泡时间宜长。浸泡药材的用水，以常温或温水（25～50℃）为宜，忌用沸开水。煎药前亦不可用水洗药，因为某些中药成分中含有糖等易容于水的物质；还有些中药是经过炮制的，如添加蜜、醋和酒等，若用水洗，会丧失一部分有效成分，降低药效。

（三）煎煮用水

煎药用水,古代医家十分重视,历代方药书中记载了许多种煎药用水,如东流水、井花水、甘澜水、潦水、泉水等。现在一般以水质纯净、矿物质少的自来水、井水、蒸馏水或纯净水作为煎药用水;经过反复煮沸或放置热水瓶中较久的水,也不能作为煎药用水。另外第一煎须用凉水或凉开水,忌用开水。

加水量应根据药物的性质、药量、吸水程度、煎煮时间而定。一般汤剂经水煎两次,其中70%～80%的有效成分析出,因此临床采用两煎法。传统的加水方法是将药物均匀放入药锅内,看准药物表面的位置,第一煎(头煎)加水至高出药面3～5 cm,第二煎(返渣再煎)加水至高出药面2～3 cm处为宜。另一种加水方法是按平均每1 g加水约10 ml,计算出该方总的需水量,一般将全部用水的70%加到第一煎中,余下的30%留待第二煎用。煎花、叶、全草类药物,加水量要适当增多些;煎煮矿物类、贝壳类药物,加水量稍减。煎药时应一次加足,煎药过程中不可频频加水,如不慎将药煎糊后,应弃去,不可加水再煎后服用。

（四）煎煮火候

火候,指火力的大小与火势急慢。煎煮火候的控制,主要取决于不同药物的性质和质地。煎一般的药宜先武火后文火,即未沸前用大火,沸后用小火保持微沸状态,以免药汁溢出或过快熬干。解表药及其他芳香性药物不宜久煎,以防有效成分挥发;滋补药宜先用武火煮沸后改用文火久煎,使有效成分充分煎出。

（五）煎药时间

煎药时间主要根据药物和疾病的性质而定。煎药时间从水沸时开始计算。一般药物一煎需20～30分钟,二煎需10～20分钟;解表、芳香类药物,一煎需15～20分钟,二煎需10～15分钟;滋补类药物,一煎需40～50分钟,二煎需30～40分钟;有毒药物需久煎,约60～90分钟。药煎好后,用纱布将药液过滤取汁。

（六）应绞渣取汁

药液滤出后,应将吸附有药液的药渣放入双层纱布或透水性能好的原色棉布中包好,待稍凉后,加压绞取药渣中所吸附的药液。因为一般药物加水煎煮后都会吸附一定药液,而已溶入药液中的有效成分可能被药渣再次吸附,如药渣不经过榨取汁就抛弃,会造成有效成分损失,尤其是一些遇高热有效成分容易损失而不宜久煎或煎两次的药物,药渣中所含有效成分所占比例会更大,所以绞渣取汁的意义也大。

（七）特殊煎药法

一般药物可同时入煎,但部分药物由于性质、性能及临床用途、所需煎煮时间不同,入药方法也不同。

（1）先煎　难溶于水的药物,如贝壳类(如珍珠、牡蛎)、矿石类(如生石膏、磁石)等,因其有效成分不易煎出,应打碎先煎30分钟,再放其他药同煎;有毒药物,如附子、川乌、天南星等,久煎可降低毒性,也宜先煎后再入其他药同煎,以确保用药安全。泥沙多的药物(如灶心土等)和质轻、量大的药物(如芦根、毛根等)应先煎,澄清后取汁,以其汁代水再煎其他药物,称为"煎汤代水"。

（2）后下　气味芳香的药物,如薄荷、藿香、砂仁、钩藤等,其有效成分易于挥发,不宜久煎,应待其他药煎煮将成时再投入,煎沸几分钟即可。

（3）包煎　蒲黄、海金沙等药材质地过轻,煎煮时易漂浮在药液面上,或成糊状,不便于煎煮及服用;车前子、葶苈子等药材较细,又含淀粉、黏液质较多的药物,煎煮时容易粘锅、糊化、焦化;辛夷、旋覆花等药材有毛,对咽喉有刺激性,这几类药入药时宜用纱布包裹入煎。

187

（4）另煎　某些贵重的药材，如人参、西洋参、羚羊角等，为了保护其有效成分不被其他药渣吸附而造成浪费，应单独煎2～3小时，也称为"另炖"。煎好后，单独服用或兑入汤药中同服。

（5）烊化　胶质、黏性大和易溶的药物，如阿胶、蜂蜜、鹿角胶等，因煎煮时易于黏附于锅和其他药物上，应另行单独溶化，再与其他药物兑服。

（6）冲服　某些贵重药、细料药、量少的药和汁液性药物，如三七、牛黄、琥珀、沉香、竹沥等，不需煎煮，冲服即可。

（7）泡服　某些挥发性强、易出味的药，不宜煎煮，泡服即可。一般是将药物放入杯中，加开水泡10～15分钟，出味后服用，也有将药物放入刚煎煮好的中药汁液中泡服。

四、中药给药原则

（一）给药时间

（1）饭前服用　饭前胃俯空虚，饭前服药可避免其与食物混合，有利于药物迅速进入肠道，充分发挥药效，故补益药、制酸药、开胃药宜在饭前服用。驱虫、攻下、逐水药宜清晨空腹服用。

（2）饭后服用　饭后胃中存有较多食物，可减少药物对胃的刺激，故消食导滞药及对胃肠道有刺激的药物（如抗风湿药）宜在饭后服用。

（3）睡前服用　安神药宜在睡前30～60分钟服用，以助安眠；涩精止遗药宜在临睡前服，以便治疗梦遗滑精；缓下剂宜在睡前服，利于翌日清晨排便。

（4）其他　调经药，宜在行经前数日开始服用，来月经后停服。有些病定时发作，只有发病前某时服用才能见效，如截疟药应在疟疾发作前2小时服用；当病情急险时，则不拘时服，或遵医嘱。

（二）服药方法

中药剂型种类多样，应根据患者的不同情况采取不同的服药方法。一般丸剂、片剂、胶囊、滴丸等用白开水送服，祛寒药可用姜汤送服；祛风湿药宜用黄酒送服，以助药力；散剂、丹剂、膏剂、细丸以及某些贵重细料药，可含服或用白开水或汤药冲服；呕吐患者在服药前先服少量姜汁，亦可先嚼少许生姜片或橘皮，预防呕吐，汤药应浓煎，少量多次服用；婴幼儿、危重患者，可将药调化后喂服，对于神志不清、昏迷、破伤风及其他不能进食者，可行鼻饲法将药液或中成药调成药液注入胃中。

（三）服药剂量

一般病证每日服中药一剂，急症、高热、危重患者每天可酌情服药2～3剂，或遵医嘱服用。药力较强的如发汗药、泻下药，服药应适可而止，以得汗、得下为度，不必尽剂，以免汗、下太过，损伤正气。呕吐患者服药宜小量频服。中成药根据剂型不同及要求可给予片、丸、粒、克等单位药物使用，小儿根据要求和年龄酌情减量。

（四）服药温度

一般汤剂宜温服，以免过冷过热对胃肠道产生刺激；寒证用热药宜热服；热证用寒药，如热在肠胃，患者欲冷饮者可凉服；如热在其他脏腑，患者不欲冷饮者，寒药仍以温服为宜；凉血、止血药宜冷服；发汗解表药、透疹药宜热服。

五、中药服法及护理

（一）清热类药物服法与护理

1）服用清热类药物，必须详细辨析热邪性质（虚、实、湿、毒）、部位（脏腑、气、血）及有无兼证，以便选择用药并做必要的配伍。

2）清热类药皆寒凉而多味苦,易伤阳气,故脾胃虚弱、阳虚及寒症忌用;苦燥之剂又易伤津液,阴虚者慎用或辅以补阴药。

3）清热之剂,视药物不同,煎煮时间有别,一般煮沸后10～15分钟即可,若为清热解毒或清热解暑等辛凉之品,煎煮时间要求稍短。凡清热、解毒之剂,宜凉服或微凉服;使用清热药应中病即止,不可过用,以免克伐太过,损伤正气。

4）病房要有良好的通风和降温设备,并根据患者发热程度调节室内温度;高热不退者,应配合物理降温,给药可采用频服法;汗出较多者,及时更换衣被。

5）清热类药多用于治疗火热、热毒之证,宜采用清补之类膳食,可多饮清凉饮料、果汁等,或以西瓜、梨、苹果及凉性瓜果蔬菜等辅食;中暑及高热汗出较多者,宜让患者多饮含盐饮料。忌用辛辣、油腻之品。

6）热病患者,心情烦躁,情绪易于波动,要积极做好精神安抚工作,祛除忧虑与恐惧,使患者心情舒畅。

7）严密观察发热程度、出汗情况、神志、有无出血、舌象变化等,详细记录体温、呼吸、脉搏、血压等情况。

（二）解表类药物服法与护理

1）首先应辨别表证的性质,并根据四时气候变化、患者体质及地理环境的不同恰当选择、配伍应用,如针对外感风寒、风热表邪的不同,相应选择发散风寒或风热的药物;若虚证者外感,还须分别与补气、助阳、滋阴、养血等药物配伍;春夏腠理疏松,易于汗出,用量宜轻,冬季腠理致密,不易汗出,用量宜重;北方严寒地区用药宜重,南方炎热地区用药宜轻。

2）解表药多属轻清辛散之品,加水浸透后,文火煮沸5～10分钟即可,不可煎煮时间过长,以免有效成分挥发而降低药效。

3）解表药汤剂应取汁温服,服药后静卧,温覆取汗或饮热粥、热汤助汗驱邪。临床发汗以微汗为宜,切不可大汗,以免耗伤阳气,损及津液,造成"亡阳"、"伤阴"的弊端。

4）病室要安静、清洁,特别要注意保持室内温度的恒定,要避免风寒再度侵袭,特别要防止汗出当风,加重病情。

5）应用解表药,饮食宜清淡、细软、易于消化,多饮开水,不宜进辛辣、油腻、黏腻之物,忌食酸性食物,特别要忌食鱼、蟹类,狗肉,香菇等毒发之物。

6）应用解表药宣毒透表,护理关键不在汗出多少,应观察疹点的隐现、色泽、发热等情况。如疹点透出,色泽鲜红,体温渐降,精神好转,为热毒外透之征,病情向愈;反之,则为药物无效或病情加重。

7）解表药是因势利导,使病邪从皮毛肌腠随汗而解之法,表证即使出现高热,亦不宜冷敷,以防毛窍闭塞,邪无出路。

8）要注意观察病情,注意发热恶寒的程度,有汗无汗,伴随症状,按时测量并记录体温、脉搏等,对老幼及重症要特别加强护理,防止高热抽搐、虚脱或其他并发症。

（三）泻下类药物服法与护理

1）使用泻下类药必须根据病情和药性的不同,辨证用药,因病施护。

2）应用寒下类药物如大黄、番泻叶等,煎煮时要后下或泡服代茶,芒硝应冲服或溶服,应用温下药配大黄可与它药同煎,药液宜饭前温服,巴豆多与它药制成丸剂;攻逐水饮药多用散剂;润下药多做丸剂。服泻下药,应睡前服药;峻下逐水药宜清晨空腹给药;对病情严重者,不拘泥与此,早晚空腹服用。

3）使用攻下药,易伤脾胃,得泻即止,不应再服;对病后虚、老年人、孕妇、产后便秘者,宜用润下方药。

4）饮食调理因病而异，实热证者，宜用清补膳食，忌食辛热毒发之物；里寒证者，宜用甘温平补膳食，忌服寒凉滋腻食品；饮食调理要求用熟、烂、软、鲜的半流质或软食，应多食菜、汤类，或香蕉等润肠通便之物，通下后，最好用糜粥调理一二日，以助胃气。

5）服通下药后，大多会引起胃肠道反应如腹痛、便次增多等，服药前宜向患者交代清楚可能出现的症状，服药后要特别注意泻下物的形状、颜色、气味，并做好详细记录，如泻下物为柏油状或为血液，应立即终止通下，并采取止血措施等。

6）应用攻逐水饮法治疗水肿、胸腔积液、腹腔积液时，用药前要称体质重、量腹围，以便观察腹腔积液消退情况，此类药多为有毒之物，要注意观察全身变化，如出现神志改变，脉搏细弱或血压下降，应终止服药，及时报告医生，采取相应处理；攻下虫积时，应先服祛虫剂，然后用导下药，并注意大便排出寄生虫的种类和数量，必要时3天可送检大便，如虫未尽，可如法再服驱虫剂。

（四）祛湿类药物服法和护理

1）祛湿类药物因功效不同，服法各异，应用时要根据痹证的性质、部位，辨证用药，且痹证多属慢性疾病，病情变化少，为服用方便，可制成酒剂、丸剂、片剂快或膏剂长期服用。本类药物多对胃肠道有刺激，故宜饭后服用。

2）长期服用抗风湿药酒时，要严密观察病情，以防药物蓄积中毒，患者如有唇舌麻木、头晕、心悸等症状时，为中毒反应，应立即停药。

3）芳香化湿药多气味芳香，富含挥发油，入汤剂不宜久煎，一般煎煮10～15分钟即可，以免影响药效。用药时要注意舌苔的变化，舌苔渐退为向愈之征。

4）淡渗利湿药偏于利水渗湿，能使小便通畅，尿量增多，服药后要注意观察小便排出是否通畅、尿量变化、水肿消退等情况。

5）饮食护理因病而异，忌生冷油腻之物；服淡渗利湿之品饮食要清淡，可多食用白菜、芹菜、马齿苋等有利尿作用的食物。

6）祛风湿药多辛温香燥，易于耗伤阴血，故阴血不足，阴虚火旺者慎用。

（五）温里类药物服法和护理

1）使用温里药要注意因人、因地、因时制宜。平素火旺之人，阴虚失血之体，火热季节。或身处南方温热之地，剂量宜轻，不可久服；若冬季气候寒冷，或素体阳虚之人，剂量可适当增加。

2）温阳药中的肉桂宜后下，附子宜先煎、久煎，取汁温服；真寒假热，阴寒太盛，温药入口既吐者，宜采用冷服，或加引导药如少佐苦寒、咸寒之品，以免格拒不纳。

3）温里药辛热而燥，故热证、阴虚证慎用或忌用，对假寒真热之证，尤当明辨，误用则会加重病情。

4）运用回阳救逆法时，要注意汗情、神志、面色、厥逆、二便、脉搏、血压等变化，如服药汗止，肢体渐温，脉渐有力，为阳气来复，病情好转；反之，如汗出不止，厥逆加重，烦躁不安，脉细无根等，为病情恶化，应及时报告医生，采取紧急措施。

5）里寒证患者易感外寒，故在应用温里药同时，要采取防寒保暖措施，提高室温，加厚衣被，以防风寒侵袭。

6）服温里药宜采用温补膳食，如姜、葱、蒜、胡椒等，以加强药物的温中散寒作用，忌食瓜果生冷等不易消化的食物。

（六）理气类药物服法与护理

1）理气类药依据其药性不同，应采用不同的服药方法。因其多辛温芳香，宜散剂冲服或丸剂为宜，入汤剂的沉香、檀香等宜后下。

2）运用通阳宣痹之法,可加入少量白酒,以助药力;调理肝气的药物,可醋炙以引药入经,加强止痛之功。

3）服理气方药须中病即止;凡血虚、阴虚火旺者慎用。

4）饮食宜用温通类的膳食,以助药力,忌食生冷瓜果,以免影响药效的发挥,或损伤肠胃。

（七）止血类药物服法与护理

1）服用止血类方药,要根据出血的不同原因,辨证服药。出血的原因复杂,有寒热虚实之分,又有轻重缓急之别,护理上要依据导致出血的疾病和部位的不同,因病施护。

2）使用凉血止血药、收敛止血药时,中病即止,多服、久用易恋邪留瘀,故使用止血药,应以止血而不留瘀,血止而无复出为原则。

3）止血药多炒用,炒炭后其性苦涩,可加强止血之效,也有少数以生品止血效更佳。

4）注意观察出血的部位、数量、颜色、次数,定时测量记录血压、脉搏、呼吸等,如有变化,及时报告。大出血时,要及时采取急救措施。

5）饮食应富含营养,易于消化,忌辛辣刺激性食物和饮料,禁除烟、酒。呕血患者,应禁食8～24小时。

（八）消导类药物服法与护理

1）消导类方药多用于慢性有形积滞,对于积聚痞块,宜渐消缓散,制剂以丸剂为佳,并根据有形实邪的性质,灵活配伍。因病情多属虚实夹杂,故护理上要密切配合治疗,辨证施护。

2）一般宜饭后服用。

3）消导类方药虽药性缓和,但毕竟属克削之剂,故纯虚无实者,不宜使用。

4）饮食护理应以平补之类膳食为宜,使用平补而易于消化的半流质或软食,忌食生冷、硬物、肥甘厚味之品。要求患者少食多餐,以甘平清淡为宜。并要密切观察腹部症状及大便形状等的变化。

5）积滞的原因,多为气机不畅。因此,注意情志调护,使"气和志达,营卫通利",有利于疾病的康复。

（九）活血化瘀类药物服法与护理

1）活血化瘀类药可走散通行,易耗血动血,对有出血证而无瘀血征象者忌用,女性月经过多及孕妇应慎用或忌用。

2）破血逐瘀及活血疗伤类药物,特别是虫类药物,入药以丸剂散剂为佳,或配合散剂外用,可提高消肿止痛之功。活血止痛类部分药宜酒制以增强活血止痛的功效。

3）活血化瘀类药物宜饭后服用,或适当配伍消食健胃药,以助药物吸收。

4）破血逐瘀的虫类药物,如斑蝥等大多有毒,内服应严格掌握剂量,中病即止;用于治疗癌肿时,可长期间断用药,但要定期检查肝肾功能,防止损伤。

5）护理上要注意患者疼痛的程度及肿块大小、软硬度的变化。

6）饮食调护忌用滋腻,宜食温通类食物。

（十）化痰止咳平喘类药物服法与护理

1）化痰药物大多有毒,如半夏、南星、白芥子、皂荚等,内服剂量不宜过大,阴虚有热者忌用。攻下逐痰药物的作用峻猛,非痰积而体壮实者,不可轻投。

2）祛痰药剂属行消之品,应中病即止,不宜久用。

3）祛痰药宜饭后温服;平喘药宜在哮喘发作前1～2小时服用;治疗咽喉疾患,药宜多次频服,缓缓咽下,使药液与病变部位充分接触,迅速反射性引起支气管分泌物增加,从而稀释痰液,便于排痰。

第二军医大学出版社

4）服药后护理重点是观察咳喘的变化及痰的质、量、色、味及咳痰是否通畅。痰多而咳出无力者，可给予翻身拍背，必要时把痰吸出；痰稠者，可让患者吸入水蒸气或雾化吸入，使痰液易于咳出。

5）患者易多饮水，以补充过多的水分消耗，少食油腻，禁食生冷、过甜、过咸及辛辣的刺激性食品，宜进清淡易消化的食物。

6）咳喘频繁，烦躁不安者，应给以安慰，稳定情绪，或转移其注意力，以减轻咳嗽。

（十一）开窍类药物服法与护理

1）开窍药辛香走窜，为救急、治标之品，故只宜暂时服用，神志苏醒后即宜停服。因本类方药性辛香，其有效成分易于挥发，故只入丸剂、散剂服用，可用温开水化服，神昏者宜用鼻饲，不宜加热煎服。

2）元气大脱者，纵见神志迷糊，也不可使用开窍药。搐鼻取嚏之通火开窍之法，忌用于高血压病、脑血管意外、颅脑外伤所致昏厥的患者。

3）开窍类方药宜少量顿服，过量服则有伤元气及竭阴之弊，要密切注意体温、脉搏、呼吸、血压等变化；昏迷患者要保持呼吸道通畅，鼻饲给药后，注意口腔护理。

（十二）平肝息风类药物服法与护理

1）平肝息风类药物有性偏寒和性偏温燥之不同，应区别服用。本类药多矿石、昆虫等动物药及矿物药，多宜打碎先煎；昆虫类药物宜研末冲服。

2）息风止痉类药物多为有毒之品，药性峻猛，服用不宜过量，且以散剂为佳。

3）平肝息风类药宜饭后服用，并注意保养胃气。对破伤风等患者不能服药者，可用鼻饲方法给药。

4）对惊痫、痉厥患者，注意观察血压、脉搏、神志、瞳孔等变化，出现异常，应立即通知医生，妥善处理。

5）注意生活护理，眩晕患者服药后，要静卧调养，保证充足的睡眠，避免情绪波动。

（十三）安神类药物服法与护理

1）安神药多以矿石、贝壳或植物的种子入药，矿石类安神药如做丸、散服，易伤脾胃，须酌情配伍养胃健脾之品，以助药物吸收；入煎剂服，应打碎先煎；部分药物具有毒性，更须慎用，以防中毒。

2）安神类方药为治标之品，特别是金石类药物，质重而碍胃，故只宜暂用，不可久服，中病即止，并根据标本缓急，灵活配伍，方能取得良好效果。

3）服安神类方药，可根据人体生物节律，采用睡前半小时服药的方法，以提高疗效。

4）护理时应注意了解患者失眠特点及伴随症状，观察患者的睡眠情况及睡眠时间，用药情况及反应等；饮食以清淡可口少刺激为原则。忌辛辣肥甘、烈酒、浓茶、咖啡等，进食勿过饱；精神护理应注意解除心理负担，消除紧张情绪，保持心平气和，以利睡眠。

（十四）补益类药物服法与护理

1）服补益药，必须明辨气虚、血虚、阴虚、阳虚之不同，分别服用补气药、补血药、补阴药、补阳药，并可根据病情需要配合应用，如气血双补、阴阳双补等。

2）虚弱证一般病程较长，故补益类方药宜做蜜丸、煎膏、片剂、口服液、颗粒或酒剂等，以便长期保存和服用；如作汤剂，以文火久煎为好。

3）补益药虽能增强体质，但如果误投错用，为害亦大，应在辨证的基础上，以平补之品缓缓调理为要，切忌大量峻补导致阴阳失调，骤生它疾。

4）补益药宜空腹服用，以利药物吸收，但急症可不受此限。凡脾胃虚弱而食滞不化，舌苔腻厚直,不宜服用。

5）该类药物需长期服用方能见效,故应指导患者坚持用药,服药期间,如遇外感,当停服补益之剂,先服解表药,表解后再服。

6）服药期间忌食辛辣、油腻、生冷及不易消化的食物,根据病情定期做必要的理化检查,以指导用药。

（十五）收涩类药服法与护理

1）收涩类药服,为滑脱病证而设,滑脱的根本原因是正气虚损,故收涩药物为应急之品,治标之物,只可暂用以救急,滑脱病势一旦控制,应立即针对正气亏损,服用补虚药,促进病愈。

2）本类药物酸涩收敛,有敛邪之弊,故表邪未解、热病汗出、痰多咳喘、火动精流、食滞泻痢、血热漏下、热淋尿频等,均非收涩药物所宜,误用恐"闭门留寇"。

3）膳食宜平补,忌食生冷寒凉。

（十六）驱虫类药物服法与护理

1）服用驱虫类药物,应根据寄生虫的种类选择用药。部分药物,只宜入丸散。本类方药应在空腹或晚上睡前给予,忌食油腻,使药物充分作用于虫体而确保疗效。

2）无泻下作用的驱虫药,应加服泻下药,以促使虫体的排出。本类方药多系攻伐之品,易伤脾胃,中病即止,不宜过服。一次不应,可间隔一段时间再服,服药后注意观察虫体排出情况,特别是驱绦虫时,要确保虫体全部排出。驱虫后要注意调理脾胃功能。

3）应用毒性较大的驱虫药,要注意用量、用法,以免中毒或损伤正气;对孕妇、年老体弱者亦当慎用,腹痛剧烈者,暂时不宜驱虫,待症状缓解后,再用驱虫药。

本章小结

中医护理学是一门专业性较强的学科,在掌握中医理论为指导的护理实践中,针灸、拔罐、腕踝针等运用其独特的、行之有效的、易为患者接受的护理方法和操作技术,解决了临床上患者出现的疼痛、呕吐等一系列病证,帮助人们达到健康的状态。随着中医药事业的发展,中医护理技术逐步系统化、具体化、内容更加丰富,中医护理在临床护理中占有重要地位。

思考题

1. 临床常用的双手练针法有几种?
2. 因操作不慎、针刺手法不当引起的异常情况有哪些? 该如何预防?
3. 哪些人群不宜行针刺疗法?
4. 灸法有哪五大作用? 施灸时有何注意事项?
5. 请列出拔罐的适应证,闪火法、投火法、起罐法在操作过程中应注意什么?
6. 请指出胃、肝、心在耳穴的解剖部位及其功能主治。
7. 请描述腕踝针12个进针点的位置。
8. 请说出常用中药的服法和护理。

附录

上海长海医院
中医科辨证施护记录单

姓名 ×××　　　　床号 2　　　　住院号 ××××　　　　ID号 ×××××

一、辨证分析

1. 病因 □情志不畅　□素体虚弱　□年老体弱　□禀赋不足　□瘀血内阻

　　　　□阴虚燥热　□邪热伤津　□气阴不足　□气血亏虚　□风热犯肺

　　　　□气虚血瘀　□寒邪直中　☑气机阻滞　□湿热病邪　□风热病邪

　　　　□痰瘀内结　□寒湿留滞　□湿浊瘀阻　□气失和降　☑肝胆湿热

　　　　□邪痹经络　□大肠湿热　□脉络失养　□昆虫咬伤　□饮食不洁

　　　　□外感时邪　□饮食偏嗜　□时行疫毒　□署疫邪毒　□跌打损伤

2. 病位　五脏：□心　☑肝　□脾　□肺　□肾

　　　　六附：☑胆　□胃　□小肠　□大肠　□膀胱　□三焦

　　　　奇恒之附：□脑　□髓　□骨　□肠　□胆　□女子胞

3. 病性　病名：肝癌

　　　　证型：肝郁脾虚，气滞血瘀

　　　　治则：疏肝健脾，理气活血

二、施护要点

1. ☑病室环境　要安静、整洁、空气流通、室温为 18～20℃，湿度 60%，每日定时紫外线消毒。

2. ☑情致护理　加强诱导、安慰、解释，以使患者情绪平衡。

3. ☑饮食调护　给予低脂、低胆固醇，易消化食物。多食蔬菜、水果、少食肥甘味辛辣之品，忌烟酒。忌发物，忌生冷。

4. ☑观察病情　注意观察体温、脉傅、呼吸、血压、神志、瞳孔、反射、四肢活动、舌苔、脉象。

5. 生活起居　□卧床　□绝对卧床　☑适当活动　☑外避风寒　☑随季增减衣服

6. 服药调护　□热服　□冷服　☑温服　□顿服　□饭前服　□饭后服　□睡前服

7. 皮肤护理　☑保持床单位整洁，定时翻身，防止压疮发生。

8. 口腔护理　☑保持口腔清洁，防止口腔感染。

上海长海医院
中医科护理评估单

姓名 ×××　　科别 中医　　病区 中医　　床号 2　　住院号 ××××　　ID号 ×××××

一般资料	姓名：×××　　性别：女　年龄：69岁　民族：汉族　文化程度：初中　职业：无 入院时间：2010-12-12 15：04　　　　　　入院方式：扶行 入院诊断：中医诊断：原发性肝癌（PLC）　西医诊断：PLC 既往史：高血压病、糖尿病　　　　　　过敏史：无
四诊检查	T：36.5℃　P：72次/分　R：18次/分　BP：120/80 mmHg　疼痛：0分 望诊：精神：萎软　　　　形体：自如　　　神智：清醒 　　　形态：步履艰难　　面色：晦暗 　　　皮肤：正常 　　　舌苔：白腻　　　　舌质：暗红 闻诊：声音：正常　　　　气味：无 问诊：寒热：正常　　　　睡眠：夜难入睡 　　　饮食：纳食不香　　大便：成形 　　　嗜好：无 切脉：脉象：弦
其他	心理：焦虑　　　　　家庭：关心　　　　　疾病认识：部分 自理能力：不能自理　　舒适改变：无
出院评价	出院时间：2010-12-20 12：00 去向：回家 现存护理问题：无 出院指导：已做

资料来源：患者
住院评估护理签名：李　冰　　　　　　入院评估时间：2010.12.12 15：11
出院评估护师签名：李　冰　　　　　　出院评估时间：2010.12.19 10：00

195

上海长海医院
中医科护理评估单

姓名 ×××　　科别 中医　　病区 中医　　床号 2　　住院号 ××××　　ID号 ×××××

项目	教育内容	指导日期	患者	家属	护士签名
疾病指导	1. 有利于疾病康复的心理指导	2013.6.12	√	√	李　冰
	2. 导致或诱发本疾病的主要因素	2013.6.12	√	√	李　冰
	3. 本疾病的症状及特点	2013.6.12	√	√	李　冰
	4. 预防本疾病发展的相关措施	2013.6.13	√	√	李　冰
	5. 饮食注意点	2013.6.13	√	√	李　冰
	6. 活动及功能锻炼	2013.6.14	√	√	李　冰
药物指导	1. 向患者解释疾病的主要治疗	2013.6.13	√	√	李　冰
	2. 主要药物的名称及用法	2013.6.13	√	√	李　冰
	3. 服药时的注意事项	2013.6.13	√	√	李　冰
	4. 静脉用药的目的、注意点及滴速	2013.6.14	√	√	李　冰
	5. 特殊药物的注意事项：美施康定	2013.6.15	√	√	刘小玲
检查指导	1. 有关本疾病常规检查的目的及注意事项	2013.6.12	√	√	李　冰
	2. 本疾病特殊检查的目的及注意事项	2013.6.14	√	√	李　冰
	项目：CT	2013.6.13	√	√	姜芳芳
	项目：MRI	2013.6.14	√	√	姜芳芳
	项目：TACE术	2013.6.15	√	√	刘小玲
康复及出院指导	1. 预防疾病的自我保健知识	2013.6.19	√	√	李　冰
	2. 饮食种类及注意事项	2013.6.19	√	√	李　冰
	3. 康复期相关治疗的注意事项	2013.6.19	√	√	李　冰
	4. 功能锻炼	2013.6.19	√	√	李　冰
	5. 指导患者建立良好的健康行为	2013.6.19	√	√	李　冰
	6. 出院后随访的有关注意事项	2013.6.19	√	√	李　冰
	7. 其他	2013.6.19	√	√	李　冰

患者签名：　　　　　　家属签名：　　　　　　护士长签名：

上海长海医院
中医科护理评估单

姓名 ×××　　科别 中医　　病区 中医　　床号 2　　住院号 ××××　　ID号 ×××××

日期	护理诊断	护理目标	护理措施	停止日期	疗查评价	签名
13-6-10	1. 体液过多：水肿——与肝郁脾虚、水湿内停有关	水肿减轻	1. 遵医嘱限制液体入量。遵医嘱控制饮水量 2. 予低盐或无盐低钠饮食，嘱患者平时多食冬瓜，以利水湿 3. 遵医嘱使用利尿剂，并注意观察利尿剂的效果和副作用 4. 正确记录 24 小时尿量，评估出入液量是否平衡 5. 协助医生做腹腔穿刺放液，记录抽出的液量，观察患者的情况，并做好交班	13-4-18	患者水肿减轻，措施有效	李　冰
13-6-13	2. 疼痛——与癌毒内蕴有关	疼痛减轻	1. 用蟾酥止痛膏外敷疼痛处 2. 采取舒适的卧位 3. 针刺合谷穴，2次/日 4. 让患者有意识地控制呼吸 5. 分散患者的注意力，让患者听音乐、广播或看书、看报等 6. 指导患者避免体位的突然改变 7. 必要时，遵医嘱给予止痛药物	13-6-19	患者主诉疼痛减轻，措施有效	李　冰

第二军医大学出版社